颞下颌关节紊乱病：
手法、运动与针刺治疗

U0241016

编著：〔西〕塞萨尔·费尔南德斯 – 德拉斯佩纳斯（César
 Fernández–de–las–Peñas）

〔西〕胡安·梅萨 – 希门尼斯（Juan Mesa–Jiménez）

主译：方仲毅　徐丽丽　蔡　斌

译者：（按姓氏汉语拼音排序）

蔡　斌　范　帅　方仲毅　金　磊　姜　鑫

李长江　刘丽琨　刘莎莎　陆沈吉　唐　燕

仝　林　吴超伦　徐丽丽　杨海霞　姚　远

叶济灵

北京科学技术出版社

First Published in English under the title Temporomandibular Disordors : Manual Therapy, Exercise, and Needling, by César Fernández-de-las-Peñas and Juan Mesa-Jiménez.

Copyright © Handspring Publishing Ltd.2018

著作权合同登记号　图字：01-2020-7298 号

图书在版编目（CIP）数据

颞下颌关节紊乱病：手法、运动与针刺治疗 /（西）塞萨尔·费尔南德斯－德拉斯佩纳斯，（西）胡安·梅萨－希门尼斯编著；方仲毅，徐丽丽，蔡斌主译 . — 北京：北京科学技术出版社，2021.2（2024.10 重印）

书名原文：Temporomandibular Disorders：Manual Therapy, Exercise,and Needling

ISBN 978-7-5714-1224-1

Ⅰ.①颞… Ⅱ.①塞…②胡…③方…④徐…⑤蔡… Ⅲ.①颞下颌关节综合征－诊疗 Ⅳ.① R782.6

中国版本图书馆 CIP 数据核字（2020）第 229739 号

责任编辑：于庆兰		网　　址：www.bkydw.cn	
责任校对：贾　荣		经　　销：新华书店	
图文设计：创世禧		印　　刷：河北鑫兆源印刷有限公司	
责任印制：吕　越		开　　本：787mm×1092mm　1/16	
出 版 人：曾庆宇		字　　数：350 千字	
出版发行：北京科学技术出版社		印　　张：17.5	
社　　址：北京西直门南大街 16 号		版　　次：2021 年 2 月第 1 版	
邮政编码：100035		印　　次：2024 年 10 月第 2 次印刷	
电话传真：0086-10-66135495（总编室）		ISBN 978-7-5714-1224-1	
0086-10-66113227（发行部）			

定　　价：129.00 元

序言一

这本引人入胜的书体现了一句谚语："养育一个孩子需要一个村庄。"本书内容就像这句谚语一样适用于各种文化。本书的主编组织了一个庞大的编者团队，力求全面介绍颞下颌关节紊乱病（TMDs）。按照诊断标准，该疾病发病率仅次于非特异性腰痛，且在全世界范围内流行，约 10% 的成人患此病。本书还介绍了如何准确、安全地检查、识别、理解、治疗和管理这种广泛流行的骨骼肌肉疼痛情况。

本书开篇对 TMDs 有清晰的概述，并对包括三叉神经伤害感受性进程、病理生理学、感觉测试和与 TMDs 相关的疼痛（涉及口面部疼痛）的检查与分类进行了详细描述。人们可能认为定义 TMDs 是非常简单的。然而，正如第 1 章对于疼痛性颞下颌关节紊乱病的定义、流行病学和病因学的医学解释，为了有效控制这些状况，临床医师需要认识到有多种因素会影响与 TMDs 相关的功能障碍和疼痛的演变与持续，这一点是至关重要的。

显然在详细介绍关于 TMDs 的有效检查、手法治疗及管理之前，必须认识到 TMDs 很少由单一"病因"造成，通常是一系列相互作用的适应性改变、各种因素和影响的结果。其中，一些病因特征是可以预防和可逆的，而有些则是之前遗留的（如损伤）或生来固有的。例如，民族和种族间存在着出人意料的差异，TMDs 发病率在非裔美国人（3.8%）、混血白人 / 美国原住民（12.7%）和亚洲人（2%）中存在明显差异。其他潜在的重大影响因素包括教育、职业和社会经济特征、体重、体力活动、生活环境、习惯（如吸烟）、生物力学和心理因素。不出所料，这些也是导致非特异性腰痛和慢性颈痛的常见危险因素。

本书关于 TMDs 和口面部疼痛检查的内容清楚地描述了全面了解完整的临床病史的必要性。同时书中包含对颞下颌关节、咀嚼肌和与颈、胸椎相连接的重要结构和功能的详细评估，包括姿势、神经病学、韧带稳定性、动脉功能障碍、节段性运动和活动范围及颈深屈肌功能可能带来的影响。这些方面都可能影响 TMDs 的主要表现，这使得对它们的评估对于理解任何情况都至关重要。

本书在介绍手法治疗干预的内容中详细提供了有关运动疗法、关节推拿术和松动术、牵涉痛（触发点）管理，以及一系列软组织处理方法、姿势再教育和训练的循证信息。这些精辟的手法治疗章节详细地阐述了筋膜解剖学在颅骨 – 颈椎 – 下颌骨区域治疗中的作用。此外，这部分内容还对与咀嚼动作有关的筋膜（作为研究口腔、咽喉、头部和颈部多条动态筋膜链相互关系和功能的一部分）进行了详细描述。在 TMDs 控制方面，本书还详细介绍了干针治疗，并且介绍了有用的针灸疗法，以及目前关于疼痛心理学和脑治疗的观点，涉及对疼痛的神经科学教育和脑训练的探索。

我作为一名临床医师，读完本书后对于如何处理关于 TMDs 的复杂问题有了更清晰的理解。才华横溢的作者们每写一句都经过深思熟虑，这些文字完美地组成了这本精美的教科书，这一切都值得祝贺。

Leon Chaitow ND DO
英国伦敦威斯敏斯特大学荣誉院士
Journal of Bodywork and Movement Therapies
主编
2017 年 11 月于希腊科孚

序言二

我很荣幸能为本书撰写序言。我们关于TMDs机制、疗效的理论知识，与我们将物理治疗应用于TMDs疼痛患者的临床经验之间存在着差异，本书对此进行了讨论。在物理治疗领域中，当考虑哪一种治疗方法最适合特定的情况时，各种各样的治疗方法可能会令人困惑。本书着重介绍了如何最佳应用手法治疗、运动疗法、姿势训练、干针和针灸疗法对慢性TMDs疼痛患者进行治疗。

一项对欧洲46394名参与者进行的大规模流行病学研究发现：19%的参与者中有中重度慢性疼痛。其中2/3的人使用了非药物治疗，例如按摩（30%）、物理治疗（21%）和针灸（13%），有38%的参与者表示这些疗法对他们非常有帮助。有趣的是，物理治疗的类型和使用率因为各国之间巨大的文化差异而有着显著的差别。大多数物理治疗都是为了治疗身体各种肌骨疼痛疾病而设计的。尽管咀嚼系统的许多特征是独一无二的，但我们已经了解到，伤害感受性冲动的启动、传递和感知机制并非其独有，因为全身都或多或少会出现疼痛。这表明，在身体其他部位上被认为有用的干预措施也可能对TMDs起作用。虽然证据有限，但瑞典"国家卫生保健指南"推荐了诸如下颌运动等一些物理治疗方法，并且在一些出版物中也作为自我保健的一部分。基于中度证据，特别是从健康经济学的角度考虑，瑞典"国家口腔疼痛治疗指南"目前建议TMDs患者进行下颌运动疗法治疗。

有多种物理治疗模式被报道是有益的，因为它们常能激活内源性疼痛抑制调节系统，且几乎没有副作用，可以提高患者对自己身体的认知，提供新的可供家庭使用的缓解疼痛的方法，促进了患者与护理人员之间的沟通。另一个好处是物理治疗能够使结合了其他疗法的多模式联合治疗变得更容易，并且更有效。

慢性疼痛往往十分复杂，与合并疼痛情况相关。要达到最佳的治疗效果，几乎总是需要与其他医学学科进行多学科协作。本书为TMDs患者和专业医护人员提供了有用的物理治疗信息，其他健康相关专业人员也可从本书获得有用信息。

本书分为4个部分，每部分包含数章。第1部分介绍了TMDs相关流行病学、分类、伤害感受性进程和咀嚼系统的病理生理学。这些章节有助于临床医师对慢性疼痛基础科学的深刻理解。第2部分聚焦临床病史和咀嚼系统及上颈部的临床检查，详细介绍了目前已经通过测试和被接受的患者评估及检查方法。第3部分回顾了治疗TMDs和颈部疾病的各种手法。这部分重点介绍现有的循证文献，并为读者使用这些疗法提供科学合理、有效的支持。第4部分讨论了干针、针灸等其他干预措施。最后一章从生物－心理－社会的角度建立了一个框架，将物理治疗与其他疗法相结合用于慢性TMDs疼痛患者的治疗。

尽管近几十年来TMDs和口面部疼痛治疗领域得到了长足发展，但临床情况仍然提醒着我们：目前的知识是有限的。作为临床医师，我们每天都会遇到因为疼痛而寻求帮助的患者。我们必须根据现有的科学证据、临床经验和自己对患者的潜在影响，尽最大努力为患者提供更好的治疗，提高其生活质量。本书就是为这个目的而构思和编写的。

治疗方案需要针对每一位慢性疼痛患者进行个性化定制，这通常意味着治疗方案是不同的治疗方法或治疗模式的组合，如行为治疗、药物治疗、殆治疗（殆夹板）和物理治疗。一条准则必须牢记：选择最可靠的方法，最重要的是不要对患者造成伤害。患者需要有被信任的感觉，需要知道医护人员为了正确诊断已经付出所有努力，需要了解在必要时进行的治疗或转至其他专家和治疗师的决策是恰当的。

面部疼痛及其他病痛，从而在某种程度上或实质上改善慢性疼痛病情。

祝贺这些为本书的编写做出贡献的作者，他们中许多人是各自领域的顶尖专家，并通过自己的研究对人们目前的认知做出了重大贡献。本书是这一领域的一颗"宝石"，它为临床医师提供了有效、可信的信息，用以缓解患者的口

Thomas List DDS OdontDr
马尔默大学牙科学
口面部疼痛和下颌功能部门教授兼主席
2017 年 11 月于瑞典马尔默

序言三

在我的职业生涯中，我有幸目睹了一些对于我们的患者而言非常积极的学科变化，其中之一是在口面部疼痛领域的研究成果。当我们试图更好地理解疼痛时，我们开始认识到这一领域的复杂性。疼痛是人类所经历的最强烈的负面感受之一，我们常常难以帮助这类患者减轻疼痛。我们逐渐认识到疼痛不只是一种感觉。相反，疼痛实际上是一种比简单的感觉更复杂的体验。我们还了解到，被认为是多数疼痛来源的常见外周损伤并不是临床医师面临的真正问题。我们现在知道当疼痛感受性信号传入中枢神经系统时，会受到兴奋和抑制机制的极大影响。我们逐渐认识到疼痛与不止一门医学学科相关，我们的患者应该得到每个学科所能提供的最好的治疗，以减少痛苦。

本书体现了这种先进思想，它结合了多种不同职业的专家意见，旨在为我们的患者提供最好的护理。在急性损伤中，物理治疗师可以提供必要的治疗以帮助患者康复。必须认识到，当疼痛变为慢性病时，中枢神经系统因素将成为疼痛持续的主要因素。在这类情况中，一个多专业联合的团队将成为患者康复的重要保证。本书提供了来自物理治疗、口面部疼痛和临床心理学的知名官方机构的信息，这将帮助临床医师更好地理解每一个学科可以提供的内容。这种多专业的努力将使治疗成功的可能性加大。具有这样内容的书是罕见的，作者们的合作值得赞扬。这项专业的努力体现了循证科学，使我们的患者得到最先进的治疗。本书中的信息可以帮助所有临床医师更好地评估和治疗患者的疾病。

Jeffrey P. Okeson DMD
肯塔基大学牙科学院
口面部疼痛科教授与主任
口腔部疼痛项目主管
教学杰出贡献教授
2017 年 10 月于美国肯塔基州莱克星顿市

前　言

TMDs 的临床表现包括头面部疼痛，这会给患者带来极大痛苦并造成功能障碍。作为临床医师，我们应该把注意力集中在治疗方法上，从而帮助患者缓解疼痛。手法、运动和针刺的治疗价值可以通过疼痛神经科学的新兴概念来理解，它们结合在一起形成了一个生物 - 心理 - 社会模型。事实上，手法和运动治疗可能是许多健康保健专业人士治疗慢性疼痛的最常用的联合治疗方法。如今，人们公认中枢神经系统在个体的疼痛体验和临床表现中起着关键作用，手法、运动或针刺治疗可以激活周围和中枢神经系统的反应。正是在人们对这种机制的理解日益加深的背景下，我们受到鼓舞，召集了来自世界各地的大量专业人员，对评估和治疗 TMDs 的各种方法进行了全面和具有实践意义的阐述。

在构思和编写这本书时，我们采用了基于证据和临床的范式。我们认为，应该结合证据和临床经验就所有临床医师对慢性疼痛患者的治疗进行指导。循证范式的主要特征是诊断和管理应主要以现有的可靠科学证据为指导。然而，这一理论的相关方面可能会受到限制，因为所有治疗师在日常实践中使用的干预或诊断程序都缺乏良好的证据。尽管基于证据的实践在不断发展，但基于证据和临床经验的范式被认为是更合适的，因为临床医师可以采用现有可靠的科学证据，并将之与临床经验相结合以不辜负患者的期望和信任。

本书各章的作者们根据日常临床实践，将临床经验和基于神经生理学原理的推理与最新的证据相结合，有效地整合出了基于证据和临床经验的最佳范式。我们相信，这是一本涵盖了临床医师所需要知道的如何对 TMDs 患者的病情进行真实的筛查、诊断和控制的专业书。TMDs 患者的多因素病因与复杂的病情描述给临床医师带来的真正挑战，使本书更具特别的价值。

本书分为 4 个部分。在第 1 部分中，几位作者回顾了 TMDs 的流行病学和分类，以及颅面部疼痛的神经生理学机制。在第 2 部分中，作者阐述了对 TMDs 患者进行全面病史调查的步骤和体格检查的基本原则。作者通过说明为什么应评估 TMDs 患者的胸椎和颈椎，清楚地证明了各部位相互依赖的相关性。其余内容包括了对 TMDs 的治疗性干预。第 3 部分描述了一些手法治疗干预，包括关节、肌肉、筋膜和神经干预，以及运动疗法。最后，第 4 部分将这些干预放入当代疼痛神经科学和神经科学教育的背景中，涵盖了其他治疗选择，包括不同的针刺疗法。

相信本书会有助于形成对 TMDs 患者手法控制的标准，我们希望它能使明显的不同意见达成一致。我们的目标是将手法治疗、运动疗法和针刺疗法等不同的疗法结合起来。我们希望本书最终能惠及全球患者。

César Fernández-de-las-Peñas, Juan Mesa-Jiménez
2018 年 1 月于西班牙马德里

致　谢

诊治口面部疼痛患者多年后，经与Handspring 出版社协商，我们一致认为是时候编写一本关于 TMDs 的教科书了。起初我们并不了解有多少人最终会参与到这个项目中来，但通过许多人的努力，这本教科书最终完成了。

首先，要感谢编写了这些章节的作者们，他们创建了一个全球性的合作。作者们来自不同的健康保健领域，也使这本书成了一个真正的多学科合作项目。其次，也要感谢我们的患者，他们帮助我们了解了很多关于急性和慢性 TMDs 疼痛的信息。最后，我们要感谢

Handspring 出版社委托我们编写这本专业图书。Handspring 出版社员工的专业精神和热情给我们留下了深刻的印象，我们非常感谢他们的指导和对细节的关注。

此外，还要感谢我们的家人、朋友和同事。我们意识到，编写一本书和教学课程确实让我们无暇顾及家人和朋友，感谢他们对我们的理解和支持。

César Fernández-de-las-Peñas, Juan Mesa-Jiménez
2018 年 1 月于西班牙马德里

主编简介

César Fernández–de–las–Peñas PT, DO, MSc, PhD, DrMedSci

西班牙马德里 Rey Juan Carlos 大学物理治疗、作业治疗、康复和物理医学系主任。他是疼痛科学研究小组的主任，就职于一家专注于用手法治疗慢性疼痛的诊所，且拥有 15 年的个人临床实践经验。他的研究主要集中在上半身疼痛综合征的神经科学方面，特别是头部和颈部疼痛。他在同行评议期刊上发表了 300 多篇科学论文，其中有大约 150 篇是第一作者。他还编著了几本关于头痛、手法治疗和干针治疗的专业书，并被邀请在 50 多个国际会议上发言。

Juan Mesa–Jiménez PT, MSc, PhD

西班牙马德里 San Pablo CEU 大学医学院教授、颅下颌功能障碍和口面部疼痛硕士项目主任。他有超过 20 年的疼痛诊所临床经验，专注于减轻患者的口面部疼痛。他在同行评议期刊上发表了多篇关于口面部慢性疼痛和针刺干预控制疼痛的科学论文，并被邀请在多国会议上发言。

编 者

Susan Armijo-Olivo, PT, MSc, PhD
Adjunct Professor, Faculty of Rehabilitation Medicine
and Faculty of Medicine and Dentistry, University of
Alberta, Edmonton; Principal Research Lead,
Institute of Health Economics, Edmonton,
Alberta, Canada

Lars Arendt-Nielsen, PhD, DrMedSci
Center for Sensory-Motor Interaction (SMI®),
Department of Health Sciences and Technology,
Faculty of Medicine, Aalborg University,
Aalborg, Denmark

Brian E. Cairns, PhD, DrMed, ACPR
Professor, Faculty of Pharmaceutical Sciences,
University of British Columbia, Vancouver,
Canada; Professor, Center for Neuroplasticity and
Pain, SMI®, Department of Health Science and
Technology, Faculty of Medicine, Aalborg University,
Aalborg, Denmark

Eduardo Castro-Martín, PT
Professor of Physiotherapy, Department
of Physiotherapy, Universidad de Granada,
Granada, Spain; Physiotherapist, 'VértexCentro',
Granada, Spain

Joshua A. Cleland, PT, PhD
Professor, Physical Therapy Program,
Franklin Pierce University, Manchester,
New Hampshire, USA

Mike Cummings, MB ChB, DipMedAc
Medical Director, British Medical Acupuncture
Society, United Kingdom

Bill Egan, PT, DPT, OCS, FAAOMPT
Associate Professor of Instruction,
Department of Physical Therapy, Temple University,
Philadelphia, USA

Fernando G. Exposto, DDS, MSc
PhD student, Section of Orofacial Pain and Jaw
Function, Department of Dentistry and Oral Health,
Aarhus University, Denmark; Member,
Scandinavian Center for Orofacial Neurosciences,
Denmark

Blanca Codina García-Andrade, PT, MSc
Lecturer, Masters Program in Orofacial Pain and
Temporomandibular Dysfunction, Universidad San
Pablo CEU, Madrid, Spain

Joe Girard, DPT, DScPT
Assistant Professor, Physical Therapy Program,
Franklin Pierce University, Manchester, New
Hampshire, USA

Thomas Graven-Nielsen, DMSc, PhD
Professor, Center for Neuroplasticity and Pain
(CNAP), SMI®, Department of Health Sciences and
Technology, Faculty of Medicine, Aalborg University,
Aalborg, Denmark

Toby Hall, PT, MSc, PhD, FACP
Adjunct Associate Professor, School of
Physiotherapy and Exercise Science, Curtin
University, Perth, Australia; Senior Teaching Fellow,
The University of Western Australia, Perth, Australia

Gary M. Heir, DMD
Clinical and Program Director, Center of
Temporomandibular Disorders and Orofacial Pain,
Rutgers University School of Dental Medicine,
Newark, New Jersey, USA

José L. de-la-Hoz, MD, DMD, MS
Professor and Program Coordinator, Masters
Program in Temporomandibular Disorder and
Orofacial Pain, School of Medicine, Universidad San
Pablo CEU, Madrid, Spain

Abhishek Kumar, BDS, PhD
Postdoctoral Researcher, Department of Dental
Medicine, Karolinska Institutet, Huddinge, Sweden;
Member, Scandinavian Center for Orofacial
Neurosciences, Sweden

Adriaan Louw, PT, PhD
CEO, International Spine and Pain Institute,
Story City, Iowa, USA

Cristina Lozano-López, PT, MSc
PhD student, Department of Physical Therapy,
Occupational Therapy, Physical Medicine and
Rehabilitation, Universidad Rey Juan Carlos,
Alcorcón, Madrid, Spain

Megan McPhee, PT
PhD student, Center for Neuroplasticity and Pain
(CNAP), SMI®, Department of Health Sciences and
Technology, Faculty of Medicine, Aalborg University,
Aalborg, Denmark

Ambra Michelotti, DDS Orthod
Associate Professor, Department of Neuroscience,
Reproductive Sciences and Oral Sciences, School
of Orthodontics, University of Naples Federico II,
Naples, Italy

Michael C. O'Hara, PT, DPT, OCS
Senior Physical Therapist,
Good Shepherd Penn Partners, Penn
Therapy and Fitness at University City,
Philadelphia, USA

Richard Ohrbach, DDS, PhD, Odont Dr(Hons)
Department of Oral Diagnostic Sciences, University
at Buffalo School of Dental Medicine, Buffalo,
New York, USA

María Palacios-Ceña, PT, CO, PhD
Professor, Department of Physical Therapy,
Occupational Therapy, Physical Medicine and
Rehabilitation, Universidad Rey Juan Carlos; Clinical
Researcher, Cátedra de Docencia e Investigación
en Fisioterapia: Terapia Manual y Punción Seca,
Universidad Rey Juan Carlos, Alcorcón, Madrid,
Spain; Clinical Researcher, Center for Sensory-Motor
Interaction (SMI®), Laboratory for Musculoskeletal
Pain and Motor Control, Aalborg University,
Aalborg, Denmark

Elisa Bizetti Pelai, PT, MSc
PhD student, Movement Science,
Methodist University of Piracicaba (UNIMEP),
Piracicaba, São Paulo, Brazil

Harry von Piekartz, PT, BSc, MSc, PhD
Professor, Faculty of Movement and Rehabilitation
Science; Study Director, MSc in Musculoskeletal
Therapy, University of Applied Science,
Osnabrück, Germany

Andrzej Pilat, PT
Director, Myofascial Therapy School 'Tupimek',
Madrid, Spain; Lecturer, Masters Degree Program,
ONCE Physiotherapy School,
Universidad Autónoma de Madrid,
Madrid, Spain

Laurent Pitance, PT, PhD
Institute of Experimental and Clinical Research,
Neuromusculoskeletal Lab (NMSK),
Catholic University of Louvain, Brussels, Belgium;
Oral and Maxillofacial Surgery Department,
Saint-Luc University Clinics, Saint-Luc,
Brussels, Belgium

Emilio (Louie) Puentedura,
PT, DPT, PhD, OCS, FAAOMPT
Associate Professor and Coordinator for the PhD in
Interdisciplinary Health Sciences,
Department of Physical Therapy,
University of Nevada, Las Vegas,
Nevada, USA

Mariano Rocabado, PT, DPT, PhD
Faculty of Dentistry, Universidad de Chile;
Santiago de Chile; Director, Instituto Rocabado,
Santiago de Chile

Sonia Sharma, BDS, MS, PhD
Research Assistant Professor, Department of Oral
Diagnostic Sciences, University at Buffalo School of
Dental Medicine, Buffalo, New York, USA

Peter Svensson, DDS, PhD, Dr Odont
Professor and Head,
Section of Orofacial Pain and Jaw Function,
Department of Dentistry and Oral Health,
Aarhus University, Aarhus,
Denmark;

Guest Professor,
Department of Dental Medicine,
Karolinska Institute, Huddinge,
Sweden;
Member, Scandinavian Center for Orofacial
Neurosciences, Denmark

Tom Mark Thayer,
BChD, MA(MedEd), FDS RCPS(Glasg), FHEA
Consultant and Honorary Senior Lecturer in Oral
Surgery, Liverpool University Dental Hospital
and School of Dentistry,
University of Liverpool, Liverpool, UK

Hau-Jun You, MD, PhD
Center for Biomedical Research on Pain,
College of Medicine, Xi'An Jiaotong University,
Xi'An, People's Republic of China

目　录

第4部分　颞下颌关节紊乱病的其他干预措施

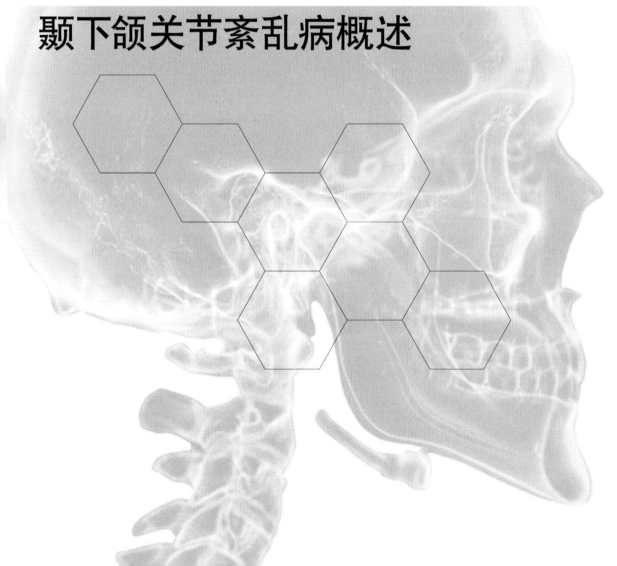

第1部分

颞下颌关节紊乱病概述

第1章

颞下颌关节紊乱病的定义、流行病学和病因

Sonia Sharma, Richard Ohrbach

颞下颌关节紊乱病的定义

颞下颌关节紊乱病（temporomandibular disorders，TMDs）是一组影响口面部软、硬组织的疼痛状态的总称，主要表现为疼痛、张口受限和颞下颌关节（temporomandibular joint，TMJ）杂音（de Leeuw & Klasser, 2013）。根据这些主要表现和基础的肌肉骨骼特征，定义 TMDs 的方法差别很大，这又导致了诊断标准的不同。本章重点讨论 TMDs 的定义，以及定义如何影响我们对 TMDs 的流行病学和病因学的理解，TMDs 的分类和诊断标准将在第 2 章中讨论。TMDs 的定义直接影响其分类、诊断标准、临床实践和研究，包括临床研究和以分类为重点的应用研究。本章将应用以下定义：TMDs 指颞下颌关节紊乱病，而颞下颌关节紊乱（TMD）指某一种特定的功能障碍。

依据目前最为广泛使用的诊断方法和标准，TMDs 是美国第二常见的肌肉骨骼系统疾病，仅次于慢性腰痛（Lipton et al., 1993; NIDCR, 2014）。事实上，估算全世界范围的患病率——约有 10% 的成人患病——与美国的状况类似（Lipton et al., 1993; NIDCR, 2014）。在本章关于流行病学的部分中，将详细讨论 TMDs 定义的涵盖范围会对其患病率产生何种影响。简言之，如果标准非常严格，估算的患病率可能低至 10% 以下，如果将标准放宽，估算的患病率可能高达 60%。非常严格的诊断标准包括在活动性检查和触诊时有多处咀嚼肌疼痛和较多的发病天数，如上个月有 20 天咀嚼肌疼痛。非常宽松的诊断标准，如在过去 6 个月内出现单一的 TMD 类型症状（例如 TMJ 有弹响）。因此，为

了明确定义的可能涵盖范围，应该首先考虑病例定义。

病例定义

病例定义的目的是提供一个病例的清晰描述，即使只是暂时的。该定义的清晰性使其与其他更确定的诊断概念（虽然不一定有效）区分开来。建构特定的病例定义的目的是尽可能地提升疾病描述的可靠性（与临床诊断相反，建构临床诊断的目的是识别并收集自然界中出现的相同疾病），从而对其发病率、患病率、危险因素、自然史和疾病的临床过程进行有意义的描述，而不受（可能出现的）传统诊断的限制。在制定和修改分类法时，必须有一个明确的病例定义，当将诊断概念从一个发展阶段引导到下一个阶段时，病例定义有助于避免死循环。在许多情况下，制定疾病分类法的特定阶段可能代表着该领域当前（和最佳的）的参考标准。将参考标准从一个版本推进到下一个版本需要包含第三方视角。

在制定研究用的颞下颌关节紊乱病诊断标准（research diagnostic criteria for temporomandibular disorders，RDC/TMD）之前，没有单一的、全球一致的、包含多种亚型的 TMDs 定义。部分研究小组把颞下颌区组织的疼痛作为某一 TMD 的特征，因此不同研究报道的 TMDs 发病率有较大的差异。与关节杂音或绞锁等症状相比，疼痛会给患者带来更大的痛苦，更易干扰日常活动，使生产力下降，从而增加患者的经济负担以及医疗保健需求。基于此，Dworkin & LeResche 引入了 RDC/TMD 诊断标准（Dworkin et al., 1990; Dworkin & LeResche,

1992）。这组诊断标准以一种特定类型疾病的常用病例定义为中心，将检查方法和收集自我报告信息的方法标准化（Dworkin & LeResche，1992）。有关这方面的更多信息，请参阅后文关于应用诊断标准诊断TMDs的部分。

由于对疾病的定义不同，报道的TMDs患病率差异很大，范围从10%到60%，确定诊断标准，包括病例定义，可以正确地确定一个存在于自然界"真正的"功能障碍，而非只存在于临床医师脑海中的模糊概念。应依据不同类型研究的研究目的，选择严格或宽松的标准。以临床推广为目的的研究将遵循更适合临床的标准，优先考虑临床上现有的试验。例如，一位临床医师认为，即使是单次发作的TMJ弹响也是随后临床疾病的一个潜在迹象，该医师诊断疾病的阈值将会非常低；而另一位临床医师顾及过度治疗TMJ弹响的后果，并考虑到大多数时间TMJ弹响的恶化比例非常低，因此该医师在诊断疾病时采用的阈值要高得多。因为TMDs和大多数慢性疼痛疾病一样，几乎没有特异性标志物，所以没有明确的客观数据作为确诊的参考标准。以疼痛为主要特征的疾病尤其如此，即使对于关节疾病，现有的影像学参考标准也只显示了关节结构的物理状态，并且影像学发现与具有临床相关性的关节功能障碍之间的诊断特异性较低，而通过行为和心理变量可以得到对其更好的解释（Dionne et al., 2008；Johansson et al, 2008；Leeuw et al., 2007；Türp et al., 2016；Verkerk et al., 2015；Wasan et al., 2005）。因此，关于如何构建病例定义的合理决策，特别是为了临床目的，需要考虑多方面的因素。

阈值考量

以一个简单但被广泛接受的TMD病例定义为基础进行的流行病学研究显示，TMDs与疼痛和残疾相关，影响了美国5%~12%的人

口，估计年均花费为40亿美元（Lipton et al., 1993；NIDCR, 2014）。在这里，治疗费用和是否需要治疗是由确诊TMJ障碍的阈值决定的。例如，一个较低的确诊阈值可能导致多种试验性的或错误的治疗，从而增加治疗成本，导致过度治疗。相比之下，高阈值通过简单的症状表现确诊，可以指向更具针对性的治疗，从而降低成本。因此可以从障碍本身或其影响来考量阈值。

为了考量病例定义临床诊断TMDs的阈值，需要定义一些关键术语。涉及疾病概念的生物医学词汇标准差别很大，因此，就目前的目的而言，本书将使用一组为本体论开发的定义（Scheuermann et al., 2009）。对本章具有重要意义的定义如下。

- **障碍（disorder）**：一类因果关系上相对孤立的、临床上异常的而不能轻易归类于其他疾病的躯体症状组合。
- **病理过程（pathological process）**：由障碍而表现出来的躯体进程。
- **疾病（diseases）**：因一种或多种障碍而导致的病理过程。
- **体征（sign）**：临床医师在体格检查中观察到的被认为有临床意义的患者的身体特征。
- **症状（symptom）**：由患者观察或感受到的被其假设为一种疾病表现的身体特征。
- **测试结果的正常值（normal value of a test or finding）**：一种基于对参考人群的值进行统计学处理的值。
- **疾病的临床前表现（preclinical manifestation of a disease）**：在采集临床病史前或体格检查之前就存在的一种疾病表现。
- **诊断（diagnosis）**：一种通过一个患者呈现的临床现象，得出其患有某种类型疾病的解释性过程的结论。

病例定义需要具体到识别的目的，在此基础上，它可以仅仅根据主要特征（例如体征、

症状或生物标志物），主要特征的组合，或可包含次要特征。表1.1总结了关于疼痛的术语，这些术语包含了描述疼痛经历的主要方面，并且病例定义通常基于这些方面。

以构建一个病例定义为目的在选定的特征中确定阈值，一方面基于检验或发现的正常状态，同时又依赖于人群正常变异值，从而鉴别异常变化，作为病理过程的可能标志。以诊断咀嚼肌肌痛为例，评估时激发试验是只需要诱发一处咀嚼肌疼痛［颞下颌关节紊乱病诊断标准（diagnostic criteria for temporomandibular disorders，DC/TMD）］，还是需要3处这样的肌肉疼痛（RDC/TMD）作为各自诊断系统中肌痛的阈值，这需要考虑辅助因素以防止假阳性诊断（例如，DC/TMD要求激发的疼痛必须与临床主诉的疼痛重复）。因为正常人由于痛觉变异可出现痛觉过敏，导致触诊时出现与任何临床疾

病无关的广泛单纯性压痛（Dworkin & LeResche，1992）。在本例中，基于检验的正常值确定障碍的阈值：在DC/TMD中，没有疼痛的个体可能仅仅因为对疼痛敏感而在激发试验时报告肌肉疼痛，只有存在障碍的个体才会报告激发的疼痛与其最近的经历相似（疼痛识别）；而在RDC/TMD中，阈值被确定为3处肌肉疼痛，这是根据正常人报告刺激会诱发疼痛，且据统计，最近无疼痛史的个人报告的疼痛部位不超过2个。正常值有助于定义预估的患病率与发现的患病率。例如，如果这些标准仅基于影像学研究，人群中有1/3存在TMJ盘前移位，这可能会导致1/3的人"患病"。

识别障碍的阈值也取决于障碍产生的后果，TMD有3种主要后果：功能受限、失能和慢性疼痛。每一种主要后果都批判性地质疑了人们对障碍的定义。如上所述，障碍是临床上异常

表1.1 疼痛术语摘要

疼痛属性	定义	常用术语举例
部位	疼痛的部位和范围	局部的、放射性
强度	单次发作时疼痛的程度，包含时间方面的程度	6/10（0~10量表） 波动性的、稳定的
持续时间	单次疼痛发作的时间，即两个无痛期的时间间隔	小时、天、周、月
频率	单位时间的疼痛模式	每天早上或晚上 持续的（一次疼痛发作持续1个月或以上） 间歇的（1周2次）
性质	感官和情绪体验	酸痛、烧灼痛、刺痛 剧烈的、难以忍受的
影响因素	可以诱发、增加或缓解疼痛的因素	触摸、盥洗、咳嗽、讲话、药物、热、冷
时间进程	在较长时期内疼痛过程的时间	急性的、亚急性的、慢性的、复发的

注：改编自Blau, 1982。

特征的组合，但如果临床上的异常特征没有对个体的生活造成影响，那么这些特征仅仅是结果而已。换言之，如果没有造成后果，一组特征［症状和（或）体征，以及生物标志物］就是一种疾病吗（Wakefield，1992）？

TMDs 作为一种骨骼肌肉系统疾病，可导致咀嚼功能受限，受限程度与 TMD 严重程度仅部分成比例（Ohrbach，2001；Ohrbach et al.，2008a）。功能受限包括咀嚼、下颌活动、言语和情绪表达。如果将功能受限作为整体严重程度的衡量标准，那么只有单一阳性发现（例如偶发的 TMJ 弹响）的个体很可能报告没有功能受限，也不会被认为患有 TMJ 障碍。当单纯的 TMJ 弹响对以后成为严重障碍具有预测价值时则是一个明显的例外，虽然现有数据不支持单纯 TMJ 弹响可能成为障碍，但如果把"治疗"TMJ 弹响作为预防措施，那么障碍就更可能被预防或最小化。因此，通过疼痛和功能受限这些合理的衡量标准，可以根据现有的体征来判定障碍的阈值，而单独的体征不是区别障碍和正常情况的好指标。

失能是个人层面的概念，而不是功能受限在系统层面的概念。TMD 会造成与日常生活活动有关的失能的后果。虽然失能不可能在完全没有任何功能受限的情况下发生，但失能模型清楚地表明，失能和功能限制不一定是按等级发生的（Ohrbach，2001；Osterweis et al.，1987）。疼痛的生物 – 心理 – 社会模型表明，障碍导致的失能不仅是生物学变化的结果，而且也必然是心理和社会因素共同作用的结果（Dworkin，1991）。

TMD 相对常见的最终后果是导致与具体障碍相关的慢性疼痛。慢性疼痛的 3 个定义：①疼痛持续时间超过通常的组织愈合时间；②对已知障碍进行常规治疗，而疼痛没有减轻；③疼痛持续时间超过 3 个月或 6 个月（取决于使用的标准）（Turk & Rudy，1987）。这 3 个定义在研究和临床实践的不同阶段都是有用的，而且也比通常认为的更复杂。根据国际疼痛学会（International Association for the Study of Pain，IASP）对疼痛的 3 种定义如下。第一种定义假设在最初感觉到疼痛之前存在某种组织损伤（广义定义），正常的生物因子可促使该组织损伤愈合。Wall 的损伤模型表明（Wall，1979），如果持续疼痛超过正常的愈合时间，那么发生急性疼痛障碍的可能性增加，从损伤向慢性疼痛障碍转变的可能性增加。正常的愈合阶段存在向急性或慢性疼痛障碍转变的可能性，这强烈表明在正常愈合过程的早期以及后期都存在危险因素。IASP 对疼痛的定义以及 Wall 的见解表明，虽然明显的组织损伤确实会愈合（疼痛可能在愈合后持续存在，隐含的结论是如果没有组织损伤，就不会继发外周伤害感受性疼痛），疼痛可能会持续，这种疼痛可能与最初的损伤和相关的伤害感受性疼痛有关。正如 Wall 所指出的：简单直接的因果途径可以导致数个并发症。一种是原发的伤害感受性疼痛［原发性的和炎症性的（Woolf，2004）］，随着时间的推移可能会成为神经性疼痛，此时原发性组织损伤已愈合，但与伤害感受性疼痛相关的神经系统功能已经改变。即使在最初的组织愈合后，原发性伤害感受性疼痛仍可能存在，并且与更复杂的功能障碍相关，目前关于疼痛研究的文献对这些障碍进行了更明确的定义。鉴于明显缺乏组织损伤，慢性疼痛作为中枢性障碍，可能更倾向于与起于某种组织损伤的外周性障碍共存（专门将定义确定得较为广泛，以保证包容性），随后进展为与伤害感受性疼痛相关的另一种类型的功能障碍，而非中枢神经系统（central nervous system，CNS）在没有伤害感受性疼痛的情况下出现的障碍，但目前对此种情况了解甚少（Moseley，2003）。

第二种定义是常规治疗对疼痛无效，这对临床上评估患者因素（例如依从性）和迄今为止已治疗的组织系统（例如对于假定的肌肉骨骼疼痛进行针刺治疗而未进行物理治疗）非常有用。然而，正如本书对于治疗方式指出的，慢性疼痛的定义中有一个潜在的内部循环，也就是说，该定义假定患者接受的所有形式的"常规治疗"已经得到充分的确认，并符合"临床质量管理规范（good clinical practices，GCP）"。然而，正如 Moseley 所指出的，根据如何处理假定的造成伤害性感受的特定组织系统（或组织系统的一部分），患者接受的物理治疗形式的差异很大，为了将所有因素（例如心理、社会或行为）整合进治疗方案，必须充分了解患者此前的治疗情况，以制订出一个完善的能够进行必要改变的治疗方案，从而减轻患者的慢性疼痛（Moseley，2003）。

第三种定义以 3 个月或 6 个月的持续时间为基准（IASP，2011），虽然较为武断，但临床（或研究）中，在没有其他标志确认潜在的慢性疼痛时，这个时间基准至少是实用的。根据持续时间总结的疼痛类型见图 1.1 和表 1.2。典型的疼痛持续时间为 3 个月或 6 个月，这在很大程度上是一种万无一失的方法：人体会从最初引起疼痛的事件中恢复，3 个月或 6 个月后，任何持续性疼痛都可以被认为是中枢疼痛处理网络功能失调的证据。因此，治疗应从只是单纯关注疾病的身体层面逐步升级，进一步考虑许多心理、社会和行为方面的因素，这些因素可能导致持续疼痛，并干扰患者对常规治疗的反应。这种对慢性疼痛定义方法的主要问题在于时间阈值的选择：新的数据表明，6 个月太长，3 个月可能也太长，因为在发病后，影响因素可能马上出现，例如这些因素已经通过损伤影响行为，干扰经典治疗的效果，导致持续疼痛，使其成为慢性疼痛，因此应尽早治疗（Epker et al.，1999）。

总之，临床导向性 TMD 病例定义的阈值以基于人群的正常值和针对特定器官系统的功

能性后果为准。此时，正常值应基于主要症状而非体征，因为仅基于体征的病例定义对实践中患者的预后缺乏有效性。回到前面的例子，如果 1/3 的患者有影像学所显示的 TMJ 关节盘前移位，但其中只有不到 10% 的患者报告了关节盘前移位的症状或功能性后果，那么这一影像学发现不能构成诊断障碍的证据。相反，如果影像学发现提示未来 TMD 发病风险增加或对发病后 TMD 恶化具有预测价值，那么这一影像学发现将构成诊断一种障碍的证据（根据上述本体论定义）。与一组特征相关的失能并不是设定阈值（用以判断这组特征是否代表一种障碍）的有效标志。这很大程度上是由于在确定的障碍之外，其他因素也导致了失能。净效应可能是一种过于极端的集合形式。类似的是在考量如何为诊断目的设定障碍的阈值时，慢性疼痛可能不是一个可靠或有效的考虑因素。

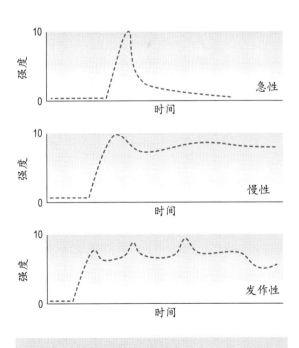

图1.1　不同疼痛类型的时间窗

表1.2 根据持续时间总结的疼痛类型

疼痛类型	定义
急性	近期发作的，非复发性或慢性，且持续时间不到 3 个月的疼痛
亚急性	较为近期的疼痛，有时被错误地用来描述与严重的急性疼痛相对应的较轻疼痛
慢性	疼痛持续 3 个月或 6 个月或更长时间 疼痛持续超过正常的恢复时间 常规治疗对疼痛无效
复发性	在长时间的无痛期后新的、反复发作的疼痛，例如月经性头痛 疼痛在一个指定的时间段（12 个月）内持续不到一半的时间，一年中多次发作
首次	第一次发作的特定疼痛
一过性	连续发作不超过 90 天，在 12 个月的观察期内没有复发的疼痛

注：依据个人报告的疼痛特点和临床评估对疼痛进行以上分类。病例定义也以此时间为基础（改编自 VonKorff，1994）。

失能和慢性不是诊断障碍的必要条件。这种特性是界定障碍的重要概念，与另一种障碍不同，也是障碍的两个核心标准之一。例如，关于 TMD 的定义，是否应该将颈部疼痛或颈部功能障碍作为诊断标准的一部分？DC/TMD 由于排除了颈部症状而被批评缺乏包容性。这种批评的原因是咀嚼系统和颈椎系统的症状和运动功能存在神经的和机械的联系，但是颈椎或咀嚼系统的问题可独立于其他系统存在，基于组合系统的病例定义不能代表障碍的最小鉴别单元。

疼痛的定义

虽然疼痛可以非正式地定义为身体上的痛苦或因疾病、损伤而引起的不适，但科学的（和更具临床意义的）定义是"与实际或潜在组织损伤相关，或被描述成这种损伤的不愉快的感觉和情绪体验"（IASP，2011）。这个定义涵盖了疼痛的 3 个亚型：伴随着实际组织损伤的疼痛；伴随着所谓"潜在组织损伤"的疼痛；伴随着涉及组织损伤描述（在一些患者的报告中）的疼痛（Smith et al.，2011）。从某种意义上说，组织损伤的这 3 个方面代表了患者或提供者对最初疼痛发作是否与已知组织损伤的伤害感受性疼痛相关的确定程度。请注意，伴随实际的组织损伤的不确定形式的明显伤害感受性疼痛，被描述为"由这种损伤所引起"。这类疼痛已经被纳入了功能性疼痛的临床类别中（Woolf，2004），众所周知，它是许多临床和研究推测以及混淆的来源。这一类疼痛可能是大多数慢性疼痛患者的症状，当然也是最主要的慢性 TMD 疼痛类型。此外，它很可能是最常见的一种疼痛，与本书中确定的通过新疗法进行靶向治疗的各种障碍有关。

对疼痛的修订定义为"疼痛是与实际的或潜在的组织损伤相关的，与感觉、情绪、认知和社会成分相关的痛苦体验"（Williams & Craig，2016）。这一定义明显消除了当前疼痛定义中"……或描述成由这种（组织）损伤所引起"的复杂性；Williams 和 Craig 承认，这一短句是当前定义的一部分，有意涵盖了主诉有疼痛却明显缺乏任何可检测到的组织损伤证据的患者，并暗示这更多是出于政策上的便利，而非科学的需要。同时，作者也承认，与疼痛过程相关的中枢神经可塑性变化的有力证据，支持先前定义中的该短句，并进一步表明，这些患者现在可能被归类到不同的诊断系统中，仅在那些有实际或潜在组织损伤的患者中使用"疼痛"。然而，在临床上更常见的是，与 TMD 诊断等相关的疼痛史往往不能确定先前的"实际或潜在组织损伤"事件是否与已知的伤害感受性疼痛密切相关。如果将这类患者与有明确既往损伤史的患者进行比较，二者的症状描述通常是难以区分的（除了与损伤相关的细节，如果有的话），并且在最终的诊断中这两类患者的表现相同（如肌筋膜疼痛）。虽然是否存在先前的组织损伤可能提示了发病时的不同机制，但随后转变成急性疼痛障碍或进一步转变成慢性疼痛障碍的相关机制，在这些类型的患者之间可能没有差异，因此，目前的定义限定句"……或描述成由这种（组织）损伤所引起"对于疼痛所包含的领域是否适当似乎仍然至关重要。对当前 IASP 定义进行批判性分析，很容易包含这一广泛的包容框架，考虑到检查者确定先前损伤和相关组织损伤的显著极端性，在这种情况下，没有可观察到组织损伤并不能排除目前无法评估更细微的组织损伤（Smith et al., 2011）。此外，患者报告的损伤与已知由组织损伤造成的伤害感受性疼痛之间的关系尚不清楚；导致疼痛的刺激范围涵盖可疑的和确定的组织损伤。因此，目前的疼痛定义似乎更适合于发现与诊断和治疗相关的临床现象，特别是在使用以当前的疼痛定义为基础的病例定义选择新治疗方法方面。

应用病例定义开发诊断系统

1992 年开发的 RDC/TMD 系统包含了可靠且有效的标准，用于对与最常见的肌肉和关节相关的 TMD 肌肉骨骼状况进行检查、诊断和分类。基于疼痛的生物 - 心理 - 社会模型，RDC/TMD 有两个诊断轴：轴Ⅰ（躯体轴）和轴Ⅱ（疼痛相关的失能和心理状况）。轴Ⅰ通过临床检查获得躯体诊断，评估过去 30 天的局限性疼痛，下颌运动时咀嚼肌组织、TMJ 的疼痛以及触诊诱发的疼痛。RDC/TMD 的轴Ⅱ测量 TMDs 的持续对患者认知、情绪或行为的损害程度。更具体地说，这些测量通过可靠且有效的行为和心理测试，评估在功能、心理状态和心理社会功能水平上的下颌失能状况。根据 RDC/TMD 临床检查方案，TMDs 可包括以下 3 组诊断中的任何一组或任何亚组的组合：第一组肌肉疾病、第二组关节盘移位和第三组关节疾病。

2010 年，RDC/TMD 验证项目确定了原版 RDC/TMD 的敏感度和特异度：使用一个简单的病例定义，在过去的 30 天内有局限性疼痛，修正初步诊断，由两位独立的检查人员提供疼痛障碍的诊断标准，并达成一致。据验证，轴Ⅰ的两个主要肌肉诊断的敏感度和特异度分别为：Ⅰa 肌筋膜疼痛的敏感度 0.65，特异度 0.92；Ⅰb 肌筋膜疼痛伴张口受限的敏感度 0.79，特异度 0.92（Truelove et al., 2010）。没有任何一个单独的诊断组能达到敏感度和特异度的目标（敏感度 ≥ 0.70，特异度 ≥ 0.95），并且只有当两个Ⅰ组的诊断合并为任何肌筋膜疼痛时（敏感度 0.87，特异度 0.98）才达到目标，验证的结果强烈提示需要修订 RDC/TMD（Truelove et al., 2010）。

修订 RDC/TMD 轴Ⅰ的 8 个诊断后，证明了该评估方法对于诊断最常见的 TMDs 相关疼痛是有效的。这项研究的标准测量包括全面的病史和临床检查、全景 X 线片、双侧 TMJ 磁共振成像和双侧 TMJ 计算机断层扫描。由一位经过委员会检验认证的放射学家进行读片，由两名 TMD 专家使用标准方案对所有参与者进行独立评估并协商一致得出诊断结果。如果诊断意见不一致，以放射学家的读片结果确定最终诊断。修正后的诊断对肌筋膜疼痛（敏感度和特异度分别为 0.82、0.99）和肌筋膜疼痛伴张口受限（敏感度和特异度分别为 0.93、0.97）的敏感度和特异度均超过了目标值。在联合诊断任何肌筋膜疼痛时，敏感度（0.91）和特异度（1.0）都进一步增加（Schiffman et al., 2010）。此外，肌筋膜疼痛和肌筋膜疼痛伴张口受限的 kappa 系数从最初标准中的 0.60 和 0.70 分别增加到修订后的 0.73 和 0.92（Schiffman et al., 2010）。

总之，对于肌筋膜疼痛等异质性疼痛情况而言，更广泛的病例定义比狭窄的病例定义更有用。例如，验证项目招募了 3 种 TMD 主要症状（下颌疼痛、张口受限和 TMJ 杂音）中至少存在 1 种的志愿者作为 TMD 的潜在病例；病史和临床检查没有 TMD 症状和体征的志愿者作为潜在对照。定义涵盖广泛不仅有助于区分有 TMD 疼痛和无 TMD 疼痛的患者，而且有助于区分由 TMD 引起疼痛的患者和非 TMD 引起的口面部疼痛患者。

颞下颌关节紊乱病的流行病学

发病率和患病率

流行病学研究使用了美国的数据，如国家健康访问调查（National Health Interview Survey，NHIS）和国家健康和营养检查调查（National Health and Nutrition Examination Survey，NHANES）的数据，主要依赖于自我报告的面部或下颌疼痛。NHANES 除进行了口腔检查外，还评估了下颌运动和肌肉疼痛以获得 TMDs 的客观资料，然而，这些数据不足以诊断任何类型的 TMD。由于使用的病例定义不同和使用术

语的模糊性（例如，时点患病率与期间患病率的时间界限），全球 TMD 疼痛的患病率在不同研究中差异很大。例如，依据自我报告的信息，面部疼痛患病率的估计值在 3.7%（Agerberg & Bergenholtz, 1989）和 4.6%（Plesh et al., 2011b）到 12%（Von Korff et al., 1988）之间。面部疼痛在很大程度上被认为是 TMD 疼痛的表现，因为 TMD 疼痛在口面部疼痛中所占比例远高于其他的非牙源性疼痛。

基于自我报告的方法对 TMD 疼痛的亚型进行诊断可能不准确，因为发现潜在病例的方法在确定病例的可靠性方面非常重要，因此自我报告中 TMD 疼痛亚组（如肌肉痛和关节痛）的患病率在研究中各不相同，成人周围 TMD 疼痛或功能性 TMD 疼痛的患病率见表 1.3。Lipton 等（1993）使用仅基于自我报告的 NHIS 数据，根据面部位置和疼痛质量确定亚型，报告的总患病率为 5%~12%。具体而言，关于 TMD 亚型，Lipton 等（1993）报告的下颌关节疼痛患病率为 6.5%，肌肉疼痛患病率为 1.5%。相比之下，当使用经验证的临床检查方案（例如 RDC/TMD）时，疼痛相关的 TMD 诊断亚组的患病率在仅诊断肌痛时为 25%，而诊断 TMJ 时为 4.2%，后者包括疼痛和非疼痛的关节诊断（Drangsholt & LeResche, 1999）。对于这一组对比结果，最有可能的解释是当评估方式仅为自我报告时，受访者无法可靠地区分肌肉和关节结构。因此，临床检查对于准确估计亚组的患病率至关重要，但检查并非在所有情况下都可行。通过自我报告，不区分亚组的一般估计可能是可靠的。此外，关于 TMD 疼痛患病率的流行病学研究，其方法上的缺点和局限性不仅在于缺乏按亚组分列的预估患病率，还在于缺乏其他要素，详情见表 1.4。

有一些前瞻性研究报告了 TMD 的发病率。两项青少年研究报告了 TMD 区疼痛或下颌疼痛发生率，在 3~5 年的随访间隔期间，累积发病

表 1.3　根据 TMD 类型划分的疼痛患病率

TMD 类型	参考文献	疾病定义	样本来源	样本量（人）	年龄范围（岁）	患病率（%）
成人周围 TMD 疼痛	Helkimo, 1974	面部和下颌疼痛	芬兰人拉普人	600	15~65	12
	Molin et al., 1976	耳前区频繁疼痛	瑞典军队的男性	253	18~25	5
	Szentpetery et al., 1986	最近面部、颈部、耳区疼痛	匈牙利人	600	12~85	5.8
成人功能性 TMD 疼痛	Agerberg & Carlsson, 1972	打哈欠时面部疼痛	瑞典人	1106	15~74	12
	Osterberg & Carlsson, 1979	大口咬东西时疼痛	瑞典老年人	348	70	3
	Alanen & Kirveskari, 1982	咀嚼时下颌疼痛	芬兰人	853	18~57	5.2

表 1.4　TMD 疼痛患病率流行病学研究方法的缺陷和局限性

缺陷和局限性	存在问题的研究（n=133）
样本量不足	＞80%
研究未纳入特定人群的代表性样本	＞50%
病例定义不包括疼痛或仅依赖于体格检查	＞50%
疼痛的病例定义不明确：不包括严重程度或持续时间	＞95%
未给出年龄和性别比例	＞75%
没有提到数据离散或分散（没有置信区间）	＞95%

注：引自 Drangsholt & LeResche, 1999。

率从每年 1.8%（Heikinheimo et al., 1990）增加到 2.8%（Kitai et al., 1997）不等。在对 18~65 岁成人的研究中，报告的累积发病率为 2.2%（Drangsholt & LeResche, 1999; Von Korff et al., 1993）。上述研究强调了根据自我报告的信息估计的 TMD 发病率可能会有所不同，并再次强调了有效的 TMD 临床评估的重要性。最近，OPPERA（Orofacial Pain Prospective Evaluation and Risk Assessment）研究发现，根据对 18~40 岁受试者入组后 2.8 年的中位随访，受试者一生中首次 TMD 的发病率为每年 3.9%（Slade et al., 2013）。可能由于方法学上的限制，关于持续性 TMD 的前瞻性研究很少。在一项针对持续性 TMD 的研究中，研究者将持续性 TMD 定义为过去的 360 天中有 180 天以上出现疼痛，纳入了健康维护组织（Health Maintenance Organization, HMO）中 1061 名年龄在 18~65 岁的入会者，报道的年发病率为 1.2%。（Von Korff et al., 1993）。OPPERA 研究中关于持续性 TMD 的进一步发现目前正在评估中，尚未发表。

危险因素

与病因学相反，危险因素是指导致疾病发生的更广泛因素，包括明显先于疾病发病的因素，以及可能在发病时共同发生的因素，或属于疾病在某一阶段的后果，并使疾病长期存在的因素。考虑到研究设计中划分这些不同阶段特定因素的难度，本章不区分特定因素的作用时间，而通过横截面设计介绍这些因素。

年龄和性别

根据对 TMDs 的一个包含性定义，即至访问之日的过去 3 个月内有面部或下颌疼痛，TMDs 的年龄特异性患病率多年来一直很稳定。使用 NHIS 数据，Lipton 等（1993）报告了面部或下颌疼痛的年龄特异性患病率：18~34 岁为 6.5%，35~54 岁为 5.0%，55~74 岁为 4.0%，75

岁以上为 3.9%，表明随着年龄的增长，TMDs 的发病率下降。根据最近的 NHIS，18 岁及以上的人中，面部或下颌疼痛的患病率为 4.6%。年龄特异性估计值：18~44 岁为 5.0%，45~64 岁为 4.6%，65~74 岁为 4.2%，在 75 岁以上为 2.6%。再次表明下颌或面部疼痛的患病率在成人的生命周期内呈单向性降低趋势（NCHS, 2014）。然而，在解释"国家健康调查"对面部和下颌疼痛的估计时一定要谨慎，因为这些估计仅基于针对疼痛部位的自我报告。一组简短的自我报告问题对 TMDs 具有高度敏感性和特异性，是已开发的唯一合适的流行病学工具（Gonzalez et al., 2011）。

与之相反，一些前瞻性研究显示，随着年龄增长，TMD 的发病率增加。最近，OPPERA 研究纳入了 18~44 岁的个体，确认这些个体从未经过 TMD 诊断，根据随后发展为临床诊断的 TMD 数据，年龄特异的 TMD 年发病率如下：18~24 岁为 2.5%，25~34 岁为 3.7%，35~44 岁为 4.5%。此外，以 18~24 岁年龄组为对照组，年龄与 TMD 之间的相关性［风险比（hazard ratio, HR）］显示，25~34 岁年龄组的 TMD 风险增加 40%［HR:1.4, 95%CI（1.0, 1.9）］，35~44 岁年龄组的 TMD 风险增加 50%［HR:1.5, 95%CI（1.0, 2.0）］（Slade et al., 2013）。

横断面研究表明，男性（0~10%）和女性（2%~18%）的患病率估计值不同，并且表明女性患 TMD 的可能性是男性的 1.5~2 倍（Helkimo,1974; Plesh et al., 2011a; Von Korff et al., 1988）。最近的 NHIS 数据也显示女性面部或下颌疼痛的患病率（5.8%）比男性（3.4%）更高（NCHS, 2014）。此外，使用 2000~2005 年 NHIS 的汇总数据，Pleh 等（2011b）的报道称，与男性相比，女性两种或两种以上共病疼痛症状的发生率［比值比（OR）: 1.41, P < 0.001］明显更高（Plesh et al., 2011b），这

表明女性 TMD 疼痛发展为其他疼痛障碍的发生率更高。队列研究也报道了类似的结果。例如，Von Korff 等（1993）还发现，在 3 年的随访中，女性 TMDs 的累积发病率（每年 2.6%）高于男性（每年 1.6%）。最近 OPPERA 研究的报道称，在 5 年的随访中，女性每 100 人年 TMD 的风险发生为 3.6 例，而男性每 100 人年 TMD 的风险发生为 2.8 例，但这种差异并不显著（HR:1.3，95%CI 0.9，1.7）（Slade et al., 2013）。

种族和民族

与腰痛和颈痛类似，混血种族的面部或下颌疼痛患病率较高。最近研究估计的单种族白人成人下颌或面部疼痛的患病率为 4.9%，美洲印第安人或阿拉斯加本土成人为 4.9%。相比而言，非单种族白人和美洲印第安人或阿拉斯加本土混血成人的患病率更高（12.7%）（NCHS，2014）。在单种族人群中，白人的患病率仍略高于非裔美国人（3.8%）和亚洲人（2.1%）（NCHS，2014）。这种情况与观察到的背痛相同或几乎相同。同样，OPPERA 研究也表明，在非裔美国人中，临床诊断为 TMD 的发病率（4.6%）高于白人美国人（3.0%）。此外，在非裔美国人中，种族与 TMD 的相关性［HR:1.4，95%CI（1.0，1.9）］高于西班牙裔［HR:1.2，95%CI（0.6，2.1）］（Slade et al., 2013）。不同研究中，白人美国人和非裔美国人的患病率是不同的，但保持在相同的范围内，似乎可以得出结论：他们的患病率是大致相同的。混血人种的患病率数据更少，与他们在总人口中的数量较少是一致的。

受教育水平与社会经济地位

关于 TMD 和受教育水平或社会经济地位的研究很少。使用健康维护组织注册人群的数据，受教育水平与 5 种主要疼痛状况（包括面部疼痛）中的任何一种都没有关系（Von Korff et al., 1988）。最近，NHIS 关于受教育水平和下颌疼痛的数据显示，不同受教育组之间的下颌疼痛患病率差异很小。例如，2014 年 NHIS 根据教育水平，对面部或下颌疼痛的患病率估计如下：高中以下学历者为 5.1%，高中学历者为 4.4%，部分大学学历者为 5.0%，学士或以上学历者为 4.4%（NCHS，2014）。对于 TMDs，OPPERA 研究没有发现受教育水平和 TMDs 发病率之间有显著相关性。相反，自我报告的物质生活标准满意度评分（社会经济地位的一种可能的替代测量方法）与 TMDs 发病率呈负相关［HR:0.87，95%CI（0.76，0.98）］。在对变量进行分类时，也发现了类似的结果：最低评分（0~5）的个体与最高评分的个体（9~10）相比，前者 TMD 发病率更高［HR:1.71，95%CI（1.16，2.51）］（Slade et al., 2013）。

体重和体力活动

有关体重和 TMDs 的文献表明，体重指数（body mass index，BMI）不太可能是 TMD 疼痛的一个假定危险因素。华盛顿大学双胞胎登记处的一项研究评估了超重和肥胖与 5 种不同的疼痛状况和 3 种疼痛症状的关系，并进一步研究了家庭影响是否能解释这些关系。在校正了年龄、性别和抑郁后，超重双胞胎比正常体重的双胞胎更容易报告 TMD 疼痛［OR:1.49，95%CI（1.03，2.17）］。然而，在进一步调整家庭影响或遗传因素后，这些关系几乎没有改变［OR:1.44，95%CI（0.99，2.09）］（Wright et al.，2010）。同样，OPPERA 研究发现，在校正了研究地点和人口学特征后，BMI 是［HR:1.13，95%CI（1.00，1.26）］首次 TMD 发病的一个假定危险因素，但处理失访数据后，其影响已减弱到无统计学差异［HR:1.09，95%CI（0.97，1.23）］（Sanders et al.，2013）。

尽管新模型认为增加运动量会增加人体对疼痛的适应性，但尚无文献研究体力活动与 TMD 的关系（Ambrose & Golightly，2015；Ahn，

2013）。

其他部位疼痛共病

根据 2000~2005 年 NHIS 的汇总数据，Plesh 等（2011b）报道了 TMD 疼痛的患病率为 4.6%，而那些报告的 TMD 疼痛患者中约有 59% 的人在颈部、腰部或其他关节处有两个或两个以上的疼痛主诉。此外，关于不同人种的其他身体部位疼痛共病的情况，Plesh 等（2011b）还报告说，与白人相比，西班牙裔（OR:1.56，$P<0.001$）和黑人（OR:1.38，$P<0.01$）在颈部、腰部或另一个关节出现两处或以上疼痛的概率明显更高。与之类似，OPPERA 研究还发现，与无疼痛共病相比，有两种以上共病［HR:2.70，95%CI（2.02，3.59）］的 TMD 发病率高于单一共病［HR:1.42，95%CI（1.00，2.01）］。此外，与无背痛相比，5 次及以上背痛发作预测了 TMD 的风险［HR:2.20，95%CI（1.54，3.14）］（Sanders et al.，2013）。

吸烟

研究发现，与非吸烟者相比，吸烟者患 TMDs 的概率更高［OR:4.56，95%CI（1.46，14.24）］（Weingarten et al.，2009）。此外，使用 0~10 数字评分量表评估疼痛，吸烟与 TMD 疼痛强度之间存在剂量 - 反应关系：轻度吸烟者的平均值 5.8 ± 1.8，中度吸烟者的平均值 6.3 ± 2.3，重度吸烟者的平均值 8.1 ± 1.4（Melis et al.，2010）。有趣的是，在女性白种人中，关于吸烟与 TMD 之间的相关性，30 岁以下的女性［OR:4.1，95%CI（1.6，11.4）］高于 30 岁以上的女性［OR:1.2，95%CI（0.6，2.8）］。此外，在校正过敏相关因素、细胞因子和心理变量之后，年轻女性［OR 2.3、95% CI（0.81，6.43）］和老年女性［OR:0.66、95% CI（0.26，1.68）］中吸烟与 TMD 的相关性减少约 45%。上述结果

表明，一个或多个解释性因素对年轻人的影响高于年长者（Sanders et al.，2012）。

职业因素

最常见的与 TMDs 相关的职业可能是乐器演奏，这得到了广泛的关注，但主要基于一些低质量的研究（van Selms et al.，2017）。关于其他职业及其与 TMDs 的潜在关系的研究很少，因此本书将进一步探讨乐器演奏者和 TMDs 的关系。一项以整体方法学质量著称的病例对照研究发现，小提琴演奏者组中 TMDs 症状和体征的发生率高于没有乐器演奏者的对照组（Rodriguez-Lozano et al.，2010）。与对照组相比，小提琴演奏者中最常见和显著的临床特征是副功能习惯，如吐舌、口呼吸、咬指甲（26.8%）、TMJ 杂音（51.2%）和张大口时疼痛（24.4%）。总体而言，乐器演奏和 TMDs 相关性研究的证据是混杂的，在通过临床检查确诊病例的研究中，二者的相关性更为普遍（van Selms et al.，2017）。试验研究的证据各不相同，例如，一项对管乐器演奏者的研究表明，使用肌电图测量下颌闭合肌肉在使用管乐器演奏高音时的收缩负荷很小，长时间演奏乐器也不会引起下颌闭合肌肉的疲劳（Gotouda et al.，2007）。一项对 30 名乐器演奏者进行的研究验证了口腔夹板对于治疗 TMD 的有效性，口腔夹板使 83% 的受试者牙齿或 TMJ 疼痛显著减少（Steinmetz et al.，2009）。大多数关于乐器演奏和 TMD 的研究都集中在 TMD 的症状而非 TMD 的诊断上。相关研究发现，有显著证据表明，在 14 名伴上肢疼痛的乐器演奏者中，痛觉回忆可增加相同肌肉的活动，并且压力想象可以使对侧斜方肌活动增加（Moulton & Spence, 1992），这表明，正如本章在 TMD 疼痛的病因一节中所述，单一病因导致 TMD（或其他肌肉骨骼）疼痛的情况仅是例外。相反，多种危险因素的复合效应非常重要。

心理因素

大量的证据说明了心理因素在 TMD 发病和慢性化中的作用。特别是对于 TMDs，心境障碍和人格障碍与肌肉障碍具有显著的相关性，而不是关节盘或关节疾病（Kight et al., 1999）。研究还表明，心理压力可增加 TMD 相关临床症状的严重性和持续性。更具体地说，慢性 TMDs 患者的心理压力和抑郁水平更高（Dworkin et al., 1990; Gatchel et al., 2007; Keefe et al., 2004）。此外，OPPERA 研究还发现了一系列与 TMDs 相关的心理因素，其中在使用 Pennebaker 边缘疲倦量表（Pennebaker Inventory of Limbic Languidness，一种对身体症状的测量方法，例如疼痛、酸痛和紧绷）时，风险比最高（HR:1.44，95%CI 1.29，1.60）。在 4 种已确定的潜在心理建构中，压力、负面情绪［HR:1.12，95%CI（0.97，1.30）］和整体心理症状［HR:1.33，95%CI（1.18，1.50）］是最危险的因素，但它们仅显示出轻微的效力，这使首次 TMD 的风险分别增加了 12% 和 33%（Fillingim et al., 2013）。此外，OPPERA 研究通过间隔 3 个月重复测量压力发现，压力使 TMD 风险增加 55%［HR:1.55，95%CI（1.34，1.79）］（Slade et al., 2015）。这两项研究都表明，纳入时和每 3 个月随访期间测量的压力与 TMD 疼痛的相关性可能被低估，因为在这两个时间点的测量值并不能体现日常生活中的固有压力和整体心理状态的累积效应。例如，Slade 等人（2015）报道，使用更即时的测量方法，提示压力与 TMDs 疼痛的相关性增加，但仍然只证明了一次测量的瞬时或动态的建构，并不足以体现其真实关系。

TMDs 疼痛的病因

像临床医师和研究者想象的那样，TMDs 的可能病因十分广泛，但这些观点大多基于病例或横向研究，这两种研究都不是确定病因的代表性方法。这里将对与 TMDs 潜在病因相关的主要领域进行讨论。目前在识别与疼痛特别是与 TMD 相关的遗传和表观遗传病因方面取得了重大进展（Belfer et al., 2013; Diatchenko et al., 2013; Smith et al., 2013），但这一复杂领域超出了本章讨论的范围。

Bradford-Hill 因果关系标准以及相应的病原学标准适用于细菌性疾病，但对于 TMDs 这样的复杂疾病（Ohrbach et al., 2015; Rothman & Greenland, 2005）来说，这些标准用处不大。因此，在考虑 TMD 等复杂疾病的病因时，使用"危险因素"的概念更为恰当。因为本章提供了简要的支持证据，这一点在本章结束时可能会变得更清楚：

"TMD 通常不是单一的孤立性疾病，而是多种危险因素共同或按特定的顺序发生的结果，因此没有哪个单一危险因素足以'引起'TMD。"

——Slade 等（2016）

损伤

下颌损伤包含从轻微的软组织撕裂到更严重的损伤，如骨折。此外，许多不同的创伤都可能导致下颌损伤。在文献报道的各种创伤中，遭受殴打在面部骨折急诊中最常见，占 37%；其次是跌倒，占 24.6%；此外，机动车事故占 12.1%，交通事故占 2%，自行车事故占 1.6%（Allareddy et al., 2011）。除了遭受殴打、跌倒和意外事故，其他可以导致下颌损伤的包括头部和颈部损伤（Cassidy et al., 2014）。

据报道，医源性损伤如经口腔插管、喉镜检查和牙科治疗也是损伤的来源。由于牙科损伤包括唇、牙齿、舌等结构的损伤，因此很难从文献中分析出具体有多少损伤会影响下颌骨或肌肉。有关下颌骨损伤原因的更多详细信息，请参阅 Sharma（2017）的文章。

微创伤

骨骼肌肉的微创伤是一种微能量损伤，不足以破坏相关组织的完整性，但随着时间的推移会导致身体损伤（Fernandez et al., 1995; Hauret et al., 2010）。微创伤最常见的原因似乎是过度使用，口面部的微创伤主要来自副功能习惯，身体其余的微创伤主要来自体育活动。与正常使用相比，过度使用取决于行为所施加的负荷范围、行为的频率、每个特定行为的持续时间、每个回合所有行为的持续时间、恢复期的范围和发生这种情况的周期。一般来说，过度使用没有具体的衡量标准，与正常使用相比，过度使用的阈值未知。当超过组织适应阈值，且可能出现了微损伤的征象或症状时，通常才会推断存在过度使用。其他潜在的微损伤原因包括重复性劳损（例如身体对重复外力的生物反应，如接触性运动）和组织对负荷适应能力下降（Nørregaard et al., 1997）。

身体损伤很容易被评估为创伤性关节病或肌腱炎等疾病，通常认为这是微创伤的结果。临床医师可能对微创伤的诊断有一定把握，并根据在特定患者身上发现的导致微创伤的行为的有力证据，推断出微创伤的可能病因，如长距离、多日、无组织恢复期的行军等行为。在这种情况下，微创伤得到了经验数据的有力支持（Hauret et al., 2010）。

相反，将微创伤导致的身体损伤推断为病因可能不具有与肌腱炎一样的确定性。例如，普遍认为在临床上发现主诉疼痛的肌肉有紧绷带和肌筋膜触发点，是肌筋膜疼痛障碍的诊断证据。尽管证据的确定性没有肌腱炎那么强，但临床医师对该诊断可能和对肌腱炎的诊断一样确定，而检查者信度研究表明，这些证据检查者间的信度为中等或差（Gerwin et al., 1997），且一些作者并不完全认可这些观察到的现象的

性质（Cohen & Quintner, 2008; Quintner et al., 2015）。考虑到过度使用作为一种病因所具有的显著作用（Travell & Simons, 1983），以及它在肌筋膜疼痛的发生和持续中的显著作用（Glaros et al., 2016; Ohrbach et al., 2013; Ohrbach et al., 2011），也许肌筋膜疼痛障碍更应该被看作是一个由多个建构组成的复杂疾病，而不是靠简单的物理诊断。微创伤作为是否为形成肌筋膜疼痛、紧绷带和触发点等核心问题的一个因素，需要在临床上进行更多的研究和更仔细的观察（关于这个问题，详见本书第8章）。

最后，当确定有过度使用行为时，有时可基于微创伤推断存在的身体损伤，识别到的过度使用行为可能是所述疼痛的一个机制未知的行为问题，而在临床医师看来，将身体损伤转化为对身体疾病的诊断时，这种疾病必定伴有组织损伤作为伤害感受性疼痛的潜在来源（Glaros & Burton 2004; Glaros et al., 2016）。这种利用任何异常发现来支持身体损伤已经发生（因此是身体干预的重点）的推断模式，在 TMD 领域流行了数十年，这是因为评估不足而无法满足诊断需要（Ohrbach & Dworkin, 2016）。值得注意的是，微创伤作为一种"被描述成由这种损伤所引起的"疼痛源，在没有已知原因的情况下，仍然是 TMD 疼痛的一个非常重要的潜在原因（Slade et al., 2016）。

目前人们初步认为微创伤通常是 TMDs 的一个初始病因，特别是对于影响 TMJ 的疾病，但这似乎主要是基于推测而不是确切的证据。一些来自一个实验室的有力证据指出了微创伤出现且影响 TMJ 的一种途径。健康女性（与男性相比）在下颌正常闭口运动中 TMJ 盘内的能量密度较高（Iwasaki et al., 2017b）；关节盘移位的女性（与无移位的女性相比）TMJ 能量密度较高（Iwasaki et al., 2017a）；关节盘移位伴疼痛的女性（与无移位或无疼痛的女性相比）在夜磨牙症发作时肌肉收缩时间更长、占空比更

高（Wei et al., 2017）。总的来说，这些发现提示 TMJ 关节盘移位和局部疼痛影响了关节生物力学，女性可能更容易受夜磨牙症重复受力的影响而导致微创伤。这些发现提示其他的过度使用也可能造成影响 TMDs 的潜在微创伤。

心理和行为因素

毫不夸张地说，可能每一项针对与 TMD 相关的一组心理变量的横向研究都发现，至少有一个目标变量与任何一个 TMDs 都有显著的相关性，并且 TMDs 疼痛占据主导地位。对几乎所有已知的与 TMDs 相关的心理变量进行综合评估，证实了心理变量与慢性 TMDs 疼痛的相关性，其标准化比值比（SOR）为 1.3~2.4（Fillingim et al., 2011）；然而，这种横向研究设计并没有提供任何病因学解释。当使用同样的变量预测谁会发展为 TMDs 疼痛时，展现出了虽微弱但仍然显著的相关性，标准化的风险比为 1.1~1.4（Fillingim et al., 2013）。在慢性病研究中，区别于其他所有因子，身体症状是最强的预测因子，SOR 为 2.4。然而，与其他预测因子相比，TMD 发病率的预测因子均不显著。这些研究结果共同强调，TMDs 疼痛的心理病因主要是一般性的痛苦或心理社会功能障碍，而一旦疼痛开始，疼痛实质上加重了 TMDs 疼痛患者的心理问题。这些发现与生物 – 心理 – 社会模型在疼痛状态中的应用，特别是在口面部疼痛中的广泛应用相一致。这些发现还表明，为了更好地理解疼痛处理中涉及的各个方面，对临床和研究对象都进行多轴综合评估是必不可少的（Durham et al., 2015; Ohrbach & Durham, 2017）。

副功能习惯是 TMDs 病因学中的一个常见行为变量，之前在微创伤一节中被描述为过度使用行为。大量的横向研究证明了这些行为与 TMDs 的潜在相关性。试验研究表明，若行为模式保持足够的量、持续时间和频率确实可以导致与肌痛诊断一致的疼痛症状（Glaros, 2007, 2008）。动态研究表明，应激反应，包括副功能行为，可以导致疼痛（Glaros et al., 2016; Glaros et al., 2005）。根据口腔行为检查表（Oral Behaviors Checklist），针对 TMDs 疼痛的实际预测而言，口腔副功能得分在 25 分以上（占总得分的 30%）的个体，与得分低于 17 分的个体相比，TMDs 疼痛首次发作的可能性高 75%（Kaplan & Ohrbach 2016; Markiewicz et al., 2006; Ohrbach et al., 2008b）。这些发现还表明，只有行为密度、基于行为的数量和它们各自的频率足够高，这些行为才有意义，这与先前关于微创伤的讨论是一致的。

疼痛处理系统的变化

大量关于多种疼痛障碍的证据表明，慢性疼痛患者的痛觉处理系统存在变化。可以从多个领域——压痛阈、热痛阈和热耐受性、热后感觉、皮肤针刺阈值、皮肤后感觉测量这些变化（详见本书第 6 章）。在慢性 TMD 疼痛的患者中，这些领域的变化是可以测量的（Greenspan et al., 2011）。相反，TMDs 疼痛发病前的痛觉处理系统变化并不明显，仅在较少的测量领域内有较小的变化（Greenspan et al., 2013）。特别是对于慢性和偶发的 TMDs，以压力方式测量的疼痛处理系统的变化是最显著的，但有趣的是压痛敏感性随 TMD 的疼痛发作而波动，并且不能预测疼痛发作（Slade et al., 2014）。

疼痛共病

基于大量的经验数据，区分疼痛是局限于一个系统（如咀嚼系统内的 TMD，而无其他相关的病史）还是存在于一组一般健康问题或其他疼痛疾病中是重要的，也是必要的。一般健康状态与慢性 TMDs 有很强的相关性，并且也对新发 TMD 有较强的预测力（Aggarwal et al., 2010;

Ohrbach et al., 2011; Sanders et al., 2013）。对于新发和慢性的 TMD 来说，这些因素包括其他疼痛障碍、神经感觉障碍、呼吸障碍，以及吸烟（Ohrbach et al., 2011; Sanders et al., 2013）。此外，睡眠质量逐渐降低是新发 TMDs 的一个重要预测因素（Sanders et al., 2016）。在这些一般健康问题中，其他疼痛障碍（如腰痛、肠易激综合征、头痛和生殖器疼痛）可能是研究最多和被证实的 TMDs 疼痛的危险因素。早期对两种或两种以上共同发生的疼痛障碍的复合效应的认识，为随后的闸门控制学说和后来的疼痛神经基质学说提供了依据（Livingston, 1998; Melzack, 1989; Melzack & Wall, 1965），这意味着多重疼痛障碍对疼痛的后果不具有叠加效应，而具有倍增效应，包括疼痛强度、情绪和灾难化等心理变量、疼痛相关失能以及随后出现另一种疼痛障碍的风险（Aggarwal et al., 2006; Creed et al., 2012; Macfarlane et al., 2003; McBeth et al., 2002; Raphael et al., 2000）。这些发现还表明，TMD 是一种不与其他疼痛障碍共病的局部紊乱，还是一种与其他疼痛障碍共病的紊乱，对特定治疗的反应不同。事实上，强有力的证据表明，治疗夜磨牙症的口腔器具对广泛性疼痛的治疗效果不佳（Raphael & Marbach, 2001）。

作为一种骨骼肌肉疼痛，TMD 发生在位于头部和颈部两个主要部位之间的面部区域，头部和颈部有其自身的复杂疼痛障碍：头痛及颈椎病所致疼痛。TMDs 通过与疼痛处理系统相关的更广泛的中枢神经系统机制和其他疼痛疾病相关联，除此之外，TMDs 还与头痛和颈椎病具有特定的共同机制（Ballegaard et al., 2008; Häggman-Henrikson et al., 2016; Häggman-Henrikson et al., 2002; Wiesinger et al., 2013）。共同机制包括：三叉神经尾状核内的周围神经聚集；以机械活动为基础辅助咀嚼等基本功能的运动控制策略：大体结构重叠，如颞区是颞肌的下颌功能部位，也是大部分头痛的部位。

总结

总而言之，以非特异性腰背痛、颈痛和 TMD 疼痛为代表的肌肉骨骼系统疾病有两个共同的危险因素——心理因素和损伤。吸烟是一种可能的危险因素，其他文章对这些结论进行了很好的总结（McLean et al., 2010; Taylor et al., 2014; Sharma, 2017）。因此，本章从更广阔的角度来看待 TMD 疼痛，并将其视为其他肌肉骨骼疾病中的一种。在两个主要的危险因素中，心理因素似乎不仅在使疾病加重方面，而且在疼痛症状持续和慢性化的过程中，都起到了最主要的作用。心理因素的作用，促使更多、质量更高的研究对其进行探讨，而针对损伤的研究则较为有限。吸烟是引起背痛和 TMDs 的常见危险因素，虽然通常认为吸烟是不良社会状况或健康状况的潜在代表因素，但也有证据表明吸烟对疼痛有直接影响。职业因素在腰痛中起着重要作用，而在 TMDs 中的作用较弱或不存在，在颈部疼痛中的作用目前还不清楚。同样，受教育程度、社会经济地位和体育活动与背痛的关系比与颈痛或 TMD 的关系更密切。

病例定义的作用及其对研究的影响不仅在 TMDs 中不同，在其他两种骨骼肌肉疼痛类型中也具有相同的效果。最近，TMDs 有了非常好操作且可靠的定义，与此不同的是，对于背痛和颈痛的病例定义，其不同的有效性水平可能阻碍了对各自的研究。值得注意的是，目前已开发的 TMDs 标准化定义使 TMD 疼痛的研究以相对较快的速度向前发展（Ohrbach & Dworkin, 2016）。

此外，综合现有的信息表明，随着时间的推移，导致骨骼肌肉疼痛的危险因素可能具有更复杂的动态关系，其中也包括相互的因果关系。现在认为骨骼肌肉疼痛是复杂的疾病，是由复杂原因导致的。直到最近，经过 OPPERA 的研究，复杂原因的一个方面变得更清楚了，也就是说，仅仅一个单独的危险因素不足以引起疼痛障碍。虽然到目前为止对骨骼肌肉疼痛的理解仅限于TMDs，但没有证据表明TMDs在肌肉骨骼疼痛的问题中是独一无二的。迄今为止，从危险因素向疼痛障碍转变的机制仍不清楚。肺癌为疼痛文献提供了一个很好的例子，对于肺癌来说，吸烟和石棉等是导致肺癌的危险因素，其证据是充足的，并且很容易用生物学术语来解释，因此可以找到组织上的对应关系，这有助于更清楚地揭示公共卫生在其防治方面的意义。虽然已经基于TMDs的现有研究提出了个体危险因素的特征，但在骨骼肌肉疼痛状况的发展中，多变量预测因子的主要神经生物学过程及因果过程的性质是复杂的，表明这些因素之间存在着更高层次的相互作用。本章在最后强调了多种危险因素的重要性，这些因素共同作用，并随着时间的推移而变化，加剧了TMDs疼痛，并使TMDs进入慢性阶段。

本章参考文献

Agerberg G, Bergenholtz A. Craniomandibular disorders in adult populations of West Bothnia, Sweden. Acta Odontol Scand 1989; 47: 129–140.

Agerberg G, Carlsson GE. Functional disorder of the masticatory system: I. Distribution of symptoms according to age and sex as judged from investigation by questionnaire. Acta Odontol Scand 1972; 30: 597–613.

Aggarwal VR, McBeth J, Zakrzewska JM, Lunt M, Macfarlane GJ. The epidemiology of chronic syndromes that are frequently unexplained: do they have common associated factors? Int J Epidemiol 2006; 35: 468–476.

Aggarwal VR, Macfarlane GJ, Farragher TM, McBeth, J. Risk factors for onset of chronic oro-facial pain: results of the North Cheshire oro-facial pain prospective population study. Pain 2010; 149: 354–359.

Ahn AH. Why does increased exercise decrease migraine? Current Pain and Headache Reports 2013; 17: 379.

Alanen P, Kirveskari P. Stomatognathic dysfunction in a male Finnish working population. Proc Finnish Dental Society 1982; 78: 184–188.

Allareddy V, Allareddy V, Nalliah RP. Epidemiology of facial fracture injuries. J Oral Maxillofac Surg 2011; 69: 2613–2618.

Ambrose KR, Golightly YM. Physical exercise as non-pharmacological treatment of chronic pain: Why and when. Best Practice & Research. Clinical Rheumatology 2015; 29: 120–130.

Ballegaard V, Thede-Schmidt-Hansen P, Svensson P, Jensen R. Are headache and temporomandibular disorders related? A blinded study. Cephalalgia 2008; 28; 832–841.

Belfer I, Segall SK, Lariviere W et al. Pain modality- and sex-specific effects of COMT genetic functional variants. Pain 2013; 154: 1368–1376.

Blau JN. How to take a history of head or facial pain. Br Med J 1982; 285: 1249–1251.

Cassidy JD, Boyle E, Carroll L. Population-based, inception cohort study of the incidence, course, and prognosis of mild traumatic brain injury after motor vehicle collisions. Arch Phys Med Rehabil 2014; 95: S278–285.

Cohen M, Quintner J. The horse is dead: let myofascial pain syndrome rest in peace. Pain Med 2008; 9: 464–465.

Creed FH, Davies I, Jackson J et al. The epidemiology of multiple somatic symptoms. J Psychosom Res 2012; 72: 311–317.

de Leeuw R, Klasser GD. Orofacial Pain: Guidelines for Assessment, Diagnosis, and Management. 5th ed. Hanover Park, IL: Quintessence Publishing; 2013.

Diatchenko L, Fillingim RB, Smith SB Maixner W. The phenotypic and genetic signatures of common musculoskeletal pain conditions. Nature Rev Rheumatol 2013; 9: 340–350.

Dionne CE, Dunn KM, Croft PR et al. A consensus approach toward the standardization of back pain definitions for use in prevalence studies. Spine 2008; 33: 95–103.

Drangsholt M, LeResche L. Temporomandibular disorder pain. In Crombie IK, Croft PR, Linton SJ, LeResche L, Von Korff M (eds). Epidemiology of Pain. Seattle, WA: International Association for the Study of Pain; 1999.

Durham J, Raphael KG, Benoliel R, Ceusters W, Michelotti A, Ohrbach R. Perspectives on next steps in classification of oro-facial pain – part 2: role of psychosocial factors. J Oral Rehabilitation 2015; 42: 942–955.

Dworkin SF. Illness behavior and dysfunction: review of concepts and application to chronic pain. Can J Physiol Pharmacol 1991; 69: 662–671.

Dworkin SF, Huggins KH, LeResche L et al. Epidemiology of signs and symptoms in temporomandibular disorders: clinical signs in cases and controls. J Am Dent Assoc 1990; 120: 273–281.

Dworkin SF, LeResche L. Research diagnostic criteria for temporomandibular disorders: review, criteria, examinations and specifications, critique. J Craniomandib Disord 1992; 6: 301–355.

Epker J, Gatchel RJ, Ellis E. A model for predicting chronic TMD: practical application in clinical settings. JADA 1999; 130: 1470–1475.

Fernandez JE, Fredericks TK, Marley RJ. The psychophysical approach in upper extremities work. In Robertson SA (ed.) Contemporary Ergonomics. London: Taylor & Francis; 1995, pp. 456–461.

Fillingim RB, Ohrbach R, Greenspan JD et al. Potential psychosocial risk factors for chronic TMD: descriptive data and empirically identified domains from the OPPERA case-control study. J Pain 2011; 2: T46-T60.

Fillingim RB, Ohrbach R, Greenspan JD et al. Psychological factors associated with development of TMD: the OPPERA prospective cohort study. J Pain 2013; 14: T75-T90.

Gatchel RJ, Peng YB, Peters ML, Fuchs PN, Turk DC. The biopsychosocial approach to chronic pain: scientific advances and future directions. Psychol Bull 2007; 133: 581–624.

Gerwin RD, Shannon S, Hong CZ, Hubbard D, Gevirtz R. Interrater reliability in myofascial trigger point examination. Pain 1997; 69: 65–73.

Glaros AG. EMG biofeedback as an experimental tool for studying pain. Biofeedback 2007; 35: 50–53.

Glaros AG. Temporomandibular disorders and facial pain: a psychophysiological perspective. Appl Psychophysiol Biofeedback 2008; 33: 161–171.

Glaros AG, Burton E. Parafunctional clenching, pain, and effort in temporomandibular disorders. J Behav Med 2004; 27: 91–100.

Glaros AG, Williams K, Lausten L. The role of parafunctions, emotions and stress in predicting facial pain. JADA 2005; 136: 451–458.

Glaros AG, Marszalek JM, Williams KB. Longitudinal multilevel modeling of facial pain, muscle tension, and stress. J Dent Res 2016; 95: 416–422.

Gonzalez YM, Schiffman E, Gordon SM et al. Development of a brief and effective temporomandibular disorder pain screening questionnaire: reliability and validity. J Am Dent Assoc 2011; 142: 1183–1191.

Gotouda A, Yamaguchi T, Okada K, Matsuki T, Gotouda S, Inoue N. Influence of playing wind instruments on activity of masticatory muscles. J Oral Rehabil 2007; 34: 645–651.

Greenspan JD, Slade GD, Bair E et al. Pain sensitivity risk factors for chronic TMD: descriptive data and empirically identified domains from the OPPERA case-control study. J Pain 2011; 12: T61-T74.

Greenspan JD, Slade GD, Bair E et al. Pain sensitivity and autonomic factors associated wtih development of TMD: the OPPERA prospective cohort study. J Pain 2013; 14: T63-T74.

Häggman-Henrikson B, Zafar H, Eriksson PO. Disturbed jaw behavior in whiplash-associated disorders during rhythmic jaw movements. J Dent Res 2002; 81: 747–751.

Häggman-Henrikson B, Lampa E, Marklund S, Wänman A. Pain and disability in the jaw and neck region following whiplash trauma. J Dental Res 2016; 95: 1155–1160.

Hauret KG, Jones BH, Bullock SH, Canham-Chervak M, Canada S. Musculoskeletal injuries: description of an under-recognized injury problem among military personnel. Am J Prev Med 2010; 38 S61-S70.

Heikinheimo K, Salmi K, Myllarniemi S, Kirveskari P. A longitudinal study of occlusal interferences and signs of craniomandibular disorder at the ages of 12 and 15 years. Eur J Orthod 1990; 12: 190–197.

Helkimo M. Studies on function and dysfunction of the masticatory system. IV. Age and sex distribution of symptoms of dysfunction of the masticatory system in Lapps in the north of Finland. Acta Odontol Scand 1974; 32: 255–267.

IASP. IASP Taxonomy, 2011. [Online] Available: https://www.iasp-pain.org/ Education/ Content. aspx?Item Number= 1698&navItemNumber= 576 [Oct 22, 2017].

Iwasaki L, Gonzalez Y, Liu Y et al. Mechanobehavioral scores in women with and without TMJ disc displacement. J Dent Res 2017a; 96: 895–901.

Iwasaki L, Gonzalez Y, Liu Y et al. TMJ energy densities in healthy men and women. Osteoarthritis and Cartilage 2017b; 25: 846–849.

Johansson AC, Gunnarsson LG, Linton SJ et al. Pain, disability and coping reflected in the diurnal cortisol variability in patients scheduled for lumbar disc surgery. Eur J Pain 2008; 12: 633–640.

Kaplan SEF, Ohrbach R. Self-report of waking-state oral parafunctional behaviors in the natural environment. J Oral Facial Pain Headache 2016; 30: 107–119.

Keefe FJ, Rumble ME, Scipio CD, Giordano LA, Perri LM. Psychological aspects of persistent pain: current state of the science. J Pain 2004; 5: 195–211.

Kight M, Gatchel RJ, Wesley L. Temporomandibular disorders: evidence for significant overlap with psychopathology. Health Psychol 1999; 18: 177–182.

Kitai N, Takada K, Yasuda Y, Verdonck A, Carels C. Pain and other cardinal TMJ dysfunction symptoms: a longitudinal survey of Japanese female adolescents. J Oral Rehabil 1997; 24: 741–748.

Leeuw M, Goossens ME, Linton SJ, Crombez G, Boersma K, Vlaeyen JW. The fear-avoidance model of musculoskeletal pain: current state of scientific evidence. J Behav Med 2007; 30: 77–94.

Lipton JA, Ship JA, Larach-Robinson D. Estimated prevalence and distribution of reported orofacial pain in the United States. J Am Dent Assoc 1993; 124: 115–121.

Livingston WK. Pain and Suffering. Seattle: IASP Press; 1998.

Macfarlane TV, Blinkhorn AS, Davies R, Kincey J, Worthington H. Factors associated with health care seeking behaviour for orofacial pain in the general population. Community Dent Health 2003; 20: 20–26.

Markiewicz MR, Ohrbach R, Mccall WD Jr. Oral behaviors checklist: reliability of performance in targeted waking-state behaviors. J Orofac Pain 2006; 20: 306–316.

McBeth J, Macfarlane GJ, Silman AJ. Does chronic pain predict future psychological distress? Pain 2002; 96: 239–245.

McLean SM, May S, Klaber-Moffett J, Sharp DM, Gardiner E. Risk factors for the onset of non-specific neck pain: a systematic review. J Epidemiol Community Health 2010; 64; 565–572.

Melis M, Lobo SL, Ceneviz C et al. Effect of cigarette smoking on pain intensity of TMD patients: a pilot study. Cranio 2010; 28:187–192.

Melzack R. Phantom limbs, the self and the brain. Can Psychol 1989; 30: 1–16.

Melzack R, Wall PD. Pain mechanisms: a new theory. Science 1965; 150: 971–979.

Molin C, Carlsson GE, Friling B, Hedegard B. Frequency of symptoms of mandibular dysfunction in young in young Swedish men. J Oral Rehabil 1976; 3: 9–18.

Moseley GL. A pain neuromatrix approach to patients with chronic pain. Man Ther 2003; 8: 130–140.

Moulton B, Spence SH. Site-specific muscle hyper-reactivity in musicians with occupational upper limb pain. Behav Res Ther 1992; 30: 375–386.

NCHS. Summary Health Statistics Tables for the U.S. Population: National Health Interview Survey, 2014 (12/2015) [Online]. CDC/National Center for Health and Statistics. Available: http://www.cdc.gov/nchs/nhis/SHS/tables.htm [Oct 22, 2017].

NIDCR. Facial Pain. [Online] National Institutes of Health, 2014. Available: http://www.nidcr.nih.gov/DataStatistics/FindDataByTopic/FacialPain/ [Oct 22, 2017].

Nørregaard J, Lykkegaard JJ, Mehlsen J, Danneskiold-Samsøe B. Exercise training in treatment of fibromyalgia. J Musculoskeletal Pain 1997; 5: 71–79.

Ohrbach R. Disability assessment in temporomandibular disorders and masticatory system rehabilitation. J Oral Rehabil 2001; 37: 452–480.

Ohrbach R, Durham J. Biopsychosocial aspects of orofacial pain. In Farah CS, Balasubramaniam R, Mccullough MJ (eds). Contemporary oral medicine. Heidelberg, Germany: Springer Meteor; 2017.

Ohrbach R, Dworkin SF. The evolution of TMD diagnosis: past, present, future. J Dental Res 2016; 95: 1093–1101.

Ohrbach R, Larsson P, List T. The jaw functional limitation scale: development, reliability, and validity of 8-item and 20-item versions. J Orofac Pain 2008a; 22: 219–230.

Ohrbach R, Markiewicz MR, Mccall WD. Waking-state oral parafunctional behaviors: specificity and validity as assessed by electromyography. Eur J Oral Sciences 2008b; 116: 438–444.

Ohrbach R, Fillingim RB, Mulkey F et al. Clinical findings and pain symptoms as potential risk factors for chronic TMD: descriptive data and empirically identified domains from the OPPERA case-control study. J Pain 2011; 12: T27-T45.

Ohrbach R, Bair E, Fillingim RB et al. Clinical orofacial characteristics associated with risk of first-onset TMD: the OPPERA prospective cohort study. J Pain 2013; 14: T33-T50.

Ohrbach R, Blasberg B, Greenberg MS. Temporomandibular disorders. In Glick M (ed.) Burket's Oral Medicine. 12th ed. Shelton, CT: PMPH-USA; 2015.

Osterberg T, Carlsson GE. Symptoms and signs of mandibular dysfunction in 70-year old men and women in Gothenburg, Sweden. Community Dent Oral Epidemiol 1979; 7: 315–321.

Osterweis M, Kleinman A, Mechanic D (eds). Pain and disability: clinical, behavioral, and public policy perspectives. Institute of Medicine (US) Committee on Pain, Disability, and Chronic Illness Behavior. Washington DC: National Academies Press; 1987.

Plesh O, Adams SH, Gansky SA. Racial/ethnic and gender prevalences in reported common pains in a national sample. J Orofac Pain 2011a; 25: 25–31.

Plesh O, Adams SH, Gansky SA. Temporomandibular joint and muscle disorder-type pain and comorbid pains in a national US sample. J Orofac Pain 2011b; 25: 190–198.

Quintner JL, Bove GM, Cohen ML. A critical evaluation of the trigger point phenomenon. Rheumatology 2015; 54; 392–399.

Raphael KG, Marbach JJ. Widespread pain and the effectiveness of oral splints in myofascial face pain. J Am Dental Assoc 2001; 132: 305–316.

Raphael KG, Marbach JJ, Klausner J. Myofascial face pain: Clinical characteristics of those with regional vs widespread pain. JADA 2000; 131: 161–171.

Rodriguez-Lozano FJ, Saez-Yuguero MR, Bermejo-Fenoll A. Prevalence of temporomandibular disorder-related findings in violinists compared with control subjects. Oral Surg Oral Med Oral Pathol Oral Radiol Endod 2010; 109: e15–19.

Rothman KJ, Greenland S. Causation and causal inference in epidemiology. Am J Public Health 2005; 95: S144-S150.

Sanders AE, Maixner W, Nackley AG et al. Excess risk of temporomandibular disorder associated with cigarette smoking in young adults. J Pain 2012; 13: 21–31.

Sanders AE, Slade GD, Bair E et al. General health status and incidence of first-onset temporomandibular disorder: the OPPERA prospective cohort study. J Pain 2013; 14: T51-T62.

Sanders AE, Akinkugbe AA, Bair E et al. Subjective sleep quality deteriorates before development of painful temporomandibular disorder. J Pain 2016; 17: 669–677.

Scheuermann RH, Ceusters W, Smith B. Toward an ontological treatment of disease and diagnosis. Proceedings of the 2009 AMIA summit on translational bioinformatics, 2009; 116–120.

Schiffman EL, Ohrbach R, Truelove EL et al. The Research Diagnostic Criteria for Temporomandibular Disorders. V: methods used to establish and validate revised Axis I diagnostic algorithms. J Orofac Pain 2010; 24: 63–78.

Sharma S. The associations of injury and stress with temporomandibular disorders. University at Buffalo; 2017 [Online]. Available: https://www.researchgate.net/profile/Sonia_Sharma6 [Oct 22, 2017].

Slade GD, Bair E, Greenspan JD, et al. Signs and symptoms of first-onset TMD and sociodemographic predictors of its development: the OPPERA prospective cohort study. J Pain 2013; 14: T20-T32.

Slade GD, Sanders AE, Ohrbach R et al. Pressure pain thresholds fluctuate with, but do not usefully predict, the clinical course of painful temporomandibular disorder. Pain 2014; 155: 2134–2143.

Slade GD, Sanders AE, Ohrbach R et al. COMT Diplotype amplifies effect of stress on risk of temporomandibular pain. J Dent Res 2015; 94: 1187–95.

Slade GD, Ohrbach R, Greenspan JD et al. Painful temporomandibular disorder: decade of discovery from OPPERA Studies. J Dental Res 2016; 95: 1084–1092.

Smith B, Ceusters W, Goldberg LJ, Ohrbach, R. Towards an ontology of pain. In Okada M (ed). Proceedings of the Conference on Logic and Ontology. Tokyo: Keio University Press; 2011.

Smith SB, Mir E, Bair E et al. Genetic variants associated with development of TMD and its intermediate phenotypes: the genetic architecture of TMD in the OPPERA prospective cohort study. J Pain 2013; 14: T91-T101.

Steinmetz A, Ridder PH, Methfessel G, Muche B. Professional musicians with craniomandibular dysfunctions treated with oral splints. Cranio 2009; 27: 221–230.

Szentpetery A, Huhn E, Fazekas A. Prevalence of mandibular dysfunction in an urban population in Hungary. Community Dent Oral Epidemiol 1986; 14:177–180.

Taylor JB, Goode AP, George SZ, Cook CE. Incidence and risk factors for first-time incident low back pain: a systematic review and meta-analysis. Spine J 2014; 14: 2299–2319.

Travell JG, Simons DG. Myofascial Pain and Dysfunction: The Trigger Point Manual. Baltimore: Williams and Wilkins; 1983.

Truelove E, Pan W, Look JO et al. The Research Diagnostic Criteria for Temporomandibular Disorders. III: validity of Axis I diagnoses. J Orofac Pain 2010; 24: 35–47.

Turk DC, Rudy TE. Towards a comprehensive assessment of chronic pain patients. Behav Res Ther 1987; 25: 237–249.

Türp JC, Schlenker A, Schröder J, Essig M, Schmitter M. Disk displacement, eccentric condylar position, osteoarthrosis – misnomers for variations of normality? Results and interpretations from an MRI study in two age cohorts. BMC Oral Health 2016; 16: 124.

van Selms M, Ahlberg J, Lobbezoo F, Visscher C. Evidence-based review on temporomandibular disorders among musicians. Occup Med (Lond) 2017; 67: 336–343.

Verkerk K, Luijsterburg PaJ, Heymans MW et al. Prognosis and course of pain in patients with chronic non-specific low back pain: A 1-year follow-up cohort study. Eur J Pain 2015; 19: 1101–1110.

Von Korff M. Studying the natural history of back pain. Spine (Phila Pa 1976) 1994; 19 (18 Suppl): 2041s–2046s.

Von Korff M, Dworkin SF, Le Resche L, Kruger A. An epidemiologic comparison of pain complaints. Pain 1988; 32: 173–183.

Von Korff M, Le Resche L, Dworkin SF. First onset of common pain symptoms: a prospective study of depression as a risk factor. Pain 1993; 55: 251–258.

Wakefield J. The concept of mental disorder: on the boundary between biological facts and social values. Am Psychologist 1992; 47: 373.

Wall PD. On the relation of injury to pain. Pain 1979; 6: 253–264.

Wasan AD, Davar G, Jamison R. The association between negative affect and opioid analgesia in patients with discogenic low back pain. Pain 2005; 117: 450–461.

Wei F, Van Horn MH, Coombs MC et al. A pilot study of nocturnal temporalis muscle activity in TMD diagnostic groups of women. J Oral Rehabil 2017; 44: 517–525.

Weingarten TN, Iverson BC, Shi Y, Schroeder DR, Warner DO, Reid KI. Impact of tobacco use on the symptoms of painful temporomandibular joint disorders. Pain 2009; 147: 67–71.

Wiesinger B, Häggman-Henrikson B, Hellström F, Wänman A. Experimental masseter muscle pain alters jaw–neck motor strategy. Eur J Pain 2013; 17: 995–1004.

Williams AC de C, Craig KD. Updating the definition of pain. Pain 2016; 157: 2420–2423.

Woolf CJ. Pain: moving from symptom control toward mechanism-specific pharmacologic management. Annals Intern Med 2004; 140: 441–451.

Wright LJ, Schur E, Noonan C, Ahumada S, Buchwald D, Afari N. Chronic pain, overweight, and obesity: findings from a community-based twin registry. J Pain 2010; 11: 628–635.

第2章

颞下颌关节紊乱病的分类

Ambra Michelotti, Peter Svensson

引言

定义

TMDs 是一组涉及 TMJ、咀嚼肌和所有相关组织的骨骼肌肉和神经肌肉障碍，其特征是面部和耳前区局部的急性或持续性疼痛，或是口面部神经肌肉功能受限，如进食、打哈欠、言语受限等。症状和体征可能包括在临床检查中咀嚼肌或 TMJ 疼痛再现，TMJ 有杂音。最常见的 TMD 亚型包括疼痛相关障碍（肌痛和关节痛）和与 TMJ 相关的障碍（关节内紊乱和退行性关节病）。患者经常患有其他疼痛性障碍（并发症），例如头痛、颈肩痛、广泛性疼痛和纤维肌痛。因此，不能认为 TMD 是单纯的局部障碍，TMD 是多种危险因素共同作用的结果（Svensson & Kumar，2016；Slade et al.，2013）。在危险因素中，进行生物 – 心理 – 社会领域评估十分重要，因为慢性 TMD 疼痛可能会导致工作或社会交往的缺失或损害、生活质量全面下降、药物过度使用或滥用，以及寻求治疗的频率增加（Ohrbach&Dworkin，2016；Verkerk et al.，2015；AADR，2015）。

分类目的

在临床的角度上，普遍认为对任何疾病或障碍的适当治疗前都需要一个准确的诊断（Ceusters et al.，2015a）；在研究的角度上，准确的诊断和分类是收集可靠信息以扩展现有知识库的先决条件；在解剖学上，TMD 属于口面部疼痛（范围更大）。随着对疾病的认识和科学知识不断发展，国际头痛学会（the International Headache Society，IHS）、美国口面部疼痛学

会（the American Academy of Orofacial Pain，AAOP）和国际颞下颌关节紊乱病研究用诊断标准联盟（International Research Diagnostic Criteria for Temporomandibular Disorders，RDC/TMD Consortium Network）都在不断监控和修订各自的分类（Renton et al.，2012）。RDC/TMD 是 TMD 最常用的研究分类系统（Dworkin & LeResche，1992）。这些标准来自对诊断系统的需求，该诊断系统不仅可以从流行病学和临床研究的目的上区分病例组和对照组，而且还可以分别定义和诊断慢性 TMDs 疼痛的常见亚型。这种诊断方法的主要原则包括生物 – 心理 – 社会模型的双轴系统。双轴系统基于 TMD 临床体征和症状（轴Ⅰ）的躯体诊断和患者所描述的心理 – 社会层面构成（轴Ⅱ），对疾病进行分类。诊断应基于严格可操作的术语定义，包括临床检查的精确规范。

从研究用诊断标准（RDC）到诊断标准（DC）

RDC/TMD 被广泛应用和引用，是 TMD 临床和研究领域的一个里程碑。RDC/TMD 的演变是近 20 年的纵向研究和数据分析的结果。颞下颌关节紊乱病诊断标准（Diagnostic Criteria for Temporomandibular Disorders, DC/TMD）（Schiffman et al.，2014）作为研究成果发表，为临床和研究中常见的 TMDs 的诊断提供了可靠和有效的标准，扩展的 DC/TMD 标准（Peck et al.，2014）为较少见的 TMDs 也提供了诊断标准。总之，与 RDC/TMD 相比，DC/TMD 已经发展成为一个循证系统，临床应用效度更高。特别是 DC/TMD 建立的证据包含了诊断障碍的信度

和效度。虽然对常见的 TMDs 疼痛的诊断试验显示其敏感度和特异度大于 0.90（Schiffman & Ohrbach, 2016），但该试验与该障碍的潜在病理生理联系仍不清楚。DC/TMD 为临床医师和研究人员提供了一种通用语言，确定分类和诊断标准对于更好地了解全世界人群中 TMD 的患病率、发病率和其他特征非常重要。在临床实践中，尤其是在诊断不明确或患者接受了多个诊断的情况下，通用的分类尤为必要；对于研究而言，为方便在不同的研究之间进行比较，分类也是必不可少的。

诊断标准：轴 Ⅰ 和轴 Ⅱ

下文中新的以循证医学为基础的 DC/TMD 轴 Ⅰ 包括了最常见的 TMD 诊断，其敏感度和特异度的估值在可接受范围内（理想值：敏感度 ≥ 70%，特异度 ≥ 95%）。TMDs 疼痛包括关节痛、肌痛、牵涉性肌筋膜疼痛和 TMD 引起的头痛，关节内 TMDs 包括可复性关节盘移位（disc displacement，DD）、DD 伴间歇性绞锁、不可复性 DD 伴张口受限、不可复性 DD 不伴张口受限、退行性关节病、半脱位或脱位。此外，在肌肉疼痛相关诊断中还考虑了另外两种诊断，即局部肌痛和肌筋膜疼痛，且内容效度可接受，但与 DC/TMD 中的其他所有诊断相比，它们没有建立效度的测量方法，即目前其敏感度和特异度尚不确定。

新 DC/TMD 轴 Ⅱ 也得到了扩展，增加了新的评估疼痛行为、心理状态和心理 - 社会功能的方式，包括从筛查到综合性的专业评估。

颞下颌关节诊断轴 Ⅰ

轴 Ⅰ 筛查问卷

轴 Ⅰ TMD 疼痛筛查问卷是一个简单、可靠和有效的自我报告 6 项问卷，用于评估疼痛相关的 TMDs 的存在，灵敏度和特异度 ≥ 0.95（见第 7 章表 7.1）。此问卷可评估疼痛和可能影响疼痛的因素，包括下颌功能和口腔副功能，建议在牙科实践中常规使用，以发现已经存在的 TMD，预防 TMD 转变为慢性，并促进对牙科治疗可能产生的并发症的知情同意。它可识别出 TMD 疼痛的患者，或在牙科治疗中原有疼痛有可能加重，并且可能需要治疗的患者。此问卷有助于患者了解治疗中任何与 TMD 相关的症状信息，并可提示牙医以便其采取适当的预防措施保护患者的下颌。

轴 Ⅰ 躯体诊断

DC/TMD 诊断可被视为评价口面部疼痛患者主诉的"核心"诊断，因为其应用非常普遍，而且描述最完善。图 2.1 描述了 DC/TMD 诊断与其他类型 TMD 诊断、口面部疼痛和头痛的关系。下面将更详细地描述特定的疼痛性和无痛性 DC/TMD 诊断。

肌痛

肌痛是指局限于下颌、太阳穴、耳部或耳前的肌肉疼痛，受下颌运动、功能或副功能活动的影响。咀嚼肌激发试验［肌肉触诊和（或）张口］可以再现这种疼痛（熟悉的疼痛），其敏感度为 0.90、特异度为 0.99。根据标准化的肌肉触诊激发试验，肌痛可分为 3 种亚型。

- **局限性肌痛**是指疼痛局限于触诊部位的肌痛。此诊断的敏感度和特异度尚未确定。
- **肌筋膜疼痛**是指疼痛蔓延到触诊部位以外，但仍在该肌肉界限内的肌痛。此诊断的敏感度和特异度尚未确定。
- **牵涉性肌筋膜疼痛**是指疼痛蔓延到触诊肌肉边界以外的肌痛。此诊断的敏感度为 0.86、特异度为 0.98。

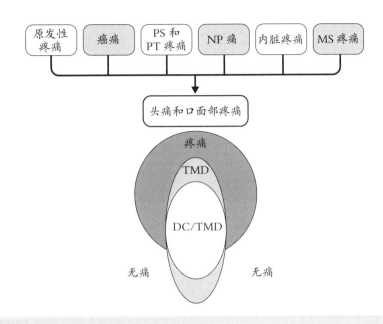

图 2.1　DC/TMD 与其他 TMD 诊断、口面部疼痛和头痛的关系。DC/TMD 诊断是所有类型 TMD 的一个子集。根据 IASP 分类，TMD 诊断中只有一部分是有疼痛的，属于头痛和口面部疼痛的范畴。6 种其他类型的慢性疼痛类别可以与慢性口面部疼痛共存或重叠（DC—诊断标准；MS—肌肉骨骼；NP—神经性；PS—手术后；PT—创伤后；TMD—颞下颌关节紊乱）

关节痛

关节痛是源于 TMJ 的疼痛，受下颌运动、功能或副功能活动的影响。激发试验［关节触诊和（或）张口］可以再现这种 TMJ 区域疼痛（熟悉的疼痛），其敏感度为 0.89、特异度为 0.98。

TMD 引起的头痛

继发于 TMD 疼痛的颞区头痛，受下颌动作、功能或副功能活动的影响。咀嚼系统的激发试验［颞肌触诊和（或）张口］可以再现这种头痛（熟悉的头痛），其敏感度为 0.89、特异度为 0.87。事实上，"TMD 引起的头痛（Headache Attributed to TMD，HA-TMD）"被列为一种新的障碍类型，取代国际头痛疾病分类 Ⅱ；（International Classification ofHeadache Disorders ⅢCHD–Ⅱ，2004）中描述的

"归因于 TMD 的头痛或面部疼痛"，并已被纳入 β 版 ICHD–Ⅲ（2013）。

颞下颌关节盘移位与退行性关节病

可复性关节盘移位是一种涉及盘 – 髁复合体的囊内生物力学障碍。在闭口位时，关节盘相对于髁突处于前侧、内侧或外侧位置，当开口时关节盘复位。复位时可能会出现弹响声、碎裂声或断裂声。无影像学检查时的敏感度为 0.34、特异度为 0.92。TMJ 磁共振成像是该诊断的参考标准。

可复性关节盘移位伴间歇性绞锁是一种涉及盘 – 髁复合体的囊内生物力学障碍。在闭口位时，关节盘相对于髁突处于前侧、内侧或外侧位置，当开口时关节盘间歇性复位。若开口时关节盘未复位，会出现间歇性下颌张口受限。

此时，可能需要手法操作来解除 TMJ 绞锁。当临床上出现这种障碍时，如果未经临床医师或患者操作以解除绞锁，患者则不能张口至正常范围，即使是暂时的，那么检查结果是阳性。复位时可能会出现弹响声、咔嗒声或断裂声。无影像学检查时的敏感度为 0.38、特异度为 0.98。影像学检查是诊断的参考标准。

不可复性关节盘移位伴张口受限是一种涉及盘－髁复合体的囊内生物力学障碍。在闭口位时，关节盘相对于髁突处于前侧、内侧或外侧位置，当开口时关节盘未复位。这种障碍会出现持续的张口受限，临床医生或患者在进行手法操作时关节盘不能复位，这也被称为"闭口绞锁"。这种障碍会伴随下颌开口受限，甚至会严重到影响进食，包括切牙垂直重叠的最大辅助开口（被动牵伸）小于 40 mm。无影像学检查时的敏感度为 0.80、特异度为 0.97。影像学检查是该诊断的参考标准。

不可复性关节盘移位不伴张口受限是一种涉及盘－髁复合体的囊内生物力学障碍。在闭口位时，关节盘相对于髁突处于前侧、内侧或外侧位置，当开口时关节盘未复位。这种障碍没有出现张口受限，包括切牙垂直重叠的最大辅助开口（被动牵伸）不小于 40mm。无影像学检查时的敏感度为 0.54、特异度为 0.79。影像学检查是该诊断的参考标准。

退行性关节病是一种涉及关节的退行性障碍，其特征是关节组织退化，伴有髁突和（或）关节结节的骨改变。在临床检查中，张口、闭口右侧、左侧或向前时可检测到摩擦音。无影像学检查时的敏感度为 0.55、特异度为 0.61。TMJ 计算机断层成像是该诊断的参考标准。

半脱位是一种涉及盘－髁复合体和关节结节过度活动的障碍。在张口位，盘－髁复合体位于关节结节的前侧，如果不进行手法操作，不能回到正常的闭口位。脱位的持续时间可能短暂，也可能较长。若患者能自行复位，则称为半脱位。

脱位或完全脱位是指髁突位于关节结节的前侧，如果没有临床医师进行特殊的手法操作，髁突不能回到闭合位置。脱位时有疼痛，并可持续到发作之后。这种障碍也被称为"开口绞锁"，仅半脱位有敏感度和特异度数据。无影像学检查，仅根据病史，灵敏度为 0.98，特异度为 1.00。

轴 II 评估

根据国际疼痛研究协会（International Association for the Study of Pain，IASP），疼痛被定义为"与实际或潜在的组织损伤相关，或被描述成这种损伤的不愉快的感觉和情绪体验"和"在一个或多个解剖区域中的以显著的情绪困扰（焦虑、愤怒、沮丧或抑郁）和功能缺陷（日常生活活动被干扰和社会角色参与度降低）为特征的慢性疼痛。由于生理、心理和社会因素都会导致疼痛，疼痛反应可不受疼痛来源的支配。轴 I 针对来自周围组织的伤害感受性输入，而疼痛作为一种体验，受到中枢神经系统多个区域的调节。因此，需要对整体进行评估。轴 II 以疼痛的生物－心理－社会模型为基础，评估涉及认知、心理－社会和行为因素，这些因素也可以使治疗结果复杂化，并促使疾病转变为慢性。因此，评估心理－社会因素非常重要，尤其是当患者患有慢性疾病时。DC/TMD 建议使用筛查工具评估与任何疼痛状况和下颌功能障碍相关的心理－社会因素。选择这些工具的标准是信度、效度、可解释性、患者和临床医师的可接受度、患者负担和可行性，以及不同语言和文化的翻译版本的可用性（Durham et al., 2015）。

轴 II 筛查问卷

5 个简单的自我报告筛查工具可用于检测与心理－社会和行为相关的疼痛。

患者健康问卷 –4（Patient Health Questionnaire–4, PHQ–4）

PHQ–4 是一个简短、可靠、有效的筛查工具，可在任何临床科室检测由于焦虑和（或）抑郁引起的心理压力。临界值 >6 为中度心理压力，表明需要观察，而临界值 >9 为严重心理压力，表明需要进一步评估或转诊。

慢性疼痛等级量表（Graded Chronic Pain Scale，GCPS）

GCPS 是一个简短、可靠、有效的评估疼痛强度和疼痛相关失能的工具。GCPS 的两个子量表：①特征性疼痛强度（Characteristic Pain Intensity，CPI），能够可靠地测量疼痛强度，其中 ≥ 50/100 则被视为"高强度"；②疼痛失能等级，基于疼痛对社交、工作或日常活动的干扰天数和程度。高度疼痛和高度干扰，或中重度失能（归类为 3 级或 4 级），可认为失能由疼痛引起，提示需要进一步调查，并表明 TMD 对个人生活产生了重大影响。

疼痛绘图

绘制头部、下颌和身体的所有症状，并让患者报告主要的疼痛位置。疼痛范围广泛则提示需要对患者进行全面评估。

下颌功能限制量表（Jaw Functional Limitation Scale, JFLS）

简化版 JFLS（由 8 项内容组成）是一个可靠且有效的工具。它可评估咀嚼、下颌活动，以及语言和情绪表达等整体功能受限的情况。

口腔行为检查表（Oral Behaviors Checklist, OBC）

OBC 是一种评估口腔副功能行为频率的工具。

综合性轴 Ⅱ 工具

临床专家或研究人员可以使用综合性轴 Ⅱ 工具更全面地评估患者的心理 – 社会功能。这些工具基于临床试验中的方法、测量和疼痛评估（Initiative on Methods, Measurement, and Pain, Assessment in Clinical Trials，IMMPACT）的建议而设计。疼痛绘图和 OBC 也属于综合性轴 Ⅱ 工具的组成部分。

慢性疼痛等级量表（Graded Chronic Pain Scale，GCPS）

GCPS 用于测量疼痛强度和疼痛相关失能的程度。

下颌功能限制量表（Jaw Functional Limitation Scale，JFLS）

JFLS 是一个 20 项量表，用于评估疾病导致的特异性身体功能变化。

患者健康问卷 –9（Patient Health Questionnaire–9，PHQ–9）

PHQ–9 用于评估患者的抑郁程度。5 分、10 分、15 分和 20 分分别表示轻度、中度、中重度和重度抑郁。

广泛性焦虑障碍 –7（Generalized Anxiety Disorder–7，GAD–7）

GAD–7 用于评估患者的焦虑程度。10 分和 15 分分别代表中度和重度焦虑。

患者健康问卷 –15（Patient Health Questionnaire–15，PHQ–15）

PHQ–15 用于评估患者的躯体症状，5 分、10 分和 15 分分别代表程度低、中、高的躯体症状。

从 RDC/TMD 到 DC/TMD 有什么新变化

从最初的 RDC/TMD（Dworkin & LeResche，1992）到新的 DC/TMD（Schiffman et al., 2014; Peck et al., 2014），变化如下。

（1）DC/TMD 标准中包括一个有效且可靠的轴 I 筛查问卷，用于识别 TMDs 疼痛。

（2）轴 I 为最常见的 TMDs 疼痛和最常见的关节内病变提供了有效且可靠的诊断方法。所有与 TMD 疼痛相关的诊断都具有极好的敏感度和特异度。除了一种关节内障碍外，所有关节内障碍的诊断标准用于临床诊断都缺乏足够的效度，但可以用于筛查。

（3）轴 II 的核心评估工具可以评估疼痛强度、疼痛相关失能、下颌功能、心理 - 社会压力、副功能行为及广泛性疼痛。

（4）现在，所有与 TMD 疼痛相关的诊断都需要患者报告疼痛的症状及下颌功能、运动或副功能的变化，即改善或恶化。当存在共病时，疼痛症状改变在诊断中尤其重要，特别是三叉神经系统的其他疼痛情况。确诊疼痛相关的 TMDs 要求有患者报告的由下颌运动或触诊引起的相似的疼痛，包括关节痛、肌痛、三种类型的肌痛和 TMD 引起的头痛，其目的是再现患者的疼痛主诉，以尽量减少无症状者及偶有症状者在疼痛激发试验中出现假阳性的情况。必须强调的是，出现相似的疼痛并不完全与关节痛、肌痛和三种类型的肌痛相关，因为其他情况也可能导致相似的疼痛（如感染和影响 TMJ 的类风湿性疾病）。

（5）诊断肌痛和三种类型的肌痛，现在只需要触诊颞肌和咬肌，由于信度差，已经取消了颞肌肌腱、翼外肌区、下颌下区和下颌后区的强制性触诊。

（6）出于同样的原因，取消了通过外耳道触诊 TMJ 后侧，但需要时也可使用。

（7）即使使用听诊器，也很难检测 TMJ 杂音，而且杂音可能偶尔出现。患者对诸如弹响声、嘎吱声、研磨声或碾压音（捻发音）的区分可能与临床信息不一致。

（8）由于这些声音不能可靠区分，而且区分这些声音也无法提高退行性关节疾病的诊断准确性，故可忽略粗、细两种不同的摩擦音。

扩展 TMDs 诊断标准的分类

前面描述的 DC/TMD 为有限的一组 TMDs 提供了研究人员和临床医师都可用的标准化评估。扩大分类以包括不太常见但临床上重要的障碍。事实上，美国口面部疼痛学会（American Academy of Orofacial Pain, AAOP, 2008）在没有相同标准方法的情况下对这些障碍的分类进行了描述。为了开发一个基于共识的、临床和研究可用的、针对较不常见的 TMDs 分类系统和相关诊断标准，工作组［国际牙科研究协会（International Association for Dental Research, IADR）的国际 RDC/TMD 联盟成员，IASP 的口面部疼痛特别小组（Special Interest Group, SIG）和其他专业协会］根据其临床意义和合理诊断标准的可用性，审查了纳入的障碍。其他敏感度和特异度尚未确定的障碍也被添加到 DC/TMD 的扩展分类中，并被归入以下类别：TMJ 障碍、咀嚼肌障碍、头痛和影响相关结构的障碍（Peck et al., 2014）。

颞下颌关节疾病

关节炎

关节炎是临床特征为关节炎症或感染的关节疼痛，可见关节处水肿、红斑和（或）发热。相关症状包括牙齿𬌗面改变。无全身炎症病史。

非关节盘疾患所致的低活动性疾病：粘连和关节强直

关节内纤维粘连和关节强直的主要特征是

下颌运动受限，开口时偏向患侧。在双侧受累时，临床检查下颌运动无明显偏斜。这种情况通常与疼痛无关。粘连可能继发于关节炎，由直接创伤、过度负荷或全身性疾病（如多关节炎）引起，通常与关节盘疾病有关。TMJ 强直最常见的原因是重大创伤，较少见的原因是乳突或中耳感染、全身性疾病和髁突区手术治疗不当。

全身性关节炎

它是一类全身性炎性疾病，会引起关节炎症，导致疼痛或结构改变，例如类风湿关节炎、幼年特发性关节炎、脊椎关节炎（强直性脊柱炎、银屑病关节炎、感染性关节炎、赖特综合征）和晶体性关节炎（痛风、软骨钙化症）。可能影响 TMJ 的其他相关风湿疾病包括自身免疫性疾病和其他混合性结缔组织疾病（硬皮病、干燥综合征、红斑狼疮）。因此，这类关节炎包括多个诊断类别，最好由风湿病学家使用全身或系统性方法进行诊断和治疗。患者的持续性的慢性 TMJ 炎症的临床症状和体征是可变的，并且通常随着时间的推移而变化。它们可以从没有症状或体征到疼痛、肿胀或有渗出物、组织退化或生长障碍。髁突骨结构吸收可能与错𬌗有关，如进行性前牙开𬌗或下颌不对称有关。疾病早期的影像学检查可能没有任何骨性发现。

髁突溶解或特发性髁突吸收

髁突溶解指的是髁突的吸收，导致髁突高度的特发性丧失和进行性前牙开𬌗。这一情况通常发生于双侧，主要出现于青春期和年轻成年女性群体。疼痛或关节杂音的具体表现多变。在早期，牙齿的变化可能不明显，但影像学有阳性发现。目前原因尚不清楚，但有人认为可能与雌激素有关。

剥脱性骨软骨炎

它是一种关节疾病，关节内有疏松的骨软骨碎片。其病理生理学尚不清楚，通常发生在膝关节和肘关节，与运动有关。临床表现可能有疼痛、肿胀、关节杂音和下颌动作受限。

骨坏死

骨坏死是一种发生在下颌骨髁突的疼痛性疾病，在 MRI 上表现为 T1 加权或质子密度像和 T2 加权图像（硬化）中的信号降低，并且可以与 T2 图像中的信号升高（水肿）相结合。这种情况在文献中也被称为缺血性坏死（avascular necrosis，AVN）。

肿瘤

肿瘤由具有组织学特征的组织增生引起，可能是良性（软骨瘤或骨软骨瘤）或恶性（原发性或转移性）。它们可能会表现为肿胀、疼痛、张口受限、捻发音、咬合改变和（或）感觉及运动改变。当病变扩大时，可能会出现面部不对称和中线移位。当怀疑有肿瘤时，通常使用计算机断层扫描（CT）或锥束计算机断层扫描（cone beam computed tomography，CBCT）和（或）MRI 进行影像学诊断，而活检是必不可少的。

滑膜软骨瘤病

滑膜软骨瘤病是关节滑膜组织间质残余的软骨化生。其主要特征是软骨结节形成，软骨结节可能有蒂，并可能从滑膜上脱落，成为关节间隙内的游离体。该病可能与错𬌗有关，如同侧后牙进行性开𬌗。确诊需要影像学检查。

骨折

骨折是指涉及关节 [如颞骨和（或）下颌骨] 的移位或非移位性骨断裂。骨折可能包括软骨骨折。最常见的是髁突下骨折。这种情况可能导致错𬌗（对侧后牙开𬌗）和功能受损（开口时下颌向同侧偏斜或对侧下颌运动受限），通常由外伤所致。

先天性或发育性障碍

不发育指典型的单侧髁突缺失，关节盂和关节结节发育不全，导致面部不对称。通常与其他先天性异常［戈尔登哈尔（Goldenhar）综合征、半侧面部肢体发育不良和特雷彻·柯林斯（Treacher Collins）综合征］有关。偶尔为双侧发育不全，在这种情况下无面部不对称，小颌畸形是主要的临床表现。这种情况可能与错𬌗有关，可能包括开𬌗。

发育不全是指下颌髁突发育不全或发育不充分。可能继发于面部创伤，也可能继发于与不发育相关的先天性畸形，出现面部不对称或小颌畸形，这种情况可能与错𬌗有关（例如，单侧发育不全病例中𬌗面不水平和对侧后牙开𬌗，双侧发育不全病例中前牙开𬌗）

增生是颅骨或下颌骨的过度发育，正常细胞增加，而非肿瘤。增生指典型的单侧局限性增大，如髁突增生，或整个下颌骨或面部过度发育。

咀嚼肌障碍

肌腱炎

肌腱炎是起源于肌腱的疼痛，受下颌运动、功能或副功能的影响，且咀嚼肌腱的激发试验可再现这种疼痛。可出现继发于疼痛的下颌动作受限。颞肌肌腱可能是肌腱炎的易发部位之一，疼痛可以放射到牙齿和其他邻近组织。肌腱炎也见于其他咀嚼肌肌腱。

肌炎

肌炎是一种肌肉疼痛，具有炎症或感染的临床特征，如患处水肿、红斑和（或）发热。急性肌炎通常见于肌肉直接损伤或感染后，或见于慢性自身免疫性疾病。疼痛可使下颌骨的自主运动受限，可发生肌肉钙化（骨化性肌炎）。

痉挛

痉挛是肌肉突然、不自主、可逆的强直性收缩。它可能影响任何咀嚼肌，可能出现急性错𬌗。

挛缩

挛缩是由于肌腱、韧带或肌纤维的纤维化而引起的肌肉缩短，除非肌肉过度伸展，否则通常不会出现疼痛。常出现于有放射治疗、创伤或感染史者。较常见于咬肌或翼内肌挛缩。

肥大

肥大是一个或多个咀嚼肌的增大，通常无疼痛。它可能继发于肌肉的过度使用和（或）慢性紧张。有些病例体现出家族性或遗传性。诊断基于临床医师对肌肉大小的评估，需要考虑颅面形态和种族因素。

肿瘤

肿瘤由具有组织学特征的组织增生所引起，可能是良性（肌瘤）或恶性（横纹肌肉瘤或转移瘤）。肿瘤不常见，可能表现为肿胀、痉挛、疼痛、张口受限和（或）感觉及运动改变（感觉异常、虚弱）等症状。当怀疑有肿瘤时，通常使用 CT 或 CBCT 和（或）MRI 进行影像学诊断，活检也是必不可少的。

运动障碍

口面部运动障碍是非自主的，主要表现为舞蹈动作（舞蹈样），可能涉及面部、唇，舌和（或）下颌。

口下颌肌张力障碍是一种过度、不自主和持续的肌肉收缩，可能涉及面部、唇、舌和（或）下颌。

运动障碍已被纳入 DC/TMD 的扩展分类中，因为在某些情况下，它们可能主要表现为咀嚼肌障碍。

全身或中枢性疼痛引起的咀嚼肌疼痛

纤维肌痛是一种伴有咀嚼肌疼痛的广泛性疼痛。

影响相关组织的障碍

冠突增生是指冠突进行性增大，当其增大至上颌骨颧突时会妨碍下颌的张口运动。

总体评论与未来方向

颞下颌关节紊乱病疼痛的总体评论

新的 DC/TMD 中关节痛和肌痛的诊断标准要求疼痛需要伴随功能、运动或副功能变化。有研究表明，在口腔行为量表中报告有多个副功能障碍的受试者患慢性 TMD 的概率是报告有极少副功能障碍的受试者的 16 倍（Slade et al., 2016）。需要注意区分自我报告的副功能活动，如夜磨牙症与紧咬牙或磨牙，与电生理记录的下颌肌肉活动（多导睡眠记录，音频和视频监控等），因为患者报告的情况和患者真正的情况可能相去甚远（Svensson et al., 2008; Lobbezoo et al., 2013; Castrillon et al., 2016）。临床检查包括任何下颌运动、肌肉和（或）TMJ 触诊的疼痛激发试验。这些激发试验产生的疼痛必须再现病人的疼痛症状。熟悉的疼痛是指与患者在过去 30 天内所经历的疼痛相似的疼痛。熟悉的头痛是类似于患者头痛主诉的疼痛。评估疼痛相关 TMD 诊断（包括头痛）的时间框架为"过去 30 天"，因为效度是使用该时间框架建立的。

肌痛

肌痛的触诊压力为 1kg，持续 2 秒，但为了区分肌痛的 3 个亚型，1kg 触诊压力的持续时间应增加到 5 秒，以便有更多的时间引发扩散或牵涉痛（如果有的话）。在非牙源性"牙痛"的病例中，评估肌筋膜疼痛伴放射痛是有用的，因为下颌肌肉可以将疼痛放射到牙齿。当使用轴 I 诊断时，临床医师必须首先排除牙源性疾病和其他疼痛可能发生在咀嚼系统中的疾病。麻木、肿胀和发红不常见于 TMDs，当存在这些症状时，临床医师必须排除有临床意义的疾病，包括感染、肿瘤和全身性疾病。此外，临床医师还必须考虑不常见的 TMDs。

为了评估肌肉疼痛从局部肌痛发展为广泛性疼痛的可能时间，肌痛被分为 3 个亚型（局限性肌痛、肌筋膜疼痛和牵涉性肌筋膜疼痛）。然而，目前尚不清楚是否可以认为肌筋膜疼痛是一种单一的障碍，还是应被看作具有重要临床意义的亚型，且仍不清楚如果它们确实是临床亚型，这些疼痛亚型的机制和定义的临床意义（Svensson et al., 2015）。从生物学角度而言，这 3 种障碍可能对治疗有不同的反应，并且具有不同的预后值。尽管这是一个有根据的理由，但重要的是要阐明这样一个事实：从发病机制和治疗的角度来看，4 种肌肉疼痛相关诊断之间的区别可能并不明确。虽然局限性肌痛可能会转变为肌筋膜疼痛，并进展为牵涉性肌筋膜疼痛，但目前没有证据支持这种假设。肌痛的扩散可能与在动物研究中观察到的脑干三叉神经感觉核复合体中的二级神经元的感受野增加有关，而牵涉性疼痛可能与伤害感受性传入信号向二级神经元的中枢会聚（Sessle，2000），以及中枢敏化和下行抑制通路的最终改变有关（Svensson & Graven-Nielsen, 2001; Graven-Nielsen, 2006）。然而，从人类实验研究中可以知道，一些受试者在咬肌注射致痛剂时，疼痛扩散仅局限于被注射的肌肉内，但也有受试者在咬肌注射完全相同的致痛剂后会出现牙齿、TMJ或太阳穴处的疼痛。这种对急性肌肉疼痛的简单观察提示我们注意这两种类型的反应（扩散和牵涉）可能仅仅是深部伤害性输入的副现象（Svensson & Kumar, 2016）。目前人们已经建立了与临床亚型"牵涉性肌筋膜痛"一样良好的肌痛效标效度。彻底触诊肌肉时至少施压5秒可能会发现疼痛点的存在。如果疼痛引起的牵涉痛不再是确定这些特定诊断的必要标准，那么"肌筋膜疼痛"和"牵涉性肌筋膜疼痛"则可能是相同的障碍，与已知发生在身体其他部位的肌筋膜疼痛综合征相似。应当指出的是，诊断中避免了使用"触发点"一词，因为确切的定义、诊断效度和潜在的病理生理学尚不清楚。最后，虽然中枢介导的肌痛在AAOP分类系统中是一个独特的临床实体，但由于它与"牵涉性肌筋膜疼痛"和纤维肌痛重叠，因此未被纳入扩展的分类。中枢介导的肌痛可能不是一种障碍，而是一种机制，类似广泛的疼痛障碍。应通过精心设计的研究方案评估独特的肌痛亚型，并基于最近在美国疼痛学会疼痛分类法（ACCTTION–American Pain Society, AAPT）中提出的多维综合方法（Fillingim et al., 2014）。对于每一种肌痛亚型，必须根据以下5个主要维度来描述其特征：

（1）核心诊断标准；

（2）共同特点；

（3）可能存在的常见医学并发症；

（4）神经生物学、心理社会和功能性后果，以及；

（5）假定的神经生物学和心理 – 社会机制，危险因素和保护因素。

这种方法可能是明确DC/TMD中的两种肌筋膜疼痛是否是独立障碍的关键，代表了局限性肌痛的独特临床实体，因这两种疼痛在病理生理和心理 – 社会机制、对治疗的反应和预后方面存在显著的差异（Michelotti et al., 2016）。

关节炎

关节炎表现出一种非特异性的病理生理过程，不可能确定其应被诊断为关节痛还是关节病（Michelotti et al., 2016）。TMJ关节炎的定义应包括炎症的主要征象（水肿、红斑、关节发热和关节疼痛）。然而，肿胀、水肿和关节发热很少见。事实上，即使疾病已经进展，慢性TMD炎症也可能没有任何上述主要征象，可能表现为功能丧失、组织退变或生长障碍。一方面，TMJ关节炎可能引起关节痛，但关节痛也可能由其他因素触发关节伤害性感受器所致。重要的是要早期诊断已有的TMJ关节炎。根据美国风湿病学会的资料，可用于早期和更具体诊断的临床症状和体征有下颌运动时TMJ疼痛、TMJ负荷时疼痛，以及最近的进行性𬌗改变。TMJ静息痛、触诊时疼痛或运动时疼痛对炎症活动具有高度敏感性；无TMJ静息痛、触诊时疼痛或运动时疼痛对炎症活动具有高度特异性；TMJ运动时疼痛与TMJ炎症活动程度密切相关。未来，生物标志物或可更客观地鉴定这些疾病，并且可能需要放射成像来检测TMJ软骨或骨组织破坏（Ceusters et al., 2015b）。然而，目前还不能通过影像学诊断炎性TMJ疾病。

颞下颌关节紊乱病引起的头痛

目前DC/TMD对TMD引起的头痛（HA-TMD）具有良好的效标效度（敏感度89%，特异度87%）。在相同的参考标准下，ICHD–Ⅱ的效标效度为敏感度84%、特异度33%。ICHD-Ⅱ的特异度低的部分原因是诊断TMJ关节内紊乱、开口减少或不规则以及TMJ杂音需要影像学检查阳性——这些都可能出现在头痛患者身上，而这些患者没有其他TMD的体征或症状，包括头痛。DC/TMD的HA-TMD诊断标准不需要影像学检查来证明 TMD 的存在。该标准需要患者有与 TMD 疼痛相关的诊断。这种方法似乎更符合逻辑，因为它直接将 TMD 引起的头痛与疼痛相关的 TMD 而非影像学检查联系起来，因为无症状个体也可能有影像学异常（Michelotti et al., 2016）。使用"归因于"一词时仍需谨慎，因为最近的研究结果还表明，疼痛性 TMDs 可归因于头痛，而 TMDs 与头痛之间的因果关系可能需要更多的研究，以更好地理解潜在的疼痛机制（Conti et al., 2016）。

关节疾病总结

可复性关节盘移位（disc displacement，DD）、不可复性 DD 伴张口受限和退行性关节病（degenerative joint disease，DJD）的临床诊断敏感度较低、特异度极好（Schiffman et al., 2014）。因此，这些测试只能用于筛查，以初步诊断 DD 或 DJD，对特定病例的治疗决策需要影像学检查对初步临床诊断进行确认：明确诊断 DD 需要进行 TMJ-MRI 检查，DJD 需要 TMJ-CT 检查。以可复性 DD 的诊断为例，其临床诊断与 TMJ-MRI 诊断结果相比敏感性低、特异性高。许多 MRI 显示可复性 DD 的患者没有任何临床上可检测到的关节杂音，或者只有偶发的关节杂音，这就是这种障碍的诊断标准敏感度较低的原因。相比之下，不可复性 DD 伴张口受限的临床诊断方法敏感度和特异度都可以接受，临床评估可作为初步诊断的依据。然而，这种诊断仍需要 MRI 确认，因为还没有在因其他疾病导致的张口受限患者中评估这些诊断标准的效标效度。过去，不可复性 DD 伴张口受限的诊断标准还包括其他发现，如张口时偏向患侧，但这些发现并不一定出现，因此现在没有将其包括在内。关于 DJD 的诊断标准，无需明显的骨改变就可出现捻发音，而在 DJD 中并不总是出现捻发音。MRI 是诊断 DD 和关节积液的良好影像学手段，但以 CT 作为参考标准时，MRI 检查 DJD 的敏感度仅为 59%。因此，需要 CT 来准确评估 DJD，以解决使用 MRI 时出现的假阴性结果。牙科诊所通常提供曲面断层 X 射线片，与 CT 相比，这些 X 射线片对 DJD 的敏感度为 26%，因此存在大量的临床假阴性结果。

TMJ 杂音病史是评价可复性 DD 和 DJD 等关节内疾病的推荐标准。患者报告在检查前 30 天内的任何关节杂音（弹响声、捻发音等），或在临床检查时，观察到患者下颌运动时出现任何关节杂音，两者都符合这一病史标准。此外，诊断可复性 DD 需要检查者在临床检查期间检测到弹响声、爆裂声或断裂声。DJD 的诊断取决于检查期间是否检测到捻发音（摩擦音、碾压音）。对于 DJD 来说，粗糙和细碎的捻发音没有区别。对于不可复性 DD，辅以测量开口度（包括垂直切牙重叠），当测量值 < 40 mm 时，为张口受限，当测量值 ≥ 40 mm 时，为"不伴张口受限"的亚型，而可复性 DD 伴间绞锁和 TMJ 半脱位则被列为新的障碍。这些障碍的诊断需要患者的特定病史，可复性 DD 伴间歇性的诊断需要患者出现间歇性张口受限，TMJ 半脱位的诊断需要患者在大张口时出现关节绞锁。骨关节炎和骨关节病被认为是 DJD 的亚类。

盘 – 髁复合体障碍

盘 – 髁复合体障碍通常导致下颌活动改变，包括活动性降低或增高（Michelotti et al., 2016）。一些关节障碍相对比较常见（如在无临床症状的人群中关节盘移位率为 18%~35%），但是没有用于评估这些障碍的病因和进展的重要流行病学数据。最近的一项研究表明，患者关节内状态与其报告的疼痛、功能和失能之间没有相关性（Chantaracherd et al., 2015）。仅有少量的可复性关节盘移位会进展到不可复状态（Schiffman et al., 2017），其他疾病如脱位的进展尚不清楚。这些障碍是否代表了需要特定干预的独特实体，或者它们是否可以被分组，并以相同的方式进行处理目前尚不清楚。虽然还不完全了解这些障碍的病因和病理生理，但笔者认为解剖（结构）和生物力学（功能）环境导致了这些障碍。横向研究表明，与病因有关的解剖变异包括髁窝前壁陡峭、关节结节高、盘 – 髁复合体与关节盂不匹配、韧带松弛、肌肉成角和翼外肌附着于 TMJ 关节盘。假设的生物力学病因包括高挤压力、拉伸力和（或）剪切力，这些力是由口腔副功能、创伤或关节润滑受损等引起的。

目前已提出盘 – 髁复合体障碍的诊断标准，但是其中 4 项没有效标效度，而其他诊断标准最终的敏感度和特异度无法达到可接受的范围（敏感度＞ 70%，特异度＞ 95%）。如果这种障碍没有什么临床影响，例如可复性关节盘移位，那么假阴性率较高（敏感度低）的诊断方案就不是需要优先研究的领域。研究的重点应放在盘 – 髁复合体障碍是否是不同的实体，以及有效的管理策略以减少障碍影响或防止障碍进展。

生物 – 心理 – 社会领域总结

轴 Ⅱ 问卷针对选定的因素进行了筛选（Schiffman et al., 2014; Durham et al., 2015; Michelotti et al., 2016）。如果患者有这些潜在的影响因素，那么临床医师需要进一步评估这些因素，或将患者转诊至心理保健专业人员进行综合评估，该评估应包含在治疗计划中。临床医师可以使用这些筛查问卷对患者进行分类，当出现临床上有意义的发现时，将患者转诊至具有更多专业知识的临床医师，而非直接进行可能失败的高风险治疗。如果无法转诊，那么临床医师需要向患者解释存在的风险，并告知患者可能无法完全解决疼痛。如此患者可以全面了解相关信息，并在治疗开始前获知其所述疼痛的潜在影响因素。当疼痛是一个心理问题时，需要专业心理健康人员（最好是健康心理

学家）对患者的心理压力进行评估。GCPS 根据疼痛对患者生活的干扰程度来评估疼痛强度和疼痛相关失能。严重的疼痛意味着需要首先排除临床上重要的疾病，但患者可能由于情绪困扰或中枢敏化而出现症状放大。JFLS 作为一种针对咀嚼系统的评估方法，可以评估功能限制程度，并对 GCPS 的发现进行补充。JFLS 有一个简化版本，用于评估患者报告的咀嚼、下颌活动和其他功能的情况；还有一个完整版本，对下颌功能进行全面评估，可以分为 3 个层次：咀嚼、下颌活动，以及情绪和言语表达。

疼痛绘图可以评估局部、区域或广泛性疼痛。局部疼痛仅限于咀嚼区，由于许多 TMD 患者同时患有颈椎病，因此经常出现区域性疼痛。如果合并有颈痛，可以考虑由医师或物理治疗师进行医学评估。全身广泛性疼痛提示存在全身性疼痛疾病，如风湿性疾病，包括类风湿关节炎和纤维肌痛。当存在广泛性疼痛时，可能需要对全身状况进行评估，以保证对"局部" TMD 的临床效果。以广泛和多处的疼痛为主诉的患者可能由于中枢敏化和情绪失调放大了疼痛，这些患者需要多学科的团队治疗。最后，对副功能（如口腔习惯）的综合评估很重要，因为它们会使承担咀嚼功能的结构负荷过重，可能导致或延长患者的疼痛，现有证据支持这一临床怀疑。

口面部疼痛和 TMD 疼痛分类的展望

目前，IASP 工作组正在研究一个简单实用的慢性疼痛分类模型，包括 7 个主要类别（Treede et al., 2015）（图 2.1）。

（1）原发性疼痛；

（2）癌痛；

（3）手术后和创伤后疼痛；

（4）神经性疼痛；

（5）头痛和口面部疼痛；

（6）内脏疼痛；

（7）骨骼肌肉疼痛。

这种新的疼痛分类的意义在于 TMD 疼痛可能有多个"父母"，即认为 TMD 疼痛可以是一种原发的疼痛类型（特发性疼痛），也可以是骨骼肌肉（肌肉、关节、韧带、肌腱）类型的疼痛，还可以是口面部（解剖学）类型的疼痛。此外，TMD 疼痛可能与许多其他慢性疼痛疾病并存。应当指出，根据新定义，慢性指病程超过 3 个月，而不是旧版 IASP 定义的 6 个月。头痛和口面部疼痛的亚组将遵循 ICHD- Ⅲ 和 DC/TMD 分类，并更着重强调其他类型的慢性口面部疼痛。最后要注意的是，这个新的 IASP 分类系统综合了机械性分类（神经性疼痛）、部位分类（头痛和口面部疼痛）和组织分类（内脏和骨骼肌肉疼痛）。这一分类具有足够的实用性和临床适用性，而且重要的是将被国际疾病分类所采用。

鉴于这是多学科参与的结果，因此欢迎讨论和商榷。希望目前在 TMDs 分类和慢性疼痛分类方面的进展，将有助于针对危险因素和潜在疼痛机制研究的发展，并进一步改善对 TMD 疼痛患者的治疗管理。

本章参考文献

AADR – American Association for Dental Research. Temporomandibular disorders (TMD). Science Policy, 2015. Available: http://www.iadr.org/AADR/About-Us/Policy-Statements/Science-Policy#TMD [Oct 23, 2017].

AAOP – American Academy of Orofacial Pain. de Leeuw R (ed.) Orofacial Pain: Guidelines for Assessment, Diagnosis and Management. 4th ed. Chicago, IL: Quintessence Publishing Co., Inc.; 2008.

Castrillon EE, Ou KL, Wang K et al. Sleep bruxism: an updated review of an old problem. Acta Odontol Scand 2016; 74: 328–334.

Ceusters W, Michelotti A, Raphael KG, Durham J, Ohrbach R. Perspectives on next steps in classification of orofacial pain – Part 1: role of ontology. J Oral Rehabil 2015a; 42: 926–941.

Ceusters W, Nasri-Heir C, Alnaas D et al. Perspectives on next steps in classification of orofacial pain – Part 3: biomarkers of chronic orofacial pain – from research to clinic. J Oral Rehabil 2015b; 42: 956–966.

Chantaracherd P, John MT, Hodges JS, Schiffman EL. Temporomandibular joint disorders' impact on pain, function, and disability. J Dent Res 2015; 94: 79S-86S.

Conti PC, Costa YM, Gonçalves DA, Svensson P. Headaches and myofascial temporomandibular disorders: overlapping entities, separate managements? J Oral Rehabil 2016; 43: 702–715.

Durham J, Raphael KG, Benoliel R et al. Perspectives on next steps in classification of orofacial pain – Part 2: role of psychosocial factors. J Oral Rehabil 2015; 42: 942–955.

Dworkin SF, LeResche L. Research diagnostic criteria for temporomandibular disorders: review, criteria, examinations and specifications, critique. J Craniomandib Disord 1992; 6: 301–355.

Fillingim RB, Bruehl S, Dworkin RH et al. The ACTTION-American Pain Society Pain Taxonomy (AAPT): an evidence-based and multidimentional approach to classifying chronic pain conditions. J Pain 2014; 15: 241–249.

Gonzalez YM, Schiffman EL, Gordon SM et al. Development of a brief and effective TMD-pain screening questionnaire: Reliability and validity. J Am Dent Assoc 2011; 24: 1183–1191.

Graven-Nielsen T. Fundamentals of muscle pain, referred pain, and deep tissue hyperalgesia. Scand J Rheumatol 2006; 122: S1-S43.

ICHD-II. Headache Classification Subcommittee of the International Headache Society (IHS). The International Classification of Headache Disorders, 2nd ed. Cephalalgia 2004; 24: S9-S160.

ICHD-III. Headache Classification Committee of the International Headache Society (IHS). The International Classification of Headache Disorders, 3rd ed. Cephalalgia 2013; 33: 629–808.

Lobbezoo F, Ahlberg J, Glaros AG et al. Bruxism defined and graded: an international consensus. J Oral Rehabil 2013; 40: 2–4.

Michelotti A, Alstergren P, Goulet JP et al. Next steps in development of the diagnostic criteria for temporomandibular disorders (DC/TMD): Recommendations from the International RDC/TMD Consortium Network workshop. J Oral Rehabil 2016; 43: 453–467.

Ohrbach R, Dworkin SF. The evolution of TMD diagnosis: past, present, future. J Dental Res 2016; 95: 1093–1101.

Peck CC, Goulet J-P, Lobbezoo F, et al. Expanding the taxonomy of the diagnostic criteria for temporomandibular disorders. J Oral Rehab 2014; 41: 2–23.

Renton T, Durham J, Aggarwal VR. The classification and differential diagnosis of orofacial pain. Expert Rev Neurother 2012; 12: 569–576.

Schiffman E, Ohrbach R, Truelove E et al. Diagnostic criteria for temporomandibular disorders (DC/TMD) for clinical and research applications: recommendations of the International RDC/TMD Consortium Network and Orofacial Pain Special Interest Group. J Oral Facial Pain Headache 2014; 28: 6–27.

Schiffman E, Ohrbach R. Executive summary of the diagnostic criteria for temporomandibular disorders for clinical and research applications. J Am Dent Assoc 2016; 147: 438–445.

Schiffman EL, Ahmad M, Hollender L et.al. Longitudinal stability of common TMJ structural disorders. J Dent Res 2017; 9: 270–276.

Sessle BJ. Acute and chronic craniofacial pain: brainstem mechanisms of nociceptive transmission and neuroplasticity, and their clinical correlates. Crit Rev Oral Biol Med 2000; 11: 57–91.

Slade GD, Fillingim RB, Sanders AE et al. Summary of findings from the OPPERA prospective cohort study of incidence of first-onset temporomandibular disorder: implications and future directions. J Pain 2013; 14: S116–S124.

Slade GD, Ohrbach R, Greenspan JD, et al. Painful temporomandibular disorder: decade of discovery from OPPERA Studies. J Dent Res 2016; 95: 1084–1092.

Svensson P, Graven-Nielsen T. Craniofacial muscle pain: review of mechanisms and clinical manifestations. J Orofac Pain 2001; 15: 117–145.

Svensson P, Jadidi F, Arima T, Baad-Hansen L, Sessle BJ. Relationships between craniofacial pain and bruxism. J Oral Rehabil 2008; 35: 524–547.

Svensson P, Michelotti A, Lobbezoo F, List T. The many faces of persistent orofacial muscle pain. J Oral Facial Pain Headache 2015; 29: 207–208.

Svensson P, Kumar A. Assessment of risk factors for oro-facial pain and recent developments in classification: implications for management. J Oral Rehabil 2016; 43: 977–989.

Treede RD, Rief W, Barke A, et al. A classification of chronic pain for ICD-11. Pain 2015; 156: 1003–1007.

Verkerk K, Luijsterburg PA, Heymans MW et al. Prognosis and course of pain in patients with chronic non-specific low back pain: a 1-year follow-up cohort study. Eur J Pain 2015; 19: 1101–1110.

第3章

三叉神经的伤害感受性处理

Brian E. Cairns

三叉神经的伤害感受性传导通路

TMDs 患者报告的疼痛通常局限于 TMJ、咬肌和颞肌，但也可能累及其他咀嚼肌组织（如翼内肌、二腹肌和下颌舌骨肌），并扩散到其他颅面组织。咀嚼肌和 TMJ 由下颌神经（V3）的分支支配。具有游离神经末梢的小直径无髓（C 类神经纤维）和有髓（Aδ 纤维）纤维是这些组织伤害感受性刺激的主要传感器。事实上，这些组织也受到 Aβ 纤维的支配，而该类型纤维在感受肌肉和关节的非伤害性机械刺激中具有重要作用，并可能参与这些组织的疼痛定位。此外，下颌闭口肌肉受肌梭传入纤维的支配，在下颌肌肉活动的反射调节和本体感觉中具有重要作用。下颌张口肌肉通常缺乏肌梭传入纤维，因此下颌没有与其他关节（例如膝关节）相同的反向反射（Capra et al., 2007）。虽然不直接参与伤害感受性刺激的传导，咀嚼肌疼痛会改变肌梭传入纤维的输出，从而导致下颌肌肉反射活动的改变，如咬肌牵张反射的增强（Capra et al., 2007）。

来自咀嚼肌和 TMJ 的小直径传入纤维经三叉神经节投射到同侧脑干，此处有三叉神经、二级和更高级感觉神经元。三叉神经节包含支配颅面部区域的神经纤维细胞体。这些三叉神经节神经元是圆形的，缺少突触（图 3.1）。它们被一些小辅佐细胞完全包围，这些细胞被称为卫星胶质细胞（satellite glial cells，SGCs）（Ohara et al.,2009; Takeda et al., 2009）。研究发现支配下颌闭口肌肉的三叉神经节神经元可表达大量的受体，包括 N- 甲基 -D- 天冬氨酸（N-methyl–D-aspartate，NMDA）受体和嘌呤受体 3（purinoceptor 3，P_2X_3），通常与中枢神经系统中的伤害感受性神经元有关（Kondo et al., 1995; Sahara et al., 1997; Quartu et al., 2002; Dong et al., 2007;Wang et al., 2012; Cairns et al., 2014）。SGCs 的功能类似于中枢神经系统中的星形胶质细胞，它们可以清除神经节神经元细胞周围的离子和神经递质，并提供神经营养因子和其他因子来维持三叉神经的健康和功能（Takeda et al., 2009），这与 SGCs 控制神经节神经元周围微环境的观点一致（Takeda et al., 2009; Ohara et al., 2009; Goto et al., 2016）。有趣的是，SGCs 含有神经递质，如激活受体 NMDA 和 P_2X_3 的谷氨酸和三磷酸腺苷（adenosine triphosphate，ATP），这可能意味着三叉神经节中的神经节神经元与其周围 SGCs 之间存在通信，可能在进入中枢神经系统之前改变伤害感受性输入。

脑干三叉神经感觉核复合体（trigeminal sensory nuclear complex，TSNC）呈管状，其神经元接收颅面部的感觉传入。TSNC 由几个亚核群组成，在口面部疼痛处理中各有不同的功能。三个喙部的亚核群被称为本部区（主要感觉）、嘴侧和极间，在协调运动反射，以及面部、下方肌肉和关节的无害的热和机械感觉传入中起重要作用，并接收口腔的无害和有害刺激的输入（图 3.2）。对来自口腔外口面部区域的伤害感受性输入做出反应的三叉神经元通常位于极间亚核的后 1/3 处和 TSNC 的最尾侧亚核（Sessle, 2005）。尾侧亚核靠近颈髓时组成薄束，与脊髓后角结构相似。因此，尾侧亚核常被称为延髓后角（Sessle, 2005）。来自咀嚼肌和 TMJ 的小直径传入纤维主要投射到 TSNC 的尾侧亚核以及颈髓后角的尖部（Nishimori et al., 1986; Capra &Dessem, 1992）。

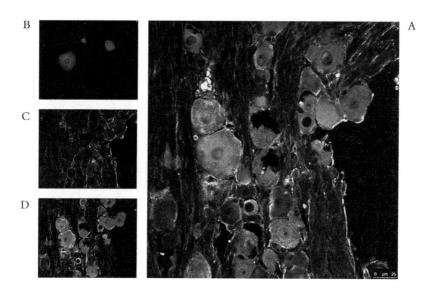

图 3.1　三叉神经节神经元与卫星胶质细胞。（A）显示投射到颞肌的三叉神经节神经元及其相关的卫星胶质细胞（satellite glial cells，SGCs）；（B）显示在颞肌注射荧光染料 fast-blue 识别神经节神经元；（C）显示通过 SGCs 表达谷氨酰胺合成酶的功能鉴别 SGCs，可以看到这些细胞围绕着神经节神经元的胞体；（D）显示了 Fractalkine 受体的表达，分形趋化因子受体是一种趋化细胞因子（趋化因子），分形趋化因子被认为参与三叉神经节神经元和 SGCs 之间的相互联系（引自 Cairns et al., 2017）

在极间亚核和尾侧亚核发现的神经元亚群可以对包括咀嚼肌和 TMJ 的颌面部区域的伤害性刺激产生反应。伤害感受性信息通过三叉神经丘脑束上行到腹基复合体、后核群和丘脑内侧部，其中有对口面部伤害性刺激做出反应的丘脑神经元（Sessle，2005）。从 TSNC 尾侧到运动核、臂旁核和网状结构也有重要的投射，它们分别参与运动和自主控制（Sessle，2005）。伤害感受性刺激通过丘脑神经元从丘脑主要投射到初级躯体感觉皮质，以感知疼痛。

咀嚼肌和颞下颌关节伤害性感受器的功能特点及周围敏化作用

向 TMJ 和咀嚼肌传导神经冲动的 Aδ 纤维和 C 类神经纤维对伤害性的机械和化学刺激做出动作电位放电的反应，与这些纤维在伤害感受性疼痛中的作用一致。当机械刺激达到或超过使大鼠产生退避反射或使人类感到疼痛所需的强度时，这些深部组织的伤害性感受器被激活（Cairns，2007）。TMJ 的机械性伤害性感受器也会因关节过度前伸、侧向运动或下颌旋转而被激活，并随着这些运动超过下颌运动的正常范围而开始放电（Cairns，2007）。肌肉或关节持续的伤害性机械刺激导致这些传入神经纤维长期动作电位放电，在某些情况下，停止刺激之后（放电之后）E_2 持续。组织损伤也会导致一些物质的释放，包括前列腺素、神经递质和细胞因子，这些物质会激活末梢伤害性感受器，导致动作电位放电（Sessle，2005）。在向肌肉或

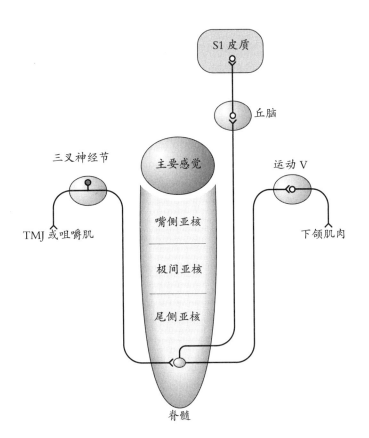

图 3.2　支配口面部区域的三叉神经传入纤维通过三叉神经节投射到 TSNC，此处有整合感觉信息的二级神经元。尾侧亚核主要接受来自咀嚼肌和 TMJ 的伤害感受性传入。TSNC 的主要输出是通过丘脑腹后内侧核，它本身投射到皮质的各个区域

关节组织注射一种或多种致痛物质时，许多相同的纤维也表现出强烈反应，这表明它们作为多形性伤害性感受器发挥作用。例如，向咀嚼肌注射谷氨酸引起动作电位放电延长，可以导致人类急性疼痛，而 NMDA 受体拮抗剂（如氯胺酮）可以减弱这种放电（Cairns et al.,2002a; Cairns et al., 2003; Castrillon et al., 2007）。除了产生动作电位放电外，注射谷氨酸还可降低神经末梢激活的机械阈值，这种效应称为周围敏化，这种周围敏化作用可以在一次注射后持续数小时。

　　研究表明，向咀嚼肌或 TMJ 注射许多其他致痛物质，包括 5- 羟色胺（5-HT）、ATP、前列腺素 E_2、神经生长因子（nerve growth factor，NGF）、肿瘤坏死因子 α 和钾，也会产生周围敏化（Gerdle et al., 2014）。在 TMD 患者的咀嚼肌中已经发现至少两种物质（谷氨酸和 5-HT）升高。有证据表明，选择性地拮抗 NMDA 受体和 $5-HT_3$ 受体可以减轻某些 TMD 患者的疼痛（Castrillon et al., 2008; Chrisditis et al., 2015）。此外，非甾体抗炎药（nonsteroidal anti-inflammatory drugs，NSAIDs）可以阻断前列腺素合成，是一些 TMD 疼痛的有效镇痛药。NGF 对维持神经健康非常重要，已证明咀嚼肌中 NGF 升高可产生非常持久的周围敏化作用，在一些动物和人类中均可持续数天至数周（Svensson et al., 2003; Wong et al., 2014）。NGF 的机制或许涉及一个"表型"转换，使之前的非伤害感受性传入神经纤维开始表现得更像伤害性感受器（Wong et al., 2014）。周围敏化在多大程度上导

致 TMD 持续性疼痛仍然具有争议。这一机制很可能不仅对于引发下颌肌肉和关节疼痛，而且对于疼痛持续也很重要。

伤害性感受器的末梢内含有囊泡，它在末梢兴奋时与细胞膜融合，将神经调节物质释放到特定组织中。这些物质包括神经肽，例如 P 物质、降钙素基因相关肽（calcitonin-gene related peptide，CGRP），以及神经递质，如谷氨酸（Ichikawa et al., 1990; Kido et al., 1995; Lundeberg et al., 1996; Loughner et al., 1997）。神经肽可使血管舒张和血浆蛋白外渗，而谷氨酸的神经源性释放可导致传入末梢兴奋和敏化（Gazerani et al., 2010），这种作用被称为神经源性炎症。虽然认为神经源性炎症与偏头痛相关，但尚不清楚它是否与 TMDs 的发病机制有关。

三叉神经节曾被认为是动作电位传向中枢神经系统的被动通道。神经节神经元激活可导致离子通道蛋白和神经肽表达的改变，这表明这些细胞的作用可能不像以前认为的那样被动（Goto et al.,2016）。此外，有观点认为 SGCs 通过释放神经活性物质到神经元和 SGC 细胞膜之间约 20nm 的间隙来调节神经节神经元的活动（Ohara et al.,2009; Takeda et al., 2009）。大量的研究在三叉神经节神经元中发现了谷氨酸受体（Kondo et al., 1995; Sahara et al., 1997; Quartu et al., 2002; Dong et al., 2007; Wang et al., 2012; Cairns et al., 2014）。有学者认为谷氨酸可能是三叉神经节的"神经胶质"递质（Kung et al., 2013）（图 3.3）。三叉神经节神经元和 SGC 激活时释放谷氨酸（Puil & Spigelman, 1988; Kung et al., 2013; Laursen et al., 2014）。当三叉神经节中谷氨酸浓度增加时会激发支配下颌肌肉的神经节神经元而产生动作电位（Laursen et al.,2014）。支配咀嚼肌和 TMJ 的传入神经纤维动作电位放电增加，可使三叉神经节谷氨酸浓度增加，导致三叉神经节神经元异位放电，这可能使疼痛信号进一步放大。这表明感觉神经

节的神经可塑性变化可能改变感觉信息从组织向大脑的传递，从而影响感觉。

神经节内谷氨酸浓度升高也会降低咀嚼肌传入末梢的机械阈值（Laursen et al., 2014）。谷氨酸单次注射后通过激活 NMDA 受体介导完成的这种机械敏化作用可持续 3 小时以上。这种效应的潜在机制尚未确定，它似乎并不涉及中枢神经系统的激活，因为即使三叉神经节到脑干尾部的传入被局部麻醉剂阻断，这种效应也会发生（Laursen et al., 2014）。这种效应似乎也不需要神经节细胞产生动作电位，向神经节注射一氧化氮或分形趋化因子（一种介导神经节感觉神经元 SGC 通信的分子）均可以诱导咀嚼肌传入神经纤维的长时间机械敏化而不引起动作电位放电（Cairns et al., 2014; Cairns et al., 2017）。一氧化氮诱导的变化似乎是通过 SGCs 释放前列腺素 E_2 介导的（Laursen et al., 2013; Cairns et al., 2014）。三叉神经节的活动会影响远端的传入神经纤维末梢，其中一种解释是神经元或 SGCs 能够将神经调节物质释放到循环系统中。如果真如此，就意味着感觉神经节具有类似内分泌器官的作用，它会影响感觉传递，也许还有其他生理功能。

也有观点认为神经节神经元可以通过 SGCs 相互通信（Takeda et al., 2009; Goto et al., 2016）。一些三叉神经节神经元及其相关的 SGCs 可以释放 ATP（Villa et al., 2010; Goto et al., 2016）。研究发现释放的 ATP 作用于 SGCs 表达的 ATP 受体，导致 SGCs 释放更多的 ATP，进而影响邻近的 SGCs，然后释放作用于周围神经节神经元的神经递质，将信号从一个神经节神经元传递到下一个神经节神经元（Goto et al., 2016）。三叉神经节 ATP 水平升高也可导致周围敏化。兴奋性神经递质（如 ATP 或谷氨酸）通过三叉神经节的扩散，可能会激活支配不同组织的相邻神经节神经元，导致疼痛扩大和牵涉痛。综上所述，这些最新的研究表明，TMD 疼痛的一些特

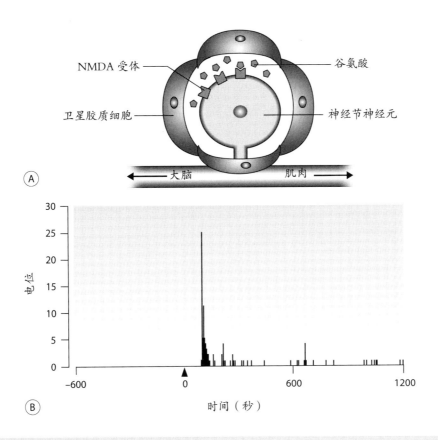

图 3.3 谷氨酸对三叉神经节的作用。(A)说明了三叉神经节谷氨酸升高如何使支配颞肌的三叉神经节神经元中产生异位动作电位放电;(B)显示在时间 0 时向神经节注射谷氨酸,产生短暂而强烈的动作电位放电,随后该神经节神经元出现长时间分散的动作电位放电

征,如继发性痛觉过敏和牵涉痛,可能部分产生于外周神经系统和中枢神经系统。

三叉神经的伤害感受性神经元

与脊髓一样,TSNC 中神经元的反应特性可分为 3 类:低阈值机械感受神经元、宽动态范围神经元和特异性伤害感受性神经元(Sessle,2005)。低阈值机械感受(low-threshold mechanoreceptive,LTM)神经元可被施加于面部或头部的无害机械刺激激活,并对伤害性感受阈以下的刺激做出最大的反应。宽动态范围(wide dynamic range,WDR)神经元的特点是可以通过从伤害性到无害性的机械性皮肤刺激增加动作电位放电,从而对机械刺激强度进行编码。特异性伤害感受性(nociceptive-specific,NS)神经元,顾名思义,只有通过有害的皮肤刺激才能被激活。虽然在 TSNC 喙区发现了一些对口腔的伤害性刺激(如牙齿)有反应的 NS 和 WDR 神经元,但绝大多数对咀嚼肌和 TMJ 伤害性刺激做出反应的 NS 和 WDR 神经元位于极间亚核和尾侧亚核(Sessle,2005)。这些伤害感受性三叉神经元通常被皮肤和颅面深部组织的无害和（或）伤害性刺激激活。不同颅面组织的传入神经纤维汇聚于一个神经元。在某种程度上，这种现象不仅可以解释疼痛的放射性，即咀嚼肌或 TMJ 强烈的伤害性刺激导致面部其他区域疼痛，还可以解释颅面部深层结构的疼痛定位通常较差的原因（Sessle，2005）。

大多数三叉神经伤害感受性神经元可以通过刺激面部的离散区域和特定的深层组织被激活。激活三叉神经伤害感受性神经元的外周组织刺激区域称为感受野。组织损伤导致持续的伤害性刺激，研究证明这会降低感受野内激活三叉神经伤害感受性神经元所需的刺激强度，并扩大感受野的范围，偶尔可导致新的感受野出现（面部损伤前不会导致神经元动作电位放电的区域）。这些损伤引起的神经元反应特性的改变被称为中枢敏化，表现为 TMD 患者的痛觉过敏和牵涉痛。重要的是，中枢敏化作用可由三叉神经伤害性感受神经元通过对神经元感受野以外的颅面部区域的伤害性刺激。深部组织比皮肤的伤害性刺激更容易导致中枢敏化，特别是咀嚼肌或 TMJ 的损伤（Sessle，2005）。这种效应被认为是一些 TMD 患者对颅面部和身体其他部位疼痛刺激的敏感性普遍增加的基础。

现在，人们认识到，神经元和胶质细胞之间存在相当大的交互作用，导致中枢神经系统兴奋性的长期变化，这是由来自颅面部组织持续的伤害性刺激引起的（Ren & Dubner，2016）。胶质细胞（即星形胶质细胞和小胶质细胞）在 TMJ 或咀嚼肌损伤后活性增强，参与中枢敏化的启动和维持机制（Ren & Dubner，2016）。有人认为，对感觉神经的强烈刺激可导致分形趋化因子释放，通过分形趋化因子受体（CX3CR1）激活小胶质细胞（Ren & Dubner，2016）。这种胶质细胞活性增加的情况伴随着炎性细胞因子［例如白细胞介素（IL）-1b 和 IL-6］以及 TSNC 中谷氨酸和 ATP 水平的升高，从而使神经元兴奋性增加。神经胶质激活的抑制剂，如蛋氨酸 – 硝基亚胺和米诺环素，可以大大减弱 TSNC 神经元在组织损伤后的敏化作用，这说明了胶质细胞机制在这一过程中起着重要作用。

胶质细胞也有可能调节 TSNC 中伤害性感受神经元的活动。许多脑中枢参与了 TSNC 神经元活动的下行调节，如中脑导水管周围灰质、延髓头端腹内侧髓质和感觉运动皮质。这些中枢的激活可以促进或抑制伤害感受性 WDR 和 NS 神经元的活动，这是 TSNC 中 5-HT、脑啡肽和 g 氨基丁酸（GABA）等神经化学物质水平升高的结果。此外，还可以通过在口面部之外给予伤害性刺激来降低三叉神经伤害性感受神经元的兴奋性，这种现象被称为弥漫性伤害性抑制性控制（diffuse noxious inhibitory controls，DNIC）。有人推测，TMD 患者疼痛敏感性增强的部分原因是内源性疼痛控制的减弱（King et al.，2009）。

口面部伤害感受性传入的丘脑处理

丘脑腹后内侧核（ventralis posteromedialis，VPM）、丘脑后侧和丘脑内侧神经元的一个子集对颅面部区域的伤害性刺激产生反应（Sessle，2005）。这些神经元也可以分为 WDR 和 NS 两类，类似于 TSNC 中的神经元（Sessle，2005）。与尾状亚核的伤害感受性神经元不同，这些丘脑伤害感受性神经元更容易表现出自发的动作电位放电。VPM 伤害感受性神经元与躯体感觉皮质有联系，具有疼痛刺激定位和辨别功能。VPM 神经元在组织损伤后也可以出现中枢敏化过程，但这只发生在尾侧亚核完整的情况下（Park et al.，2006），这表明它可能是由前述的尾侧神经元的变化引起。丘脑板内和内侧核的伤害感受性神经元与下丘脑和前扣带回皮质等区域相连，说明它们可能更多地参与调节颅面部疼痛的情感或动机维度（Sessle, 2005; Sugiyo et al., 2006）。

与口面部伤害感受性信息处理相关的皮质区

对面部伤害性刺激反应的丘脑神经元主要投射到大脑皮质的初级躯体感觉区（SI）。与脑干和丘脑一样，该区域的皮质神经元可被口面部伤害性刺激激活，并表现出 WDR 和 NS 样的反应特性（Sessle, 2005; Takeda et al., 2010）。这些皮质神经元被认为编码了疼痛的感觉辨别维度。皮质的其他区域，如前扣带回皮质和岛叶，也含有伤害性感受神经元。这些大脑皮质区域的神经元指示刺激位置和强度的能力有限，被认为涉及慢性口面部疼痛的情感、注意和动机。

三叉神经的疼痛处理与颞下颌关节紊乱病疼痛

大多数已知的咀嚼肌和 TMJ 疼痛的神经处理过程都是从动物模型中获得，在这些模型中，建立的是急性疼痛，通常是炎性损伤。从这方面来看，这些模型的疼痛机制可能不适用于慢性 TMD 疼痛。于是，有研究者试图建立更持久的咀嚼肌和 TMDs 模型。例如，结扎单侧咬肌前上半部分的肌腱会导致这一区域肌肉超过 8 周的机械性敏化（Guo et al., 2010）。该模型可产生中枢敏化，包括尾状亚核内卫星胶质细胞和小胶质细胞被强烈激活。另一个模型使用神经生长因子（nerve growth factor，NGF）的离散注射，NGF 在组织损伤时会被释放到咬肌中。这个模型很有趣，因为它可产生一个肌肉机械敏化的点状区域，在没有组织炎症的情况下，该区域局限于注射部位。注射 NGF 可通过激活原肌球受体蛋白激酶 A（tropomysin receptor kinase A，TrkA）受体使肌肉伤害性感受器对机械刺激迅速敏化，TrkA 受体是一种选择性结合 NGF 的神经营养因子受体。NGF 似乎可以引起其所支配肌肉的非伤害感受性传入神经纤维的表型变化，从而使其表现出伤害性感受器的特性（Wong et al., 2014）；也有可能用于评估对健康人肌内注射 NGF 的影响。注射 NGF 的受试者报告在注射部位有一个分散的肌肉触痛区域，呈局限性，只有在触诊时或偶尔张开下颌时（如打哈欠或咀嚼时）才会感到疼痛。这种敏化作用在注射一次后可持续数周，女性比男性更显著。因此，该模型对于研究咀嚼肌的局部疼痛具有重要价值，这一特征与 TMD 肌筋膜疼痛一致。

在疼痛门诊就诊的 TMD 患者大多数是女性。多年来有观点认为，性激素特别是雌激素可能是导致不同性别 TMDs 患病率差异的原因（LeResche et al., 1997; LeResche et al., 2003）。已经确定了周围神经和中枢神经中雌激素调节伤害感受性疼痛的位点。雌激素受体由支配咀嚼肌的三叉神经节神经元（Wang et al., 2012）和尾状亚核的伤害感受性神经元表达（Amandusson & Blomqvist, 2010）。与男性相比，女性 TMJ 或咀嚼肌的伤害性刺激更易引起传入神经纤维放电和下颌肌肉反射性活动（Cairns et al., 2002b; Dong et al., 2007）。这种效应似乎部分是由雌激素介导，因为女性卵巢切除术可消除这些与性别有关的差异，而雌激素替代疗法可恢复这一效应。综上所述，这些发现支持了女性对咀嚼肌和 TMJ 损伤的反应性高于男性的观点。

由于缺乏精心设计的临床试验，目前对 TMD 疼痛的药物治疗仍主要是经验性的。全身或局部使用 NSAIDs，如萘普生、布洛芬和双氯芬酸，可能有助于 TMD 疼痛的治疗。有证据表明，除了抑制前列腺素的产生外，局部应用双氯芬酸和酮咯酸可能竞争性地抑制谷氨酸受体的 NMDA 亚型，谷氨酸受体存在于咀嚼肌和 TMJ 的伤害性感受器上（Cairns et al., 2002b; Dong et al., 2007）。这一机制可能有助于双氯芬酸外用制剂治疗 TMD 疼痛。

总结

TMD 疼痛的发病机制仍不明确（Cairns, 2010）。在 TMD 患者肌肉和关节疼痛的产生和持续中，对外周机制和中枢机制的相对重要性仍然存在相当大的争论。很明显，中枢敏化在一些 TMD 疼痛特征的潜在机制中起着关键作用，特别是解释了一些患者在颅面部以外的部位疼痛阈值降低的原因。中枢敏化也可能是部分 TMD 患者异常牵涉痛的基础。例如，深层咬肌的疼痛可放射至上颌后牙，而颞肌前束或咬肌中部的疼痛可放射至上颌前牙。局部肌肉或关节疼痛和压痛的症状可能与周围敏化等相关。最近的研究表明，甚至一些不常见的 TMD 牵涉痛也可能是由外周机制产生的，例如三叉神经节中的神经元 SGC 相互作用。确定外周和中枢疼痛机制有助于确定哪些治疗对 TMD 患者可能最有用。

本章参考文献

Amandusson A, Blomqvist A. Estrogen receptor-alpha expression in nociceptive-responsive neurons in the medullary dorsal horn of the female rat. Eur J Pain 2010; 14: 245–258.

Cairns BE. Nociceptors in the orofacial region (temporomandibular joint & masseter muscle). In Schmidt RF, Willis WD (eds). Encyclopedia of Pain. Heidelberg, Germany: Springer-Verlag; 2007.

Cairns BE. Pathophysiology of TMD pain: basic mechanisms and their implications for pharmacotherapy. J Oral Rehabil 2010; 37: 391–410.

Cairns BE, Gambarota G, Svensson P, Arendt-Nielsen L, Berde CB. Glutamate-induced sensitization of rat masseter muscle fibers. Neuroscience 2002a; 109: 389–399.

Cairns BE, Sim Y, Bereiter DA, Sessle BJ, Hu J. Influence of sex on reflex jaw muscle activity evoked from the rat temporomandibular joint. Brain Res 2002b; 957: 338–344.

Cairns BE, Svensson P, Wang K, et al. Activation of peripheral NMDA receptors contributes to human pain and rat afferent discharges evoked by injection of glutamate into the masseter muscle. J Neurophysiol 2003; 90: 2098–2105.

Cairns BE, Laursen JC, Dong XD, Gazerani P. Intraganglionic injection of a nitric oxide donator induces afferent mechanical sensitization that is attenuated by palmitoylethanolamide. Cephalalgia 2014; 34: 686–694.

Cairns BE, O'Brien M, Dong XD, Gazerani P. Elevated fractalkine (CX3CL1) levels in the trigeminal ganglion mechanically sensitize temporalis muscle nociceptors. Mol Neurobiol 2017; 54: 3695–3706.

Capra NF, Dessem D. Central connections of trigeminal primary afferent neurons: topographical and functional considerations. Crit Rev Oral Biol Med 1992; 4: 1–52.

Capra NF, Hisley CK, Masri RM. The influence of pain on masseter spindle afferent discharge. Arch Oral Biol 2007; 52: 387–390.

Castrillon EE, Cairns BE, Ernberg M, et al. Effect of a peripheral NMDA receptor antagonist on glutamate-evoked masseter muscle pain and mechanical sensitization in women. J Orofac Pain 2007; 21: 216–224.

Castrillon EE, Cairns BE, Ernberg M, et al. Effect of peripheral NMDA receptor blockade with ketamine on chronic myofascial pain in temporomandibular disorder patients: a randomized, double-blinded, placebo-controlled trial. J Orofac Pain 2008; 22: 122–130.

Christidis N, Omrani S, Fredriksson L et al. Repeated tender point injections of granisetron alleviate chronic myofascial pain – a randomized, controlled, double-blinded trial. J Headache Pain 2015; 16: 104.

Dong XD, Mann MK, Kumar U, et al. Sex-related differences in NMDA-evoked rat masseter muscle afferent discharge result from estrogen-mediated modulation of peripheral NMDA receptor activity. Neuroscience 2007; 146: 822–832.

Gazerani P, Au S, Dong X et al. Botulinum neurotoxin type A (BoNTA) decreases the mechanical sensitivity of nociceptors and inhibits neurogenic vasodilation in a craniofacial muscle targeted for migraine prophylaxis. Pain 2010; 151: 606–616.

Gerdle B, Ghafouri B, Ernberg M, Larsson B. Chronic musculoskeletal pain: review of mechanisms and biochemical biomarkers as assessed by the microdialysis technique. J Pain Res 2014; 7: 313–326.

Goto T, Oh SB, Takeda M et al. Recent advances in basic research on the trigeminal ganglion. J Physiol Sci 2016; 66: 381–386.

Guo W, Wang H, Zou S et al. Long lasting pain hypersensitivity following ligation of the tendon of the masseter muscle in rats: a model of myogenic orofacial pain. Mol Pain 2010; 6: 40.

Ichikawa H, Matsuo S, Wakisaka S, Akai M. Fine structure of calcitonin gene-related peptide-immunoreactive nerve fibres in the rat temporomandibular joint. Arch Oral Biol 1990; 35: 727–730.

Kido MA, Kiyoshima T, Ibuki T et al. A topographical and ultrastructural study of sensory trigeminal nerve endings in the rat temporomandibular joint as demonstrated by anterograde transport of wheat germ agglutinin-horseradish peroxidase (WGA-HRP). J Dent Res 1995; 74: 1353–1359.

King CD, Wong F, Currie T et al. Deficiency in endogenous modulation of prolonged heat pain in patients with irritable bowel syndrome and temporomandibular disorder. Pain 2009; 143: 172–178.

Kondo E, Kiyama H, Yamano M, Shida T, Ueda Y, Tohyama M. Expression of glutamate (AMPA type) and gamma-aminobutyric acid (GABA)A receptors in the rat caudal trigeminal spinal nucleus. Neurosci Lett 1995; 186: 169–172.

Kung LH, Gong K, Adedoyin M et al. Evidence for glutamate as a neuroglial transmitter within sensory ganglia. PLOS One 2013; 8: e68312.

Laursen JC, Cairns BE, Kumar U et al. Nitric oxide release from trigeminal satellite glial cells is attenuated by glial modulators and glutamate. Int J Physiol Pathophysiol Pharmacol 2013; 5: 228–238.

Laursen JC, Cairns BE, Dong XD et al. Glutamate dysregulation in the trigeminal ganglion: a novel mechanism for peripheral sensitization of the craniofacial region. Neuroscience 2014; 256: 23–35.

LeResche L, Saunders K, Von Korff MR, Barlow W, Dworkin SF. Use of exogenous hormones and risk of temporomandibular disorder pain. Pain 1997; 69: 153–160.

LeResche L, Mancl L, Sherman JJ, Gandara B, Dworkin S. Changes in temporomandibular pain and other symptoms across the menstrual cycle. Pain 2003; 106: 253–261.

Loughner B, Miller J, Broumand V, Cooper B. The development of strains, forces and nociceptor activity in retrodiscal tissues of the temporomandibular joint of male and female goats. Exp Brain Res 1997; 113: 311–326.

Lundeberg T, Alstergren P, Appelgren A et al. A model for experimentally induced temporomandibular joint arthritis in rats: effects of carrageenan on neuropeptide-like immunoreactivity. Neuropeptides 1996; 30: 37–41.

Nishimori T, Sera M, Suemune S et al. The distribution of muscle primary afferents from the masseter nerve to the trigeminal sensory nuclei. Brain Res 1986; 372: 375–381.

Ohara PT, Vit JP, Bhargava A et al. Gliopathic pain: when satellite glial cells go bad. Neuroscientist 2009; 15: 450–463.

Park SJ, Zhang S, Chiang CY et al. Central sensitization induced in thalamic nociceptive neurons by tooth pulp stimulation is dependent on the functional integrity of trigeminal brainstem subnucleus caudalis but not subnucleus oralis. Brain Res 2006; 1112: 134–145.

Puil E, Spigelman I. Electrophysiological responses of trigeminal root ganglion neurons in vitro. Neuroscience 1988; 24: 635–646.

Quartu M, Serra MP, Ambu R, Lai ML, Del Fiacco M. AMPA-type glutamate receptor subunits 2/3 in the human trigeminal sensory ganglion and subnucleus caudalis from prenatal ages to adulthood. Mech Ageing Dev 2002; 123: 463–471.

Ren K, Dubner R. Activity-triggered tetrapartite neuron-glial interactions following peripheral injury. Curr Opin Pharmacol 2016; 26: 16–25.

Sahara Y, Noro N, Iida Y, Soma K, Nakamura Y. Glutamate receptor subunits GluR5 and KA-2 are coexpressed in rat trigeminal ganglion neurons. J Neurosci 1997; 17: 6611–6620.

Sessle BJ. Peripheral and central mechanisms of orofacial pain and their clinical correlates. Minerva Anestesiol 2005; 71: 117–136.

Sugiyo S, Takemura M, Dubner R, Ren K. Demonstration of a trigeminothalamic pathway to the oval paracentral intralaminar thalamic nucleus and its involvement in the processing of noxious orofacial deep inputs. Brain Res 2006; 1097: 116–122.

Svensson P, Cairns BE, Wang K, Arendt-Nielsen L. Injection of nerve growth factor into human masseter muscle evokes long-lasting mechanical allodynia and hyperalgesia. Pain 2003; 104: 241–247.

Takeda M, Takahashi M, Matsumoto S. Contribution of the activation of satellite glia in sensory ganglia to pathological pain. Neurosci Biobehav Rev 2009; 33: 784–792.

Takeda M, Takahashi M, Nasu M, Matsumoto S. In vivo patch-clamp analysis of response properties of rat primary somatosensory cortical neurons responding to noxious stimulation of the facial skin. Mol Pain 2010; 6: 30.

Villa G, Fumagalli M, Verderio C, Abbracchio MP, Ceruti S. Expression and contribution of satellite glial cells purinoceptors to pain transmission in sensory ganglia: an update. Neuron Glia Biol 2010; 6: 31–42.

Wang MW, Kumar U, Dong XD, Cairns BE. Expression of NMDA and oestrogen receptors by trigeminal ganglion neurons that innervate the rat temporalis muscle. Chin J Dent Res 2012; 15: 89–97.

Wong H, Kang I, Dong XD et al. NGF-induced mechanical sensitization of the masseter muscle is mediated through peripheral NMDA receptors. Neuroscience 2014; 269: 232–344.

第4章

颞下颌关节疼痛的病理生理学

Abhishek Kumar, Fernando G. Exposto, Hau-Jun You, Peter Svensson

与颞下颌关节紊乱病相关的疼痛基础研究

过往几十年，TMDs 基础疼痛领域的研究者深入而系统地剖析了三叉神经伤害性感受系统。研究详尽地描述了周围伤害性感受器、传入纤维神经的特点、脑干三叉神经感觉核、丘脑核与皮质网络（Sessle, 2000; Woda, 2003; Stohler & Zubieta, 2010; Ren & Dubner, 2011）。研究发现，伤害感受性系统的敏感性和固有的神经可塑性可促进周围及中枢敏化，这也是有关该项研究中的一个关键因素（Hucho & Levine, 2007; Woolf, 2011; Denk et al., 2014）。神经可塑性是指外部刺激（输入）与神经元和行为（输出）之间的变化。可塑性原本是指（伤害感受性）系统维持变化的状态（不可逆）；然而，有一些动物研究及临床研究提示神经可塑性变化可能是暂时的，可恢复到基线状态（可逆的）。疑问在于：现有的动物研究及临床研究的疼痛模型是否可以认为是（可逆的）神经弹性，而非（不可逆的）神经可塑性？

TMD 的疼痛可同时出现肌肉与关节伤害性感受器的周围敏化（Cairns, 2010; Sessle, 2011）。关节的周围敏化可能是由于持续增加的负荷及重塑导致的炎症介质如 P 物质、降钙素基因相关肽（calcitonin gene-related peptide, CGRP）、肿瘤坏死因子 $-\alpha$（tumor necrosis factor alpha, TNF$-\alpha$）及白细胞介素等的释放造成的（Alstergren et al., 1998）。这些物质造成的炎症通常被称为神经源性炎症，可使机体产生炎症反应，如红、肿、热、痛（Takahashi et al., 1998; Sato et al., 2004; Takeuchi et al., 2004; Sato

et al., 2007）。对肌肉而言，目前普遍认为三磷酸腺苷（adenosine triphosphate, ATP）与质子可激活肌肉伤害性感受器，继而释放类似于关节伤害性感受器被激活时释放的物质，如 P 物质、CGRP、缓激肽、TNF$-\alpha$ 及神经生长因子（nerve growth factor, NGF）。这些炎症介质在关节和肌肉中释放，伤害性感受器被敏化使得去极化阈值偏低，导致痛觉过敏（对通常引起疼痛的刺激的敏感性增加）（Cairns, 2010; Sessle, 2011）。在这种情况下，即便是正常的下颌功能性活动如咀嚼、打哈欠及说话，均可产生疼痛。

若这种周围敏化状态无法改善，可能导致中枢神经系统尾侧亚核的特异性伤害感受性（nociceptive-specific, NS）神经元及宽动态范围（wide dynamic range, WDR）神经元的敏化，即中枢敏化。中枢敏化可能是导致触摸痛（无害性刺激引起疼痛）的原因（Woolf, 2011; Chichorro et al., 2017）。若敏化位于三叉神经核团内，则痛觉过敏与触摸痛的症状局限于三叉神经支配区域。若蔓延至丘脑的三级神经元，可导致更多非三叉神经支配区域的广泛性痛觉过敏（Burstein et al., 2000; Woolf, 2011）。

临床上，无论是肌源性还是关节源性的 TMD 患者，其疼痛区域的痛阈均较健康对照组的痛阈更低（Svensson et al., 2001; Vierck et al., 2014），其机制可能与前述的痛性物质释放引起周围敏化相关。对中枢敏化相关的心理物理学研究（如 TMD 患者的时间总和作用）得出了复杂的结果。有研究显示，与健康对照组相比，TMD 患者疼痛的时间总和增加（Sarlani et al., 2004a; Sarlani et al., 2004b），颅外身体部位痛阈下降（Ayesh et al., 2007; Fern á ndez-de-las-Peñas et al., 2009）。然而，也有研究显示 TMD 患者的时间总和与对照组相比无增加（Pfau et al., 2009; Garrett et al., 2013）。这提示 TMD 患者可能存在不同的亚型，部分患者仅有周围敏化表现，也有部分患者同时存在周围及中枢敏化表现。这种观点似乎也得到了 Pfau 等人（2009）的证实，他们研究发现，相比没有或很少压痛点的 TMD 患者，全身存在压痛点的患者的压痛觉与热痛觉的阈值更低。

此外，内源性疼痛调节系统，无论是抑制还是促进，已经被证明对动物（Millan, 2002; Ren & Dubner, 2002）和人体（Bushnell et al., 2013; Yarnitsky et al., 2014）的伤害感受性细胞的反应和伤害性反应行为有深刻的影响。研究者依据疼痛和伤害感受性疼痛复杂的内源性调节机制，提出了一种新的假说，认为或许在丘脑内侧核与丘脑腹内侧核内有脊髓上伤害感受性识别子（You et al., 2010）。这个观点从解剖及生理学的角度首次提出由机械性刺激和热刺激引起的外周伤害感受性疼痛可以分别被丘脑内侧核与丘脑腹内侧核检测和区分。然而，由这些丘脑伤害感受性识别子调节的下行抑制及易化效应（内源性疼痛调节的产生与控制），在生理状态下是惰性的或"静默"的。足够的 C 神经纤维尤其是辣椒素敏感纤维介导的刺激传入可以激活内源性下行调节系统，并且与中枢的时间和空间总和的增益效应相关。最重要的是机械性伤害介导的行为可以通过下行易化来控制，而热刺激的反应则通过下行抑制来控制。丘脑伤害感受性识别子的激活继发于热痛觉过敏，而不是机械性痛觉过敏，这一重要的信息在文献中很少被报道，但它却有助于对临床发现的解释。这一概念还有助于解释观察到的复杂反应，如 TMD 疼痛患者的心理物理学检查结果（定量感觉测试）与条件性疼痛调节检查结果（Lei et al., 2017）。

此外，有实验证实，伤害感受性系统与胶质细胞（Chiang et al., 2011）和免疫系统（Marchand et al., 2005）相关。事实上，伤害感受性系统与多种生理系统均有很紧密的交互作用关系，如运动功能（Graven-Nielsen & Arendt-Nielsen, 2008; Hodges & Smeets, 2015）、自主神经相关功能（Drummond, 2013）、睡眠（Lavigne et al., 2011）、情绪（Tracey & Mantyh, 2007）及认知功能（Moriarty et al., 2011）。

1998 年，Woolf 等发表了一篇里程碑式的论文，主要介绍了疼痛机制分类的概念，他建议将疼痛分为一过性、炎症性、神经病理性及功能性。尽管这种分类不可避免地有过于简单之嫌，且疼痛的机制有可能重叠，可能有多种机制同时发挥作用，但是这种分类为理解不同类型的口面部疼痛提供了一个与临床相关的框架。更重要的是，这篇论文针对不同类型的疼痛提出了一种基于机制的治疗策略。例如，若口面部疼痛是由炎症机制引起的，那么不管疼痛位于牙髓（牙髓炎）还是 TMJ 的滑膜组织（滑膜炎），均可采取抗炎的方式来处理。在本例中，两种情况下采用的治疗手段和方式显然不同，但是最终的目标均是消除炎症。图 4.1 所示的是针对口面部疼痛机制的分类建议。

1992 年，Dworkin 与 LeResche 发表了一篇关于 TMDs 的临床分类的双轴诊断系统的论文。其中，轴 I 从躯体症状进行评估，轴 II 从心理 – 社会状况进行评估（Dworkin & LeResche, 1992）。这种分类具有重大意义，首次提出TMD 疼痛是一个生物 – 心理 – 社会学的问题，更确切地说是一个心理 – 生物 – 社会问题。因此，临床医师需要注意，抑郁和焦虑等心理因素可能对患者的临床表现有极大的影响。此外，TMD 疼痛还与其他一些因素相关，如遗传标记（可能成为第三轴），本章后面将有所阐述。

为了将口面部的基础研究成果转化为临床概念，研究人员试图鉴别出多种口面部疼痛（包括特异性与非特异性 TMDs）的生物标志和

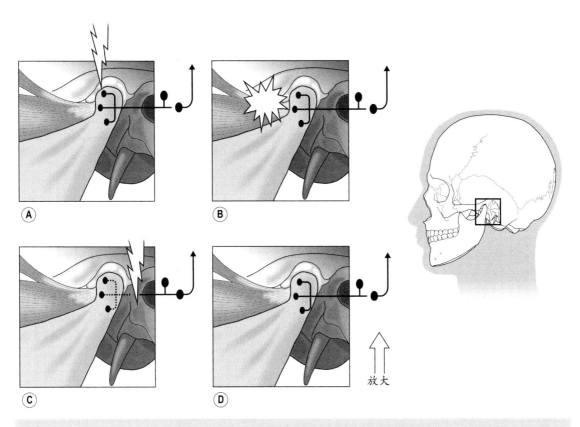

图 4.1　口面部疼痛机制的分类建议。（A）伤害感受性疼痛；（B）炎症性疼痛；（C）神经性疼痛；（D）功能性疼痛（改编自 Woolf et al., 1998，已授权）

风险因素。部分研究结果总结如下。

TMD 的生物标志与风险因素

生物标志通常是指一些生物状态的可测量的指标。根据医学研究所（Institute of Medicine）的定义，生物标志是指："……作为正常的生物进程、致病过程或干预反应中用于进行客观测量与评估的指标特征。"2011 年，RDC/TMD 联盟与 IASP 下属口面部疼痛特殊利益小组（the Special Interest Group for Orofacial Pain）共同举办了一次研讨会，概述了几种可能的口面部疼痛的生物标志。基于现有的检测技术，可从以下 7 个领域考量。

（1）组织学检查：血液、唾液、肌肉、透析液、组织等。

（2）脑部影像学检查：脑电图、正电子发射体层摄影（positron emission tomography, PET）、脑磁图、功能磁共振成像。

（3）非脑部影像学检查：电脑体层摄影（computerized tomography, CT）扫描、超声、磁共振成像（magnetic resonance imaging, MRI）。

（4）神经生理学检测：三叉神经反射、显微神经照相术、肌电图检查。

（5）精神物理学检测：条件性疼痛调节、定量感觉测试。

（6）精神生理学检测：心率变异性、血压。

（7）下颌功能检测：咬合力、下颌运动轨迹描记）。

从侵袭性、成本、可行性和大规模研究的潜力等方面评估这些生物标志。一些可能的生物标志崭露头角，人们认为目前的生物样本、组织结构成像、功能性脑成像、定量感觉测试（详见本书第6章）及条件性疼痛调节都足以成为潜在的生物标志（Ceusters et al., 2015）。然而，这些指标并不理想，因为诸如复杂性、费用、时间消耗及重复性等问题限制了对它们进一步的研究以及与临床应用的相容性。

风险因素是指与疾病发生风险增高相关的变量。比如，口面部疼痛的风险因素可用比值比（odds ratios, OR）来表示，Szumilas 如此解释："OR 值是指特定暴露下的疾病危险性与无暴露下的疾病危险性的比值。OR 值最常用于病例对照研究，也可用于横向研究与队列研究［可部分修改和（或）假设］。"（Szumilas, 2010）尽管生物标志物和（或）风险因素并不完全等同于发病原因，但是了解这些与口面部疼痛相关的变量十分重要，并且在研究或评估患者的时候亦需考虑。

在数据库搜索"风险因素""比值比""TMD""口面部疼痛"术语，可发现许多已发表的研究性论文。表 4.1 列举了部分研究概述。尽管纳入的文献中对 TMD 和疼痛的定义并不完全一致，但是文中列举了许多不同的风险因素（创伤、错𬌗、性别、夜磨牙症、头痛、遭遇灾难、抑郁、遗传因素等）均不同程度与症状相关，以 OR 值表示。事实上，口面部疼痛前瞻性评估与风险评估（the Orofacial Pain Prospective Evaluation and Risk Assessment,

OPPERA）创新地尝试在不同领域（临床、自主神经、遗传、躯体感觉及心理学）寻找风险因素（Fillingim et al., 2011a; Maixner et al., 2011; Slade et al., 2013a）。OPPERA 中的术语"风险因素"一词包括了可能引起 TMD 发病、持续、恶化的事件与经历（Maixner et al., 2011），是一系列风险因素与生物标志的综合。这项研究的初始纳入样本为 3300 名健康个体，研究记录了他们的躯体感觉、自主神经系统与遗传检测结果、问卷调查及临床检查结果，定期对参与者进行随访，观察 TMD 的发病人数。通过与基线的比较，分析风险因素的 OR 值。迄今为止，OPPERA 研究显示 TMDs 发病过程中存在许多风险因素，比如在 71 个临床风险因素中有 59 个因素在 TMD 的新发病例中具有统计学意义，简单列举如下。

· 创伤史、口腔副功能活动以及频繁发作的其他疼痛（如头痛）（Ohrbach et al., 2011）。

· 遗传性风险因素，如儿茶酚 -O- 甲基转移酶（COMT）、5- 羟色胺受体 HTR2A 及 20 余个其他 SNPs（共 3295 个 SNPs）。

· 自主神经系统的风险因素（如血压）。

· 躯体感觉的风险因素（如压痛与热痛）——39 个预选变量中有 14 个具有统计学意义。

· 精神心理的风险因素（如心理创伤、压力与遭遇灾难及躯体认知）（Fillingim et al., 2011b）。

临床实践中，无法完全理解来自 OPPERA 或其他研究的所有内容，因此，笔者提出了一个新的口面部疼痛风险评估图（risk assessment diagram for orofacial pain, RADOP），灵感来源于牙周病学用来研究牙周炎风险因素的六边形蜘蛛图，已证明该图对患者管理有积极的影响。为了涵盖不同领域的口面部疼痛风险因素，本书设计了一个八边形蜘蛛网图（图4.2）。目前，不同轴的标签是固定的，但可以根据需要和新的研究信息进行修改。例如，"疼

表 4.1　特异性与非特异性 TMDs 的风险因素

风险因素	作者及年份	TMD
1. 创伤	Huang et al. (2002) Choi et al. (2002)* Ohrbach et al. (2011)*	
2. 错𬌗	Pullinger et al. (1993) Marklund & Wanman (2010) Miamoto et al. (2011)*	骨关节炎、肌痛、关节盘移位 TMD 的症状与体征
3. 性别	Michelotti et al. (2010) Marklund & Wanman (2010) Huang et al. (2002) Chang et al. (2015)* Pereira et al. (2010)*	肌筋膜疼痛 肌筋膜疼痛 肌筋膜疼痛伴关节痛
4. 夜磨牙症	Marklund & Wanman (2010) Fernandes et al. (2012) Choi et al. (2002)*	TMD 的症状与体征 肌筋膜疼痛与关节痛
5.（偏）头痛	Akhter et al. (2013) Stuginski-Barbosa et al. (2010) Goncalves et al. (2013)* Choi et al. (2002)* Slade et al. (2013b)*	弹响、TMJ 疼痛、张口困难 咀嚼肌与关节无力
6. 紧咬牙或磨牙	Marklund & Wanman (2010) Michelotti et al. (2010) Miyake et al. (2004) Huang et al. (2002)	TMD 的症状与体征 肌筋膜疼痛与关节盘移位 TMJ 异响与疼痛、张口困难 肌筋膜疼痛伴关节痛
7. 遭受灾难及抑郁	Velly et al. (2011)	颞下颌关节与肌肉疼痛的研究进展
8. 遗传因素	Smith et al. (2011)*	
9. 吸烟	Sanders et al. (2012)* Sanders et al. (2013)*	
10. 肥胖	Jordani et al. (2017)	

注：＊非特异性 TMD。

痛敏感性"的建议生物标志可为定量感觉测试（quantitative sensory testing, QST）和条件性疼痛调节（conditioned pain modulation, CPM），在这种情况下，若3个检测中只有1个是阳性的，那么患者的疼痛敏感性的风险较低；反之，若这3种测试均为阳性，意味着患者处于高风险状态，疼痛敏感性较高。需要更多的研究来完善该方法，以提高其临床实用性。

尽管RADOP图表尝试以一种简单易行的方式来描述口面部疼痛的复杂性，但它并没有提供一个理论模型来解释这些不同的风险因素如何相互作用，以及这些相互作用随时间如何变化。因此，为了解释这一点，下文提出了一种基于随机变异的新模型（Svensson & Kumar, 2015; Svensson & Kumar, 2016）。

TMDs的随机变异模型

此模型的灵感来自微生物学，该学科领域的研究显示，具有保护宿主或破坏宿主能力的细菌会随机相互作用，最终可能导致牙龈炎、牙周炎或龋齿（Manji & Nagelkerke, 1989）。因

此，假设有100个有意义的因素决定一个人是否出现口面部疼痛，这些因素可分为风险因素（导致TMD疼痛加重或持续）和保护性因素（抑制或抵抗TMD疼痛），每个因素可能有不同的效力，可从0（无效）到100（强效）。如果这些因素以一种随机的方式出现，并且保护性因素和风险因素相互平衡，那么它们基本上就代表了系统中的"干扰"。此外，若风险因素有累加效应，但保护性因素抵消了这些效应，那么由于随机过程，这些因素只会在非疼痛状态下振荡，永远不会达到引起症状加剧及出现疼痛临床表现的阈值（图4.3A~C）。因此，显然会有多种不同的模式，并且由于随机变异，可能存在风险因素累加而保护性因素无法抵消一种模式，那么疼痛可能会呈"持续"状态，而在其他模式下，各因素间的随机交互作用只会产生短暂的一过性疼痛，如头痛。图4.3展示了将随机生成的整数相加而得到理论结果的过程。

建立口面部疼痛随机变异模型存在几个难点：首先，如何确定最关键或最大的风险因素；其次，如何描述它们的相对效力；最后，如何建立以生物信息学为支撑的生物模型，以确定

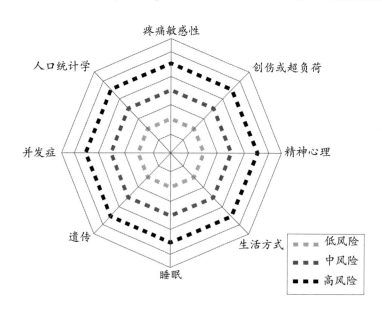

图4.2 RADOP。口面部疼痛/TMD疼痛的8个类别组成的蜘蛛网图，每个类别可以分为低风险、中风险及高风险。针对患者特征的评估图可以直观地描述患者情况（引自Svensson & Kumar, 2016）

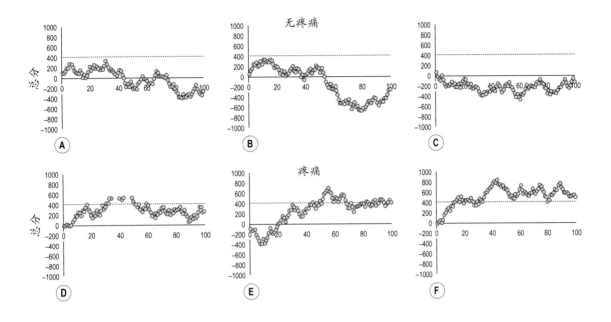

图4.3　口面部疼痛的随机变异模型。各图显示了0~100的随机整数相加结果。（A）~（C）表示"无疼痛"，总分从未超过固定阈值（400）；（D）~（F）表示"疼痛"，某些点的总分超过阈值，根据随机变异创建不同的轨迹

相互作用的时间进程。显然，这是一项艰巨的任务，但未来的研究可能会有助于它的推进。随机变异的原理目前也应用于各种神经退行性疾病，如阿尔茨海默病。本研究旨在探讨针对口面部疼痛的病理生理与管理的不同思考方式，并试图从单变量模式转向多元模式。

临床意义

若口面部疼痛的临床医师根据单变量模型进行考量，他们将无法关注到全部情况，仅凭单一因素制订治疗计划。错𬌗是TMD和口面部疼痛的原因，是上述单变量思维的一个很好的例子。以这种思考方式，部分医师会认为通过口腔正畸、𬌗平衡和（或）𬌗康复矫正错𬌗即可治愈口面部疼痛。然而，这种方法并未考虑

到前述的其他风险因素，如睡眠不佳和心理问题等。读者可以参考该领域的最新文章来了解前沿研究（Turp et al., 2008; Michelotti & Iodice, 2010）。根据高质量的流行病学研究，咬合异常是一种相对低风险的因素，有许多其他风险因素可能同时起作用，这意味着可使用其他治疗方法。有研究表明，认知行为疗法对患者有一定治疗效果（Dworkin et al., 1994; Dworkin et al., 2002）。认知行为疗法有多种类型，包括基本健康宣教、催眠和正念治疗。治疗可基于随机变异模型以及不同类型的风险因素和保护性因素，结合多数口面部疼痛的神经生物学机制，也可以考虑药物干预。须注意的是，大多数用于治疗慢性疼痛的药物的疗效都相当有限（Finnerup et al., 2015）。最近几年，除了用于治疗偏头痛的曲坦类药物，并无真正的特效止痛药物。认

知行为疗法、物理疗法和药物干预的结合似乎是一个可行的解决方案。考虑到这一点，若能明确患者的基因型与表现型，那么下一步可考虑个性化和多靶点疼痛管理。最后，需要说明的是，由于相互作用固有的动态特性，治疗的强度可能会随着时间的推移而变化。

从概念上讲，生物－心理－社会学模型或心理－生物－社会学疼痛模型与原有的 RDC/TMD 轴 I 和轴 II 方式，为慢性口面部疼痛的治疗提供了一种合理的方法（图 4.4A、C、D）。大多数疼痛管理计划是基于这个基础建立的，包括药物干预、物理治疗、自我管理及其他认知行为疗法。这种多模式方法已证实可有效地管理疼痛，但无法完全治愈慢性疼痛（图 4.4C、D）。也许随机变异模型给予我们的最大启发是疼痛管理需要个体化，并且在此过程中需要考虑个体的风险因素和生物标志。因此，除了 RDC/TMD 和 DC/TMD 提供的两个轴之外，还需要考虑第三个轴。图 4.4B 展示了从单轴到三轴的诊断方法，及其对疼痛管理的影响（图4.4E）。由于多模式疼痛管理策略似乎比单模式效果更好，牙科医师与口面部疼痛专家应该更多地应用这些方法，摒弃一直以来的诸如强调针对咬合治疗的旧观念。这不仅是研究者揭开复杂的慢性口面部疼痛面纱的努力方向，也是临床医师接受新的疼痛分类、概念，以及对风险因素全面评估的全新开始。带着这一希望，本章概述了 TMD 疼痛机制和研究的现状，并为该领域的持续发展提出了未来的方向。

结论

本章内容部分基于最近的综述（Svensson & Kumar, 2016），概述了口面部疼痛的基本机制以及最新发现的一些 TMD 疼痛的风险因素。RADOP 有助于临床医师了解 TMD 发病过程中的多种风险因素。此外，本章针对口面部疼痛的发展和持续过程提出了一种随机变异模型，解释了不同的风险因素和保护性因素之间的相互作用。相信这个模型有助于读者了解口面部疼痛 /TMDs 发作的进程及疼痛轨迹。最后，建议用多变量或多靶点模式替代单变量的模式和思维。需要更多、更高质量的口面部 /TMD 疼痛相关的研究，以提高诊断的精确程度，对患者进行更有效、更合理的管理。

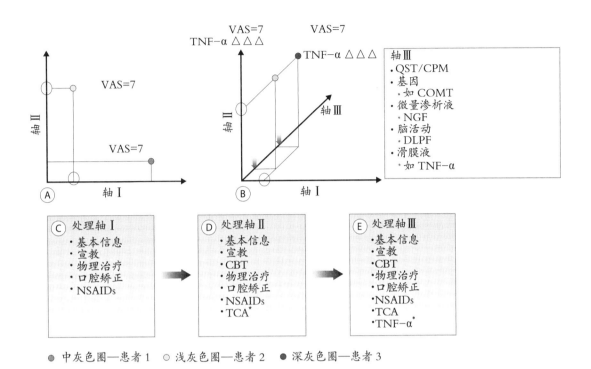

图 4.4 个性化的口面部疼痛管理步骤。(A) 根据 Dworkin 和 LeResch (1992) 提出的"双轴"法，了解口面部疼痛，轴 I 代表躯体症状，轴 II 代表心理社会问题。患者 1 (中灰色) 可能主诉疼痛，0~10 视觉模拟评分 (visual analog scale, VAS) 为"7"，患者 2 (浅灰色) 也可能主诉疼痛，但可能伴随与患者 1 完全不同的躯体症状与心理 – 社会问题。(B) 应尽早考虑包含各种生物标志的第三轴——定量感觉测试 (QST)、条件性疼痛调节 (CPM)；基因、儿茶酚 –O– 甲基转移酶 (catechol-O-methyltransferase ,COMT)；微量渗析液分析，如神经生长因子 (nerve growth factor, NGF)；脑活动，如在背外侧前额叶皮质 (dorsolateral-prefrontal cortex, DLPF) 或滑膜液 [肿瘤坏死因子 –α (tumor necrosis factor alpha, TNF–α)]。患者 3 (深灰色) 可能与患者 2 具有相似的轴 I 和轴 II 结构，但轴 III 可能有 1 个或多个生物标志不同。在本例中，患者 3 的颞下颌关节 TNF–α 升高。(C) 若仅根据轴 I 来治疗，患者 1 和 2 将以类似的方式接受自我管理、牙齿矫正和非甾体抗炎药 (nonsteroidal anti-inflammatory drugs, NSAIDs) 的治疗。(D) 若加入轴 II 考量，很明显，患者 2 除接受规定的治疗外，还将受益于更多的认知行为治疗 (cognitive behavioral therapy, CBT)，可能还会受益于低剂量的三环抗抑郁药 (tricyclic antidepressants, TCA) (由 * 表示)。(E) 若再加入轴 III 考量，患者 3 除采用轴 II 治疗方法外，还可考虑使用抗 TNF–α 药物治疗 (* 表示)

本章参考文献

Akhter R, Morita M, Ekuni D, Hassan NM, Furuta M, Yamanaka R, Matsuka Y, Wilson D. Self-reported aural symptoms, headache and temporomandibular disorders in Japanese young adults. BMC Musculoskelet Disord 2013; 14: 58.

Alstergren P, Ernberg M, Kvarnstrom M, Kopp S. Interleukin-1beta in synovial fluid from the arthritic temporomandibular joint and its relation to pain, mobility, and anterior open bite. J Oral Maxillofac Surg 1998; 56: 1059–1065.

Ayesh EE, Jensen TS, Svensson P. Hypersensitivity to mechanical and intra-articular electrical stimuli in persons with painful temporomandibular joints. J Dental Res 2007; 86: 1187–1192.

Burstein R, Yarnitsky D, Goor-Aryeh I, Ransil BJ, Bajwa ZH. An association between migraine and cutaneous allodynia. Ann Neurol 2000; 47: 614–624.

Bushnell MC, Ceko M, Low LA. Cognitive and emotional control of pain and its disruption in chronic pain. Nat Rev Neurosci 2013; 14: 502–511.

Cairns B. Pathophysiology of TMD pain: basic mechanisms and their implications for pharmacotherapy. J Oral Rehabil 2010; 37: 391–410.

Ceusters W, Nasri-Heir C, Alnaas D, Cairns BE, Michelotti A, Ohrbach R. Perspectives on next steps in classification of oro-facial pain – Part 3: biomarkers of chronic orofacial pain – from research to clinic. J Oral Rehabil 2015; 42: 956–66.

Chang TH, Yuh DY, Wu YT, Cheng WC, Lin FG, Shieh YS, Fu E, Huang RY. The association between temporomandibular disorders and joint hypermobility syndrome: a nationwide population-based study. Clin Oral Investig 2015; 19: 2123–2132.

Chiang CY, Dostrovsky JO, Iwata K, Sessle BJ. Role of glia in orofacial pain. Neuroscientist 2011; 17: 303–320.

Chichorro JG, Porreca F, Sessle B. Mechanisms of craniofacial pain. Cephalalgia 2017; 37: 613–626.

Choi YS, Choung PH, Moon HS, Kim SG. Temporomandibular disorders in 19-year-old Korean men. J Oral Maxillofac Surg 2002; 60: 797–803.

Denk F, McMahon SB, Tracey I. Pain vulnerability: a neurobiological perspective. Nat Neurosci 2014; 17: 192–200.

Drummond PD. Sensory-autonomic interactions in health and disease. Handb Clin Neurol 2013; 117: 309–319.

Dworkin SF, LeResche L. Research diagnostic criteria for temporomandibular disorders: review, criteria, examinations and specifications, critique. J Craniomandib Disord 1992; 6: 301–355.

Dworkin SF, Turner JA, Wilson L et al. Brief group cognitive-behavioral intervention for temporomandibular disorders. Pain 1994; 59: 175–187.

Dworkin SF, Huggins KH, Wilson L et al. A randomized clinical trial using research diagnostic criteria for temporomandibular disorders-axis II to target clinic cases for a tailored self-care TMD treatment program. J Orofac Pain 2002; 16: 48–63.

Fernandes G, Franco AL, Siqueira JT, Gonçalves DA, Camparis CM. Sleep bruxism increases the risk for painful temporomandibular disorder, depression and non-specific physical symptoms. J Oral Rehabil 2012; 39: 538–544.

Fernández-de-las-Peñas C, Galán-del-Río F, Fernández-Carnero J, Pesquera J, Arendt-Nielsen L, Svensson P. Bilateral widespread mechanical pain sensitivity in women with myofascial temporomandibular disorder: evidence of impairment in central nociceptive processing. J Pain 2009; 10: 1170–1178.

Fillingim RB, Slade GD, Diatchenko L et al. Summary of findings from the OPPERA baseline case-control study: implications and future directions. J Pain 2011a; 12: T102–107.

Fillingim RB, Ohrbach R, Greenspan JD et al. Potential psychosocial risk factors for chronic TMD: descriptive data and empirically identified domains from the OPPERA case-control study. J Pain 2011b; 12: T46–60.

Finnerup NB, Attal N, Haroutounian S et al. Pharmacotherapy for neuropathic pain in adults: a systematic review and meta-analysis. Lancet Neurol 2015; 14: 162–173.

Garrett PH, Sarlani E, Grace EG, Greenspan JD. Chronic temporomandibular disorders are not necessarily associated with a compromised endogenous analgesic system. J Orofac Pain 2013; 27: 142–150.

Gonçalves MC, Florencio LL, Chaves TC, Speciali JG, Bigal ME, Bevilaqua-Grossi D. Do women with migraine have higher prevalence of temporomandibular disorders? Braz J Phys Ther 2013; 17: 64–68.

Graven-Nielsen T, Arendt-Nielsen L. Impact of clinical and experimental pain on muscle strength and activity. Curr Rheumatol Rep 2008; 10: 475–481.

Hodges PW, Smeets RJ. Interaction between pain, movement, and physical activity: short-term benefits, long-term consequences, and targets for treatment. Clin J Pain 2015; 31: 97–107.

Huang GJ, LeResche L, Critchlow CW, Martin MD, Drangsholt MT. Risk factors for diagnostic subgroups of painful temporomandibular disorders (TMD). J Dental Res 2002; 81: 284–288.

Hucho T, Levine JD. Signaling pathways in sensitization: toward a nociceptor cell biology. Neuron 2007; 55: 365–376.

Jordani PC, Campi LB, Circeli GZ, Visscher CM, Bigal ME, Gonçalves DA. Obesity as a risk factor for temporomandibular disorders. J Oral Rehabil 2017; 44: 1–8.

Lavigne GJ, Nashed A, Manzini C, Carra MC. Does sleep differ among patients with common musculoskeletal pain disorders? Curr Rheumatol Rep 2011; 13: 535–542.

Lei J, Ye G, Wu JT, Pertovaara A, You HJ. Role of capsaicin- and heat-sensitive afferents in stimulation of acupoint-induced pain and analgesia in humans. Neuroscience 2017; 358: 325–335.

Maixner W, Diatchenko L, Dubner R, Fillingim RB, Greenspan JD, Knott C, Ohrbach R, Weir B, Slade GD. Orofacial pain prospective evaluation and risk assessment study--the OPPERA study. J Pain 2011; 12: T1–2.

Manji F, Nagelkerke N. A stochastic model for periodontal breakdown. J Periodontal Res 1989; 24: 279–281.

Marchand F, Perretti M, McMahon SB. Role of the immune system in chronic pain. Nat Rev Neurosci 2005; 6: 521–532.

Marklund S, Wanman A. Risk factors associated with incidence and persistence of signs and symptoms of temporomandibular disorders. Acta Odontol Scand 2010; 68: 289–299.

Miamoto CB, Pereira LJ, Paiva SM, Pordeus IA, Ramos-Jorge ML, Marques LS. Prevalence and risk indicators of temporomandibular disorder signs and symptoms in a pediatric population with spastic cerebral palsy. J Clin Pediatr Dent 2011; 35: 259–263.

Michelotti A, Iodice G. The role of orthodontics in temporomandibular disorders. J Oral Rehabil 2010; 37: 411–429.

Michelotti A, Cioffi I, Festa P, Scala G, Farella M. Oral parafunctions as risk factors for diagnostic TMD subgroups. J Oral Rehabil 2010; 37: 157–162.

Millan MJ. Descending control of pain. Prog Neurobiol 2002; 66: 355–474.

Miyake R, Ohkubo R, Takehara J, Morita M. Oral parafunctions and association with symptoms of temporomandibular disorders in Japanese university students. J Oral Rehabil 2004; 31: 518–523.

Moriarty O, McGuire BE, Finn DP. The effect of pain on cognitive function: a review of clinical and preclinical research. Prog Neurobiol 2011; 93: 385–404.

Ohrbach R, Fillingim RB, Mulkey F et al. Clinical findings and pain symptoms as potential risk factors for chronic TMD: descriptive data and empirically identified domains from the OPPERA case-control study. J Pain 2011; 12: T27-45.

Pereira LJ, Pereira-Cenci T, Del Bel Cury AA, Pereira SM, Pereira AC, Ambosano GM, Gavião MB. Risk indicators of temporomandibular disorder incidences in early adolescence. Pediatr Dent 2010; 32: 324–328.

Pfau DB, Rolke R, Nickel R, Treede RD, Daublaender M. Somatosensory profiles in subgroups of patients with myogenic temporomandibular disorders and Fibromyalgia Syndrome. Pain 2009; 147: 72–83.

Pullinger AG, Seligman DA, Gornbein JA. A multiple logistic regression analysis of the risk and relative odds of temporomandibular disorders as a function of common occlusal features. J Dental Res 1993; 72: 968–979.

Ren K, Dubner R. Descending modulation in persistent pain: an update. Pain 2002; 100: 1–6.

Ren K, Dubner R. The role of trigeminal interpolaris-caudalis transition zone in persistent orofacial pain. Int Rev Neurobiol 2011; 97: 207–225.

Sanders AE, Maixner W, Nackley AG, Diatchenko L, By K, Miller VE et al. Excess risk of temporomandibular disorder associated with cigarette smoking in young adults. J Pain 2012; 13: 21–31.

Sanders AE, Slade GD, Bair E, Fillingim RB, Knott C, Dubner R et al. General health status and incidence of first-onset temporomandibular disorder: the OPPERA prospective cohort study. J Pain 2013; 14: T51-62.

Sarlani E, Grace EG, Reynolds MA, Greenspan JD. Evidence for up-regulated central nociceptive processing in patients with masticatory myofascial pain. J Orofac Pain 2004a; 18: 41–55.

Sarlani E, Grace EG, Reynolds MA, Greenspan JD. Sex differences in temporal summation of pain and aftersensations following repetitive noxious mechanical stimulation. Pain 2004b; 109: 115–123.

Sato J, Segami N, Kaneyama K, Yoshimura H, Fujimura K, Yoshitake Y. Relationship of calcitonin gene-related peptide in synovial tissues and temporomandibular joint pain in humans. Oral Surg Oral Med Oral Pathol Oral Radiol 2004; 98: 533–540.

Sato J, Segami N, Yoshitake Y, Kaneyama K, Yoshimura H, Fujimura K, Kitagawa Y. Specific expression of substance P in synovial tissues of patients with symptomatic, non-reducing internal derangement of the temporo-mandibular joint: comparison with clinical findings. Br J Oral Maxillofac Surg 2007; 45: 372–377.

Sessle BJ. Acute and chronic craniofacial pain: brainstem mechanisms of nociceptive transmission and neuroplasticity, and their clinical correlates. Crit Rev Oral Biol Med 2000; 11: 57–91.

Sessle BJ. Peripheral and central mechanisms of orofacial inflammatory pain. Int Rev Neurobiol 2011; 97: 179–206.

Slade GD, Fillingim RB, Sanders AE, Bair E, Greenspan JD, Ohrbach R et al. Summary of findings from the OPPERA prospective cohort study of incidence of first-onset temporomandibular disorder: implications and future directions. J Pain 2013a; 14: T116-124.

Slade GD, Sanders AE, Bair E et al. Preclinical episodes of orofacial pain symptoms and their association with health care behaviors in the OPPERA prospective cohort study. Pain 2013b; 154: 750–760.

Smith SB, Maixner DW, Greenspan JD et al. Potential genetic risk factors for chronic TMD: genetic associations from the OPPERA case control study. J Pain 2011; 12: T92-101.

Stohler CS, Zubieta JK. Pain imaging in the emerging era of molecular medicine. Methods Mol Biol 2010; 617: 517–537.

Stuginski-Barbosa J, Macedo HR, Bigal ME, Speciali JG. Signs of temporomandibular disorders in migraine patients: a prospective, controlled study. Clin J Pain 2010; 26: 418–421.

Svensson P, Kumar A. Trigeminal pain and sensitization: proposal of a new stochastic model. In: Kasch H, Turk D, Jensen T (eds) Whiplash injury: perspectives on the development of chronic pain. Philadelphia: Wolters Kluwer Health; 2015, pp. 77–88.

Svensson P, Kumar A. Assessment of risk factors for orofacial pain and recent developments in classification. Implications for management. J Oral Rehabil 2016; 43: 977–989.

Svensson P, List T, Hector G. Analysis of stimulus-evoked pain in patients with myofascial temporomandibular pain disorders. Pain 2001; 92: 399–409.

Szumilas M. Explaining Odds Ratios. J Can Acad Child Adolesc Psychiatry 2010; 19: 227–229.

Takahashi T, Kondoh T, Fukuda M, Yamazaki Y, Toyosaki T, Suzuki R.

Proinflammatory cytokines detectable in synovial fluids from patients with temporomandibular disorders. Oral Surg Oral Med Oral Pathol Oral Radiol Endod 1998; 85: 135–141.

Takeuchi Y, Zeredo JL, Fujiyama R, Amagasa T, Toda K. Effects of experimentally induced inflammation on temporomandibular joint nociceptors in rats. Neurosci Lett 2004; 354: 172–174.

Tracey I, Mantyh PW. The cerebral signature for pain perception and its modulation. Neuron 2007; 55: 377–391.

Turp JC, Greene CS, Strub JR. Dental occlusion: a critical reflection on past, present and future concepts. J Oral Rehabil 2008; 35: 446–453.

Velly AM, Look JO, Carlson C et al. The effect of catastrophizing and depression on chronic pain–a prospective cohort study of temporomandibular muscle and joint pain disorders. Pain 2011; 152: 2377–2383.

Vierck CJ, Wong F, King CD, Mauderli AP, Schmidt S, Riley JL, 3rd. Characteristics of sensitization associated with chronic pain conditions. Clin J Pain 2014; 30: 119–128.

Woda A. Pain in the trigeminal system: from orofacial nociception to neural network modeling. J Dental Res 2003; 82: 764–768.

Woolf CJ. Central sensitization: implications for the diagnosis and treatment of pain. Pain 2011; 152: S2-15.

Woolf CJ, Bennett GJ, Doherty M et al. Towards a mechanism-based classification of pain? Pain 1998; 77: 227–229.

Yarnitsky D, Granot M, Granovsky Y. Pain modulation profile and pain therapy: between pro- and antinociception. Pain 2014; 155: 663–665.

You HJ, Lei J, Sui MY et al. Endogenous descending modulation: spatiotemporal effect of dynamic imbalance between descending facilitation and inhibition of nociception. J Physiol 2010; 588: 4177–4188.

第5章

颅面部肌肉骨骼牵涉痛

Thomas Graven-Nielsen, César Fernández-de-las-Peñas, Megan McPhee, Lars Arendt-Nielsen

引言

颅面部疼痛有多种原因。疼痛可由创伤或伤害性刺激作用于特定结构（如皮肤、肌肉、关节、肌腱、骨骼或牙齿）所致，颅外结构也可能引起颅面部疼痛。早期的相关研究中，这被称为牵涉感（Head，1893），目前统一称作牵涉痛。在脊柱系统中，膝关节或大腿疼痛的临床症状由髋关节炎引起，通常触诊肌筋膜触发点（trigger points，TrPs）可感觉到远端疼痛（Simons et al., 1999）。患者存在内脏痛时，远离受影响内脏器官的躯体部位可感受到牵涉痛（而不是局部疼痛）。虽然牵涉痛已为人所知多年，但对远离疼痛部位的牵涉痛定义并不是完全明确的。例如，斜方肌痛可被视为覆盖斜方肌以及颈部和头部的大面积疼痛。在本章中，从疼痛的起源部位之外及远处感受到的疼痛均被定义为牵涉痛。

本章的目的是介绍不同结构的伤害感受性能力，以及它们所致牵涉痛的能力和敏化能力。疼痛牵涉机制的主要发现源自对肢体肌肉的研究，这些研究将与颅面部牵涉痛的具体例子一起被提出。

肌筋膜触发点引起的颅面部疼痛

定义

肌筋膜触发点（TrPs）有多种不同定义，其中最普遍被接受的是"骨骼肌筋膜内的一个高度易激部位，在压迫、拉伸、超载或收缩时会感到疼痛，这会导致牵涉痛模式和自主现象"（Simons et al., 1999）。临床上，TrPs 分为活跃型和潜伏型。活跃型 TrPs 是指局部疼痛和牵涉痛可再现患者原有的感觉或运动症状，并且患者认为这些症状是其常出现的疼痛（Simons et al., 1999 年）。潜伏型 TrPs 是指局部疼痛和牵涉痛不会在患者身上产生任何熟悉或常见症状的 TrPs（Simons et al., 1999）。目前的 DC/TMD 中讨论了"疼痛识别"的相关性（Peck et al., 2014；Schiffman et al., 2014）。临床观察发现，活跃型 TrPs 比潜伏型 TrPs 能诱导更广泛和强烈的牵涉痛（Hong et al., 1997）。此外，一项研究证实了这一临床区别，该研究显示活跃型 TrPs 附近的化学介质和其他促炎症物质（例如 P 物质、缓激肽和 5- 羟色胺）水平高于潜伏型 TrPs（Shah et al., 2005 年）。

触发点致敏机制

TrPs 诱发的牵涉痛很可能是由中枢机制介导的，而 TrPs 本身更可能由敏化剂在定点位置导致疼痛敏感性增加的周围机制引起（Shah et al., 2005）。研究结果还表明 TrPs 存在伤害感受性和非伤害感受性超敏反应（Li et al., 2009；Wang et al., 2010b），其中可能涉及脊髓后角机制（Kuan et al., 2007）。显然，活跃型 TrPs 疼痛在脊髓上水平出现，TrPs 痛觉过敏已被证明能刺激与疼痛体验相关的各种大脑区域（Niddam et al., 2008；Niddam，2009）。最近的一项研究发现，存在 TrPs 的患者表现出大脑微结构异常，主要分布在边缘系统和与疼痛神经递质有关的大脑区域（Xie et al., 2016）。

颞下颌关节紊乱病中的触发点

TMDs 中的疼痛模式可由位于颈部、肩部和咀嚼肌的肌肉 TrPs 所致牵涉痛组成。Simons 等（1999）描述了来自几个肌肉的牵涉痛模式，以及牵涉痛如何扩散到头部或面部（详见本书第8章）。虽然这些肌肉牵涉痛范围多为面部（三叉神经支配区域），但也可以放射至头部和颈部（颈神经支配区域），类似头痛。因此，有学者认为，许多不同的肌肉参与了 TMDs（咬肌）和头痛（斜方肌上部和枕下肌）的病理生理过程（Conti et al., 2016; Svensson, 2007）。

关于 TMDs 患者中 TrPs 的临床研究很少。Wright（2000）经研究指出，斜方肌上部、翼外肌和咬肌是颈部和颅面部疼痛最常见的来源。然而，这项研究未设立对照组，患者也没有接受盲法检查（Wright, 2000）。Fernández-de-las-Peñas 等（2010）进行了一项盲法对照研究，对肌痛型 TMD 患者和健康对照者的颈部、肩部和头部肌肉组织进行 TrPs 检查，研究发现，咀嚼肌（咬肌和颞肌）中的 TrPs 比颈部和肩部肌肉（斜方肌上部、枕下肌和胸锁乳突肌）中的 TrPs 更广泛（Fernández-de-las-Peñas et al., 2010）。这些发现支持了咀嚼肌 TrPs 更可能在 TMDs 中发挥作用的观点，而颈部和肩部 TrPs 可能在头痛中发挥更大的作用。这一假设得到了一项临床研究的证实，该研究表明，TMDs 患者的口面部疼痛更明显，而女性纤维肌痛患者的颈部疼痛更明显（Alonso Blanco et al., 2012）。实验性疼痛研究也支持这一观点。

实验性肌肉骨骼牵涉痛

肌内注射高渗盐水广泛用于研究肌肉引起的牵涉痛（Graven Nielsen, 2006）（图 5.1）。其他深部组织，如肌腱、韧带、椎间盘、骨膜和关节组织，也可能引起牵涉痛，但相关研究较

少。与内脏牵涉痛引发的浅表疼痛不同（Ness et al., 1990），肌肉或深部组织疼痛通常引起深部组织也能感觉到的牵涉痛（Kellgren, 1938）。这导致研究者很难区分哪些深部组织是疼痛的来源，哪些只是表现出牵涉症状。

对颅周肌肉及邻近关节、韧带和颈部肌肉疼痛的实验研究表明，这些组织能够产生各种类型的牵涉痛。例如，早期开创性研究表明，在枕下肌（Kellgren, 1938）和颈椎旁肌（Feinstein et al., 1954）注射高渗盐水能够引起前额区域的深度疼痛，类似头痛。同样，在寰枕关节（Campbell & Parsons, 1944）、头夹肌（Falla et al., 2007）和胸锁乳突肌注射高渗盐水引起的颅面部疼痛常位于顶额区、眼额颞区和枕乳区。

有趣的是，引发牵涉痛的肌肉与其他肌肉有明显差异，如胫骨前肌和冈下肌可引起非常

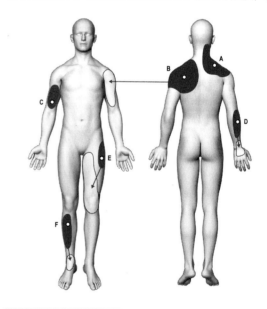

图5.1　肌内注射高渗盐水引起疼痛的区域。
A—斜方肌；B—冈下肌；C—肱二头肌；D—肱二头肌；E—股外侧肌；F—胫骨前胫。
白点为肌内注射高渗盐水的部位；深灰色区域为肌内注射高渗盐水后出现的典型扩大的局部疼痛区域；白色区域为明显的牵涉痛区域（白色）

明显的远端区域疼痛；其他肌肉，如肱二头肌，则主要引起局部疼痛（Graven Nielsen，2006）。这也适用于颅面区域，正如 Schmidt Hansen 等所证明的那样（2006），他们系统地绘制了向三叉神经支配肌肉（咬肌、颞肌、颞肌后束）和（或）颈部神经支配肌肉（斜方肌、头夹肌和胸锁乳突肌）注射盐水引起疼痛的区域（图5.2）。该研究发现，咬肌和颞肌前束通常会产生三叉神经向面部、下颌和顶额区的牵涉痛；而颞肌后束可将疼痛放射至颈部，如枕颞区，偶尔也会放射至上颈部。斜方肌几乎只在上颈部产生疼痛；而头夹肌和胸锁乳突肌在颅颈区和三叉神经眼区都可产生相应的类似头痛的疼痛。这些发现与先前对颅周肌肉组织实验性疼痛的研究一致（Jensen & Norup，1992；Svensson & Graven Nielsen，2001）。因此，尽管动物研究显示三叉神经和颈神经之间存在广泛的交叉支配现象，但是人类研究显示两者支配的肌肉之间似乎有明显的区别，只观察到有限的重叠（Sessle et al.，1986）。

据最初的报道，牵涉痛遵循节段模式（Kellgren，1938），并局限在支配疼痛组织的脊髓节段的皮肤、肌肉及骨骼层。然而，这不再被认为是准确的。临床和实验研究引起的牵涉痛分布并不总是严格遵循节段模式。事实上，在距离电刺激3个节段的腰椎背根区域，已经有过牵涉痛的报道（Bogduk，1980）。另外，颞肌的 TrPs（三叉神经下颌支）可导致齿部牵涉痛（三叉神经上颌支），枕下肌（C1）和头夹肌（C2~C4）的 TrPs 可导致三叉神经支配的颞区牵涉痛（Simons et al.，1999）。因此，来自肌肉组织的疼痛很可能通过疼痛组织的传入神经延伸到邻近节段所支配的区域。

牵涉痛的另一个有趣的特征是其发生部位的方向性，最常见的是在肢体部位向远端关节转移。例如，胫骨前肌的实验性疼痛通常会诱发踝关节的牵涉痛，但强实验性压力

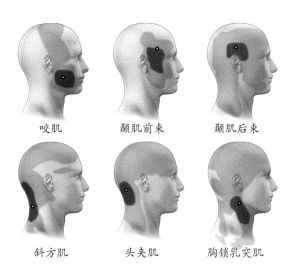

咬肌　　　颞肌前束　　　颞肌后束

斜方肌　　　头夹肌　　　胸锁乳突肌

图5.2　颅面肌内注射高渗盐水引起疼痛的区域。高渗盐水注射咬肌、颞肌前束和后束、斜方肌、头夹肌和胸锁乳突肌后的疼痛分布，深灰色表示最常见的疼痛区域（>5名受试者），浅灰色表示疼痛区域的扩展范围（>1名受试者），白色点表示注射部位 [基于 Schmidt Hansen 等人提出的20名受试者的原始数据（2006）]

所致踝关节疼痛不会诱发胫骨前肌的疼痛（Graven-Nielsen，2006）。此外，还有一些在颅面区域得到了证明的来自肌肉的双向牵涉痛的例子（Feinstein et al.，1954 年）。这里，实验性的下颌肌肉（咬肌）疼痛可以导致牙齿牵涉痛（Svensson et al.，1998）；牙源性（牙齿）疼痛通常可导致下颌肌肉和面部疼痛（Falace et al.，1996）。正如之前提及的，颞下颌组织可以引起颈痛和头痛样的牵涉痛，颞肌和上颈肌可以引起下颌和面部牵涉痛。

临床上，髋关节骨关节炎常伴有膝关节疼痛，反之亦然。在某些情况下，膝关节疼痛可能是唯一的症状，这说明关节痛可成为牵涉痛。相当一部分膝关节局部疼痛是由脂肪垫受刺激引起的（Joergensen et al.，2013）。与此相

反，实验性小关节电刺激导致下背痛，疼痛牵涉至同侧大腿前部、膝关节近端，与临床上观察到的小关节疼痛所致症状相似（O'Neess et al.，2009）。颈椎关节的疼痛模式已经得到广泛研究，通常是通过关节刺激，然后记录牵涉痛的区域。例如，在健康的志愿者中，通过在透视下注射造影剂、扩张关节囊来评估颈椎关节突关节的疼痛模式（Dwyer et al.，1990）。Aprill 等（2002）也描述了刺激上部的颈椎关节突关节引起的牵涉痛模式。反之，可通过选择性用神经传导阻滞消除关节突关节疼痛（Cooper et al.，2007）。由于头部和颈部特有的牵涉痛模式，颈椎关节突关节很可能是导致头痛的原因之一。对颞下颌关节刺激引起的牵涉痛模式的研究尚少。一项研究中，研究者将谷氨酸注入颞下颌关节，产生的疼痛大部分局限于口面部区域，少数疼痛发生在枕部（Alstergren et al.，2010）。

除疼痛外，牵涉区域对皮肤和深部机械刺激的敏感性也可能发生变化。这种变化的方向仍然存在争议，一些早期实验研究显示，在牵涉痛区域存在痛觉过敏（Feinstein et al.，1954；Kellgren，1938），后来的实验研究显示，在牵涉痛区域存在痛觉减退（Graven-Nielsen et al.，1998）。由于可能存在普遍的超敏反应，临床研究也很难解释这种现象；这意味着局部和远端区域均可能受影响，无论远端区域是否表现出牵涉痛的症状。

牵涉痛的时空特征

与局部疼痛相比，牵涉痛通常延迟出现。快速注射高渗盐水时，在相对快速被感知到的局部疼痛后大约 20 秒出现牵涉痛（Graven-Nielsen et al.，1997）。与此类似，持续肌内电刺激诱导和持续的局部伤害感受性活动，可即刻产生局部疼痛，但牵涉痛再次延迟，约 40 秒后出现（Laursen et al.，1997 年）。除此之外，由于注射高渗盐水（Graven-Nielsen et al.，1998）或

疼痛机械刺激（Gibson et al.，2006）导致的长时间实验性肌肉疼痛，比初始阶段或较短的疼痛更易产生牵涉痛。总之，这表明牵涉痛至少在某种程度上与疼痛的持续时间相关。

此外，牵涉痛的产生和部位可能与整体疼痛的强度有关（Graven-Nielsen，2006；Jensen & Norup，1992）。与此类似，当局部疼痛引发牵涉痛时，局部疼痛和牵涉痛的强度明显相关（Graven Nielsen，2006）。考虑到疼痛强度和疼痛区域大小之间的关系，局部疼痛有可能扩展到牵涉痛的区域。在这种情况下，根据定义不再存在真正的牵涉痛（即疼痛不局限于局部区域），因此牵涉痛的患病率可能被低估。与此一致，肌内注射高渗盐水时，不到一半的受试者似乎会引起真正的牵涉痛，但更多受试者（超过 60%）在远离注射部位的地方出现疼痛，或疼痛从注射部位扩散到牵涉痛的典型区域（Graven Nielsen，2006）。肌肉中疼痛刺激的位置也可能影响牵涉痛的发展和程度，与对照部位相比，在运动终板区注射高渗盐水后可观察到更高的疼痛强度和更大的牵涉痛范围（Qerama et al.，2004）。在使用辣椒素（Qerama et al.，2004 年）时没有观察到这种差异，这可能是由于注射高渗盐水在不同部位所诱发的疼痛强度不同所致。因此，疼痛强度似乎是肌肉引起牵涉痛的主要决定因素。

在某些情况下，受试者只出现牵涉痛，而没有局部疼痛。这是一个有趣的难题，类似于内脏牵涉痛（Ness & Gebhart，1990），目前还不完全清楚为什么会发生这种情况。可能是解剖变异、不同肌内伤害感受性刺激组的兴奋或下行调节系统的差异所致，其原因尚待证实。

牵涉痛区域对传入体感信息的需求

牵涉痛的产生部分依赖于周围神经的躯体感觉信息传入。特异性神经传导阻滞技术已经证明了这一点，在牵涉痛区域阻滞有髓传入神

经后，牵涉痛强度降低（Laursen et al., 1999）。有趣的是，阻滞无髓传入神经并不会有更大程度的疼痛减轻，这表明本体感觉神经纤维可能是引起牵涉痛的最重要的外周成分（Laursen et al., 1999）。然而，在感觉完全丧失的区域，如脊髓损伤、神经损伤、截肢或局部麻醉之后，也会诱发牵涉痛，疼痛强度不变或只是轻微降低（Feinstein et al., 1954；Harman, 1948；Kellgren, 1938；Whitty & Willison, 1958）。因此，位置、结构和中枢易化机制导致了外周躯体感觉传入的差异，使牵涉痛的表现不同。

骨骼肌肉痛和头痛的实验性牵涉痛

慢性骨骼肌肉疼痛和头痛的存在可改变实验性牵涉痛的表现。与健康对照组相比，向慢性和间歇性紧张性头痛患者的颞肌前束注射高渗盐水，可导致更广泛的牵涉痛区域（Schmidt-Hansen et al., 2007）。更广泛的牵涉痛区域不仅来自邻近部位，也来自远端部位，例如咬肌（图 5.3）和胫骨前肌（图 5.4）（Schmidt-Hansen et al., 2007），表明这些患者存在泛化型痛觉过敏。在广泛性疼痛状况（如纤维肌瘤）中也可观察到这种差异，与健康对照组相比，高渗盐水注射后，疼痛强度更高，所涉及的疼痛区域更大（Arendt-Nielsen & Graven-Nielsen, 2003）。纤维肌痛患者通常还会表现出明显的近端牵涉痛，这与健康对照组中观察到的主要为远端牵涉痛的情况不同，这也可能提示敏化的中枢疼痛机制。向慢性挥鞭伤相关疾病（Johansen et al., 1999）、TMD 疼痛（Svensson et al., 2001）、症状性膝骨关节炎（Bajaj et al., 2001）和腰痛（O'Neill et al., 2007）的患者的正常非损伤性肌肉中注射高渗生理盐水后，也可观察到更广泛的牵涉痛区域。这些牵涉痛区域的扩大表明存在疼痛处理的中枢敏化或下行抑制有效性丧失，这可能是持续的伤害性信息

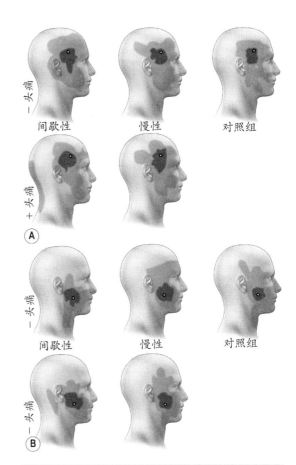

图 5.3 咀嚼肌肌内注射高渗盐水引起疼痛的区域。将高渗盐水（0.5ml，5.8%）注射到头痛患者和健康受试者的颞肌前束（A）和咬肌（B）引起的疼痛区域；对间歇性或慢性紧张性头痛的患者头痛发作期间（+）和非头痛发作期间（-）的疼痛区域进行评估，发现患者的疼痛区域比健康受试者大，尤其是颞肌前束；深灰色表示最常见的疼痛区域（>5 名受试者），浅灰色表示疼痛区域的组合范围（>1 名受试者），白点表示注射部位 [基于 Schmidt-Hansen 等的原始数据（2007）]

传入的结果。

牵涉痛的机制

使用单神经元记录的动物试验表明，颈神

间歇性　　　　慢性　　　对照组
(−)　(+)　　(−)　(+)

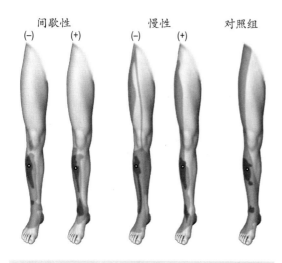

图5.4　胫骨前肌肌内注射高渗盐水引起疼痛的区域。高渗盐水（0.5ml，5.8%）注射入胫骨前肌（TA）引起头痛患者和健康受试者的疼痛区域；对间歇性或慢性紧张性头痛的患者头痛发作期间（+）和非头痛性期间（−）的疼痛区域进行评估；深灰色表示最常见的疼痛区域（>5名受试者），浅灰色表示疼痛区域的组合范围（>1名受试者），白点表示注射部位［基于Schmidt-Hansen等的原始数据（2007年）］

经和三叉神经的传入神经在三叉神经尾侧感觉核复合体处广泛汇聚（Sessle et al., 1986）。这种汇聚投射理论是对牵涉痛最早的神经解剖学解释，该理论提出多个传入神经在同一脊髓神经元上的汇聚导致了牵涉痛，因其阻止了大脑高级区域准确识别疼痛的原始来源。然而，这不能解释牵涉痛的延迟发作。相反，牵涉痛的产生可能部分是由于中枢过度兴奋和新的接受域的产生（Graven-Nielsen, 2006；Mense & Simons, 2001；Neugebauer & Schaible, 1990）。关于中枢过度兴奋，当用小剂量氯胺酮（一种NMDA受体拮抗剂）对抗中枢兴奋性时，健康受试者的牵涉痛频率的降低支持了这一观点（Schulte et al., 2003）。关于新的接受域的产生，已在伤害性肌肉刺激的动物研究中证明

（HoeSeelet et al., 1993；Hu et al., 1992）。每个传入不同后角神经元的肌肉都有一个广泛而复杂的侧支突触连接网络（Mense & Simons, 2001），其中一些在正常情况下是完全功能性的，另一些则是潜伏性的。持续的强烈伤害性输入可能激活这些潜在突触连接，允许来自邻近区域的传入更大程度汇聚，并因此引起延迟出现的牵涉痛。

颅面部疼痛的敏化机制

周围和中枢敏化过程都与颅面部疼痛的产生和持续有关。损伤或炎症后出现肌肉和（或）关节伤害感受性传入的激活，引起周围敏化（Cairns, 2010；Sessle, 2011）。外周肌肉伤害感受器可以被多种物质激活（Mense, 2009），其中两个最重要的是三磷酸腺苷（adenosine triphosphate，ATP）和质子（H^+）的释放。由此产生的神经元活化刺激了自由神经末梢的神经肽释放，称为神经源性炎症。参与该过程的已知物质包括P物质（substance P, SP）、缓激肽（bradykinin，BK）、降钙素基因相关肽（calcitonin-gene-related peptide，CGRP）、5-羟色胺（5-HT）和前列腺素 E_2（prostaglandin E_2，PGE_2）（Xanthos & Sandkühler, 2014），以及肿瘤坏死因子-α（tumor necrosis factor alpha，TNF-α）和神经生长因子（nerve growth factor，NGF），这些可进一步敏化肌肉伤害性感受器（Mense, 2009）。

在某些情况下（尤其是与关节相关的情况），关节负荷增加、重塑及促炎性介质［TNF-α和白细胞介素（ILs）］的释放引起的炎症可能是引起疼痛的最大原因。这种促炎性介质的上调会引起更多的炎性物质释放，例如SP、BK、CGRP和 PGE_2，从而引起神经源性炎症以及标志性的红、肿、热、痛的炎症表现（Takeuchi et al., 2004）。外周胶质细胞也可能

参与周围敏化作用，可在一些口面部疼痛的动物模型中观察到（Zhao et al., 2015）。在这些研究中，卫星胶质细胞受到刺激（已知是许多慢性口面部疾病的原因）而激活，这与促炎性介质的过度释放和机械性的异常性疼痛的加剧有关（Zhao et al., 2015）。正如预期，TMD 患者血浆的前炎症细胞因子（如 IL-1β、IL-6、IL-10 和 TNF-α）水平升高（Park & Chung, 2016; Takahashi et al., 1998）。有趣的是，这些患者中前炎症细胞因子升高的程度与失能和睡眠障碍有关（Park & Chung, 2016），这表明 TMD 可能是疼痛和失能驱动的炎症过程，而诸如睡眠质量和压力等因素可能会维持或进一步加剧这种炎症。

来自深部组织的伤害感受性传入神经（C 类神经纤维）的强烈刺激可导致后角神经元长时间过度兴奋，这可能是痛觉过敏的原因（Woolf, 2011）。如果这种过度兴奋或敏化仅限于二级神经元，则疼痛和痛觉过敏将仅限于神经支配的区域。如果这种敏化发展到三级神经元，则可能是颅面疼痛患者出现广泛疼痛的原因（Burstein et al., 2000）。因此，肌肉骨骼疼痛症状越广泛，全身性超敏反应的症状（Carli et al., 2002）就越多。

对于一系列 TMDs，机械性疼痛检测阈值发生了广泛变化（Ayesh et al., 2007; Fernández-de-las-Peñas et al., 2009），疼痛的时间总和也有所增加（Maixner et al., 1995），并可观察到滞后敏化现象（Sarlani et al., 2004）。在慢性紧张性头痛（Abboud et al., 2013; Ashina et al., 2006）、偏头痛（Burstein et al., 2000）、丛集性头痛（Fernández-de-las-Peñas et al., 2011）的患者中也显示出类似的局部和广泛的疼痛敏感性变化，并有时间总和增加的现象，而发作性紧张性头痛的患者则较少有此变化（Bendtsen & Jensen, 2000）。此观察结果不仅与周围敏化或神经源性炎症相关，还可能与中枢伤害感受性过程相关，

例如中枢过度兴奋性和下行抑制作用的丧失。（有关敏化机制对 TMDs 的影响的更多信息，详见本书第 4 章和第 6 章。）

疼痛调节系统

越来越多的证据表明，慢性疼痛与疼痛下行抑制和易化之间的失衡有关，这种现象可能在持续的中枢疼痛敏化机制中发挥作用（You et al., 2010）。为了量化下行抑制功能，可采用一种抗刺激镇痛模式，即在特定的疼痛刺激下，分段施加紧张性疼痛刺激来改变对疼痛的感知。由此产生的疼痛敏感性降低被认为是髓质抑制投射被激活的结果，髓质抑制投射作用于突触后，抑制位于背角的脊髓和三叉神经宽动态范围神经元（Le Bars et al., 1975）。这种模式及其产生的效应在动物体内被称为弥漫性伤害性抑制控制（diffuse noxious inhibitory control, DNIC），在人体内称为条件性疼痛调节（conditioned pain modulation, CPM）。CPM 的试验方法：施加紧张性伤害感受性条件刺激（如紧张性压力或将某一肢体浸入冰水中），同时或随后施加节段性的不同的急性伤害感受性试验刺激（如检测压痛或热痛的阈值，或称为阈上刺激）。CPM 的效应可由伴（或不伴）条件性刺激的急性伤害感受性刺激的程度来量化，存在条件性伤害感受性刺激的情况下，若急性疼痛检测阈值下降或诱发痛减轻，则视为有效。CPM 的效应反映了下行疼痛抑制和易化作用之和，抑制作用在许多慢性疼痛患者中往往会降低（Yarnitsky, 2015）。

颅面部区域驱动 CPM 的能力还没有得到广泛研究。很明显，脊髓伤害感受性系统可以对颅面部的疼痛感觉产生抑制作用，反之亦然，尽管它经常被忽视。经常使用的一种条件反射模型是用压迫诱发头痛，可有效地调节咬肌和胫骨前肌的疼痛感知（Sowman et al., 2011）。同

样，冷刺激诱发的头部疼痛也被用于有效调节咬肌、颈部、肘部和手指的疼痛感知（Wang et al., 2010a）。因此，CPM 机制可能可以有效地作用于三叉神经和脊髓伤害感受性系统。

疼痛下行调节功能失调是许多颅面部疼痛的相关机制，主要与紧张性头痛和偏头痛有关（Drummond & Knudsen，2011；Sandrini et al., 2006）。尽管目前还不确定这种机制是否与这些疼痛的病因有关，但下行调节功能失调可能决定了疼痛症状的严重程度。在其他颅面部疾病中，如 TMDs，CPM 的变化并不一致，一些研究显示 TMDs 的 CPM 与对照组相当，另一些研究则显示下降（Garrett et al., 2013；Kothari et al., 2015；Oono et al., 2014）。这些不一致之处可能由于使用 CPM 方法的差异或所测试 TMD 的病因学异质性所致（Kothari et al., 2015）。疼痛下行调节功能失调可能是各种颅面和其他肌肉骨骼疼痛状况的常见机制，可能导致疼痛超敏反应的扩散。众所周知，疼痛性 TMDs 和头痛疾病之间存在重叠，此外，在纤维肌痛综合征、挥鞭伤相关疾病和其他慢性疼痛疾病的患者中 TMDs 的患病率很高，其机制可能与疼痛下行调节功能失调相关。

结论

来自肌肉骨骼组织的颅面部牵涉痛可以通过实验来评估。这些研究显示，不同肌肉的疼痛分布也不同，这可能与颅面部疼痛的感知相关。在颅面部疾病和其他肌肉骨骼疼痛的患者中可观察到更广泛的牵涉痛区域、易化的暂时性疼痛聚集和增强的疼痛敏感性。与之类似，在不同的颅面部疼痛障碍中，也显示出了疼痛下行抑制失调。这些机制共同推动慢性颅面部疼痛的发生、持续和（或）加剧，因此应成为制订合理治疗策略的重点。

致谢

感谢丹麦国家研究基金会（Danish National Research Foundation，DNRF121）资助神经可塑性和疼痛中心（Center for Neuroplasticity and Pain，CNAP）。

本章参考文献

Abboud J, Marchand AA, Sorra K, Descarreaux M. Musculoskeletal physical outcome measures in individuals with tension-type headache: a scoping review. Cephalalgia 2013; 33: 1319–1336.

Alonso-Blanco C, Fernández-de-las-Peñas C, de-la-Llave-Rincón AI, Zarco-Moreno P, Galán-del-Río F, Svensson P. Characteristics of referred muscle pain to the head from active trigger points in women with myofascial temporomandibular pain and fibromyalgia syndrome. J Headache Pain 2012; 13: 625–637.

Alstergren P, Ernberg M, Nilsson M, Hajati AK, Sessle BJ, Kopp S. Glutamate-induced temporomandibular joint pain in healthy individuals is partially mediated by peripheral NMDA receptors. J Orofac Pain 2010; 24: 172–180.

Aprill C, Axinn MJ, Bogduk N. Occipital headaches stemming from the lateral atlanto-axial (C1–2) joint. Cephalalgia 2002; 22: 15–22.

Arendt-Nielsen L, Graven-Nielsen T. Central sensitization in fibromyalgia and other musculoskeletal disorders. Curr Pain Headache Rep 2003; 7: 355–361.

Ashina S, Bendtsen L, Ashina M, Magerl W, Jensen R. Generalized hyperalgesia in patients with chronic tension-type headache. Cephalalgia 2006; 26: 940–948.

Ayesh EE, Jensen TS, Svensson P. Hypersensitivity to mechanical and intra-articular electrical stimuli in persons with painful temporomandibular joints. J Dent Res 2007; 86: 1187–1192.

Bajaj P, Bajaj P, Graven-Nielsen T, Arendt-Nielsen L. Osteoarthritis and its association with muscle hyperalgesia: an experimental controlled study. Pain 2001; 93: 107–114.

Bendtsen L, Jensen R. Amitriptyline reduces myofascial tenderness in patients with chronic tension-type headache. Cephalalgia 2000; 20: 603–610.

Bogduk N. Lumbar dorsal ramus syndrome. Med J Aust 1980; 2: 537–541.

Burstein R, Cutrer MF, Yarnitsky D. The development of cutaneous allodynia during a migraine attack: clinical evidence for the sequential recruitment of spinal and supraspinal nociceptive neurons in migraine. Brain 2000; 123: 1703–1709.

Cairns BE. Pathophysiology of TMD pain—basic mechanisms and their implications for pharmacotherapy. J Oral Rehabil 2010; 37: 391–410.

Campbell DG, Parsons CM. Referred head pain and its concomitants. J Nerv Mental Dis 1944; 99: 544–551.

Carli G, Suman AL, Biasi G, Marcolongo R. Reactivity to superficial and deep stimuli in patients with chronic musculoskeletal pain. Pain 2002; 100: 259–269.

Conti PC, Costa YM, Gonçalves DA, Svensson P. Headaches and myofascial temporomandibular disorders: overlapping entities, separate managements? J Oral Rehabil 2016; 43: 702–715.

Cooper G, Bailey B, Bogduk N. Cervical zygapophysial joint pain maps. Pain Med 2007; 8: 344–353.

Drummond PD, Knudsen L. Central pain modulation and scalp tenderness in frequent episodic tension-type headache. Headache 2011; 51: 375–383.

Dwyer A, Aprill C, Bogduk N. Cervical zygapophyseal joint pain patterns. I: A study in normal volunteers. Spine 1990; 15: 453–457.

Falace DA, Reid K, Rayens MK. The influence of deep (odontogenic) pain intensity, quality, and duration on the incidence and characteristics of referred orofacial pain. J Orofac Pain 1996; 10: 232–239.

Falla D, Farina D, Dahl MK, Graven-Nielsen T. Muscle pain induces task-dependent changes in cervical agonist/antagonist activity. J Appl Physiol 2007; 102: 601–609.

Feinstein B, Langton JNK, Jameson RM, Schiller F. Experiments on pain referred from deep somatic tissues. J Bone Joint Surg Am 1954; 36A: 981–997.

Fernández-de-las-Peñas C, Galán-del-Río F, Fernández-Carnero J, Pesquera J, Arendt-Nielsen L, Svensson P. Bilateral widespread mechanical pain sensitivity in women with myofascial temporomandibular disorder: evidence of impairment in central nociceptive processing. J Pain 2009; 10: 1170–1178.

Fernández-de-las-Peñas C, Galán-del-Río F, Alonso-Blanco C, Jímenez-García R, Arendt-Nielsen L, Svensson P. Referred pain from muscle trigger points in the masticatory and neck-shoulder musculature in women with temporomandibular disorders. J Pain 2010; 11: 1295–1304.

Fernández-de-Las-Penas C, Ortega-Santiago R, Cuadrado ML, López-de-Silanes C, Pareja JA. Bilateral widespread mechanical pain hypersensitivity as sign of central sensitization in patients with cluster headache. Headache 2011; 51: 384–391.

Garrett PH, Sarlani E, Grace EG, Greenspan JD. Chronic temporomandibular disorders are not necessarily associated with a compromised endogenous analgesic system. J Orofac Pain 2013; 27: 142–150.

Gibson W, Arendt-Nielsen L, Graven-Nielsen T. Referred pain and hyperalgesia in human tendon and muscle belly tissue. Pain 2006; 120: 113–123.

Graven-Nielsen T. Fundamentals of muscle pain, referred pain, and deep tissue hyperalgesia. Scand J Rheumatol 2006; 35: S1-S43.

Graven-Nielsen T, Arendt-Nielsen L, Svensson P, Jensen TS. Stimulus-response functions in areas with experimentally induced referred muscle pain: a psychophysical study. Brain Res 1997; 744: 121–128.

Graven-Nielsen T, Babenko V, Svensson P, Arendt-Nielsen L. Experimentally induced muscle pain induces hypoalgesia in heterotopic deep tissues, but not in homotopic deep tissues. Brain Res 1998; 787: 203–210.

Harman JB. The localization of deep pain. Br Med J 1948; 188–192.

Head H. On disturbances of sensation with especial reference to the pain of visceral disease. Brain 1893; 16: 1–133.

Hoheisel U, Mense S, Simons DG, Yu XM. Appearance of new receptive fields in rat dorsal horn neurons following noxious stimulation of skeletal muscle: a model for referral of muscle pain? Neurosci Lett 1993; 153: 9–12.

Hong CZ, Kuan TS, Chen JT, Chen SM. Referred pain elicited by palpation and by needling of myofascial trigger points: a comparison. Arch Phys Med Rehabil 1997; 78: 957–960.

Hu JW, Sessle BJ, Raboisson P, Dallel R, Woda A. Stimulation of craniofacial muscle afferents induces prolonged facilitatory effects in trigeminal nociceptive brain-stem neurones. Pain 1992; 48: 53–60.

Jensen K, Norup M. Experimental pain in human temporal muscle induced by hypertonic saline, potassium and acidity. Cephalalgia 1992; 12: 101–106.

Joergensen TS, Henriksen M, Danneskiold-Samsoee B, Bliddal H, Graven-Nielsen T. Experimental knee pain evoke [sic] spreading hyperalgesia and facilitated temporal summation of pain. Pain Med 2013; 14: 874–883.

Johansen MK, Graven-Nielsen T, Olesen AS, Arendt-Nielsen L. Generalised muscular hyperalgesia in chronic whiplash syndrome. Pain 1999; 83: 229–234.

Kellgren JH. Observations on referred pain arising from muscle. Clin Sci 1938; 3: 175–190.

Kothari SF, Baad-Hansen L, Oono Y, Svensson P. Somatosensory assessment and conditioned pain modulation in temporomandibular disorders pain patients. Pain 2015; 156: 2545–2555.

Kuan TS, Hong CZ, Chen JT, Chen SM, Chien CH. The spinal cord connections of the myofascial trigger spots. Eur J Pain 2007; 11: 624–634.

Laursen RJ, Graven-Nielsen T, Jensen TS, Arendt-Nielsen L. Quantification of local and referred pain in humans induced by intramuscular electrical stimulation. Eur J Pain 1997; 1: 105–113.

Laursen RJ, Graven-Nielsen T, Jensen TS, Arendt-Nielsen L. The effect of compression and regional anaesthetic block on referred pain intensity in humans. Pain 1999; 80: 257–263.

Le Bars D, Menétrey D, Conseiller C, Besson JM. Depressive effects of morphine upon lamina V cells activities in the dorsal horn of the spinal cat. Brain Res 1975; 98: 261–277.

Li LT, Ge HY, Yue SW, Arendt-Nielsen L. Nociceptive and non-nociceptive hyper-sensitivity at latent myofascial trigger points. Clin J Pain 2009; 25: 132–137.

Maixner W, Fillingim R, Booker D, Sigurdsson A. Sensitivity of patients with painful temporomandibular disorders to experimentally evoked pain. Pain 1995; 63: 341–351.

Mense S. Algesic agents exciting muscle nociceptors. Exp Brain Res 2009; 196: 89–100

Mense S, Simons DG. Muscle Pain: Understanding its Nature, Diagnosis, and Treatment. Philadelphia, USA: Lippincott Williams & Wilkins; 2001.

Ness TJ, Gebhart GF. Visceral pain: A review of experimental studies. Pain 1990; 41: 167–234.

Ness TJ, Metcalf AM, Gebhart GF. A psychophysiological study in humans using phasic colonic distension as a noxious visceral stimulus. Pain 1990; 43: 377–386.

Neugebauer V, Schaible HG. Evidence for a central component in the sensitization of spinal neurons with joint input during development of acute arthritis in cat's knee. J Neurophysiol 1990; 64: 299–311.

Niddam DM. Brain manifestation and modulation of pain from myofascial trigger points. Curr Pain Headache Rep 2009; 13: 370–375.

Niddam DM, Chan RC, Lee SH, Yeh TC, Hsieh JC. Central representation of hyperalgesia from myofascial trigger point. Neuroimage 2008; 39: 1299–1306.

O'Neill S, Manniche C, Graven-Nielsen T, Arendt-Nielsen L. Generalized deep-tissue hyperalgesia in patients with chronic low-back pain. Eur J Pain 2007; 11: 415–420.

O'Neill S, Graven-Nielsen T, Manniche C, Arendt-Nielsen L. Ultrasound guided, painful electrical stimulation of lumbar facet joint structures: an experimental model of acute low back pain. Pain 2009; 144: 76–83.

Oono Y, Wang K, Baad-Hansen L, Futarmal S, Kohase H, Svensson P, Arendt-Nielsen L. Conditioned pain modulation in temporomandibular disorders (TMD) pain patients. Exp Brain Res 2014; 232: 3111–3119.

Park JW, Chung JW. Inflammatory cytokines and sleep disturbance in patients with temporomandibular disorders. J Oral Facial Pain Headache 2016; 30: 27–33.

Peck CC, Goulet JP, Lobbezoo F, et al. Expanding the taxonomy of the diagnostic criteria for temporomandibular disorders. J Oral Rehabil 2014; 41: 2–23.

Qerama E, Fuglsang-Frederiksen A, Kasch H, Bach FW, Jensen TS. Evoked pain in the motor endplate region of the brachial biceps muscle: an experimental study. Muscle Nerve 2004; 29: 393–400.

Sandrini G, Rossi P, Milanov I, Serrao M, Cecchini AP, Nappi G. Abnormal modulatory influence of diffuse noxious inhibitory controls in migraine and chronic tension-type headache patients. Cephalalgia 2006; 26: 782–789.

Sarlani E, Grace EG, Reynolds MA, Greenspan JD. Sex differences in temporal summation of pain and aftersensations following repetitive noxious mechanical stimulation. Pain 2004; 109: 115–123.

Schiffman E, Ohrbach R, Truelove E, et al. Diagnostic Criteria for Temporomandibular Disorders (DC/TMD) for Clinical and Research Applications: recommendations of the International RDC/TMD Consortium Network and Orofacial Pain Special Interest Group. J Oral Facial Pain Headache 2014; 28: 6–27.

Schmidt-Hansen PT, Svensson P, Jensen TS, Graven-Nielsen T, Bach FW. Patterns of experimentally induced pain in pericranial muscles. Cephalalgia 2006; 26: 568–577.

Schmidt-Hansen PT, Svensson P, Bendtsen L, Graven-Nielsen T, Bach FW. Increased muscle pain sensitivity in patients with tension-type headache. Pain 2007; 129: 113–121.

Schulte H, Graven-Nielsen T, Sollevi A, Jansson Y, Arendt-Nielsen L, Segerdahl M. Pharmacological modulation of experimental phasic and tonic muscle pain by morphine, alfentanil and ketamine in healthy volunteers. Acta Anaesthesiol Scand 2003; 47: 1020–1030.

Sessle BJ. Peripheral and central mechanisms of orofacial inflammatory pain. Int Rev Neurobiol 2011; 97: 179–206.

Sessle BJ, Hu JW, Amano N, Zhong G. Convergence of cutaneous, tooth pulp, visceral, neck and muscle afferents onto nociceptive and non-nociceptive neurones in trigeminal subnucleus caudalis (medullary dorsal horn) and its implications for referred pain. Pain 1986; 27: 219–235.

Shah JP, Phillips TM, Danoff JV, Gerber LH. An in vivo microanalytical technique for measuring the local biochemical milieu of human skeletal muscle. J Appl Physiol 2005; 99: 1977–1984.

Simons DG, Travell JG, Simons L. Myofascial Pain and Dysfunction: The Trigger Point Manual. Philadelphia, USA: Lippincott Williams & Wilkins; 1999.

Sowman PF, Wang K, Svensson P, Arendt-Nielsen L. Diffuse noxious inhibitory control evoked by tonic craniofacial pain in humans. Eur J Pain 2011; 15: 139–145.

Svensson P. Muscle pain in the head: overlap between temporomandibular disorders and tension-type headaches. Curr Opin Neurol 2007; 20: 320–325.

Svensson P, Graven-Nielsen T. Craniofacial muscle pain: review of mechanisms and clinical manifestations. J Orofac Pain 2001; 15: 117–145.

Svensson P, De Laat A, Graven-Nielsen T, Arendt-Nielsen L. Experimental jaw-muscle pain does not change heteronymous H-reflexes in the human temporalis muscle. Exp Brain Res 1998; 121: 311–318.

Svensson P, List T, Hector G. Analysis of stimulus-evoked pain in patients with myofascial temporomandibular pain disorders. Pain 2001; 92: 399–409.

Takahashi T, Kondoh T, Fukuda M, Yamazaki Y, Toyosaki T, Suzuki R. Proinflammatory cytokines detectable in synovial fluids from patients with temporomandibular disorders. Oral Surg Oral Med Oral Pathol Oral Radiol Endod 1998; 85: 135–141.

Takeuchi Y, Zeredo JL, Fujiyama R, Amagasa T, Toda K. Effects of experimentally induced inflammation on temporomandibular joint nociceptors in rats. Neurosci Lett 2004; 354: 172–174.

Wang K, Svensson P, Sessle BJ, Cairns BE, Arendt-Nielsen L. Painful conditioning stimuli of the craniofacial region evokes diffuse noxious inhibitory controls in men and women. J Orofac Pain 2010a; 24: 255–261.

Wang YH, Ding XL, Zhang Y, Chen J, Ge HY, Arendt-Nielsen L, Yue SW. Ischemic compression block attenuates mechanical hyperalgesia evoked from latent myofascial trigger points. Exp Brain Res 2010b; 202: 265–270.

Whitty CWM, Willison RG. Some aspects of referred pain. Lancet 1958; 2: 226–231.

Woolf CJ. Central sensitization: implications for the diagnosis and treatment of pain. Pain 2011; 152: S2-S15.

Wright EF. Referred craniofacial pain patterns in patients with temporomandibular disorder. J Am Dent Assoc 2000; 131: 1307–1315.

Xanthos DN, Sandkühler J. Neurogenic neuroinflammation: inflammatory CNS reactions in response to neuronal activity. Nat Rev Neurosci 2014; 15: 43–53.

Xie P, Qin B, Song G, et al. Microstructural abnormalities were found in brain gray matter from patients with chronic myofascial pain. Front Neuroanat 2016; 10: 122.

Yarnitsky D. Role of endogenous pain modulation in chronic pain mechanisms and treatment. Pain 2015; 156: S24-S31.

Yarnitsky D, Arendt-Nielsen L, Bouhassira D, et al. Recommendations on terminology and practice of psychophysical DNIC testing. Eur J Pain 2010; 14: 339.

You HJ, Lei J, Sui MY, Huang L, Tan YX, Tjølsen A, Arendt-Nielsen L. Endogenous descending modulation: spatiotemporal effect of dynamic imbalance between descending facilitation and inhibition of nociception. J Physiol 2010; 588: 4177–4188.

Zhao YJ, Liu Y, Zhao YH, Li Q, Zhang M, Chen YJ. Activation of satellite glial cells in the trigeminal ganglion contributes to masseter mechanical allodynia induced by restraint stress in rats. Neurosci Lett 2015; 602: 150–155.

第6章
颞下颌关节紊乱病的定量感觉测试

César Fernández-de-las-Peñas, Peter Svensson, Lars Arendt-Nielsen

TMD 中的敏化机制

TMD 是一个重要的临床健康问题，人们对周围和中枢敏化的认识提高了对 TMD 的认识、诊断和治疗。关于这两种机制的作用，目前仍有争论，二者很可能在 TMD 中相互关联，并在一定程度上促成了 TMD 的临床表现。

周围敏化是指外周伤害感受器对作用于其感受区域的刺激的反应性增强和阈值降低，主要特征是自发电活动的增加，对伤害性刺激的响应阈值降低，对相同伤害性刺激的响应增加和（或）感受区域增大。这适用于神经性疼痛（Meacham et al., 2017）、肌肉骨骼疼痛（Mense et al., 2001；Arendt Nielsen et al., 2011）和内脏疼痛（Gebhart & Bielefeldt，2016）。周围敏化的临床表现为损伤或疼痛区域的深层组织痛觉过敏，即对疼痛刺激的敏感性增加（Graven-Nielsen & Mense, 2001; Graven-Nielsen & Arendt-Nielsen, 2010）。多种递质对初级伤害感受性神经纤维有敏化作用。对肌肉伤害感受器特别有效的刺激物是动物体内（Mense et al., 2001）和人体内（Babenko et al., 1999）的内源性物质，如 P 物质、谷氨酸、缓激肽、5- 羟色胺、组胺和前列腺素。这些物质的释放会导致其他神经肽（如降钙素基因相关肽或神经激肽 A）从神经末梢逆向释放，从而降低 pH 值，并激活花生四烯酸级联反应（Mense et al., 2001）。事实上，在动物（Cairns et al., 2003）和人体（Cairns et al., 2007）颅面部的深层组织（例如咬肌或颞肌、颞下颌关节）的初级传入神经纤维中都发现了兴奋性氨基酸——谷氨酸。

中枢敏化是指由于兴奋（敏化）增强或疼痛抑制减弱，导致中枢神经系统（central nervous system, CNS）对疼痛刺激反应的增强。人体 CNS 的活动无法被直接记录，因此必须使用一些代表性指标。在外周伤害感受性疼痛存在的情况下，中枢敏化可以在几分钟内发生；然而，长期刺激能够诱导中枢神经系统的长期可塑性变化。有趣的是，这种敏化作用似乎也可以在几分钟内逆转。事实上，来自深层组织（肌肉）的伤害性传入比来自表层组织（皮肤）的传入可更有效地诱导后角神经元的长期变化（Wall & Woolf, 1984）。在中枢敏化过程中，后角受到伤害性刺激后过度兴奋，从而在远离疼痛起源的地方产生新的感受区域，这促进了骨骼肌肉动物模型中提到的牵涉痛的发生（Mense et al., 2001）。因此，中枢神经元感受区的产生或扩大解释了与深部组织损伤相关的潜在牵涉痛。在口面疼痛的情况下，需注意二级后角神经元已整合到三叉神经颈核尾侧，即三叉神经和颈神经传到脑干神经元上的汇聚点（Goadsby & Bartsch, 2010）。最近的一项研究发现，慢性 TMD 与髓质后角的变化及传入、传出的映射相关（Wilcox et al., 2015）。脊髓后角神经元的伤害感受性传到棘上神经组织，导致这些皮质神经元的兴奋性增加，中枢疼痛抑制减弱或后角伤害感受性传递的易化作用增强。棘上神经组织的敏化在临床上表现为远端无痛区的敏感性增强，即全身或广泛的痛觉超敏。

如前所述，中枢敏化是由于受到长时、持续的伤害感受性刺激或由疼痛抑制作用减弱引起，也就是说，动物体内的弥漫性伤害性抑制性控制（diffuse noxious inhibitory control, DNIC）受到损害，现在被称为条件性疼痛调节（conditioning pain modulation, CPM）。事实上，目前有证据证明疼痛易化作用增加和疼痛抑制作用降低均可增加人类慢性疼痛的易感性（Staud，2012）。躯体受到伤害感受性刺激时，CPM 的适当激活可通过促进暂时性痛觉减退来调节后角和棘上水平的 CNS 兴奋性。有证据表明，在涉及头部的几种疼痛中，CPM 的效率较低，例如 TMD（King et al., 2009）、紧张性头痛（Pielstickera et al., 2005）和偏头痛（Sandrini et al., 2006）。其他研究并未发现 TMD 患者和健康对照组之间的 CPM 存在差异（Kothari et al., 2015）。

最后，影像学技术有助于更好地理解中枢性疼痛（May, 2008）。不同的研究表明，TMD（Lin，2014）、紧张性头痛（Schmidt-Wilcke et al., 2005）和偏头痛（Kim et al., 2008）患者大脑的疼痛相关区域存在形态改变。事实上，与这些大脑变化的性质无关，慢性疼痛患者的共同特征是灰质减少，虽然不同组之间的确切位点不同，但在包括扣带回皮质、脑岛和背外侧前额皮质在内的一些区域似乎存在重叠（May, 2008）。在针对肌肉型 TMD 的研究中，Younger 等（2010）发现三叉神经 - 丘脑皮质通路的一些区域存在灰质体积的变化，且一些边缘区域的灰质体积有所增加。这些变化似乎与疼痛症状的强度和持续时间有关，它们可能是疼痛作用的结果（Apkarian et al., 2009）。

定量感觉测试

定量感觉测试（quantitative sensory testing,，QST）通常用于评估伤害性感受的增加或躯体感觉的减退，可以包括对振动、热、电和机械刺激的评估（Hansson et al., 2007）。尽管 QST 不是对任何特定疾病的诊断测试，但已证明可帮助诊断 TMD、口腔烧灼综合征或非典型牙痛（Svensson et al., 2011）。

有几种评估 QST 的方案。德国神经性疼痛研究联盟（German Research Network on Neuropathic Pain，DFNS）开发了一个标准化 QST 测试方案，用于测试感觉丧失（小 / 大神经纤维功能）、增强（痛觉过敏、痛觉超敏、痛觉过度）、皮肤或深部疼痛敏感性（Rolke et al., 2006a）。它是评估神经性疼痛状况的最佳方案，但对于评估深层结构疼痛则并非最佳选择。一般来说，QST 方案评估 1 名患者需要 30~60 分钟。该方案评估了所有初级神经纤维传入的躯体感觉功能。该方案可用于评估以下神经纤维。

- **Aβ 纤维**：利用机械性刺激检测 von-Frey 毛发和振动的阈值。
- **Aδ 纤维**：利用冷刺激检测阈值和针刺刺激检测机械性刺激的痛阈。
- **C 类神经纤维**：使用热刺激和热痛阈值检测。
- **Aδ 冷纤维**：利用存在反常性热感知。

QST 方案的检查者组内和组间的可靠性范围从可接受到极好（Geber et al., 2011），包括口面部区域（Pigg et al., 2010）。该测试内容可归纳如下（Rolke et al., 2006a）。

热阈值

热刺激检测阈值的定义为受试者感知到的第一个最轻微的温暖感觉，而冷刺激检测阈值的定义为受试者感知到的第一个最轻微的寒冷感觉。热痛阈值和冷痛阈值分别定义为感觉从热或冷变为热痛或冷痛的时刻。受试者被要求一旦感觉到温度的变化就按下按钮。

根据要测试的身体区域，使用不同的设备评估热阈值。对于口面部区域，口外区域的推荐测试接触面积为 4 cm^2，口内区域为 0.81cm^2（Pigg et al., 2010）。Jääskeläinen（2004）建议使用 9mm^2 的变温器（图 6.1）检查三叉神经的传导。通常计算每个区域中 3~5 个测试的平均值，并将其用于数据分析。若重复测量，至少间隔

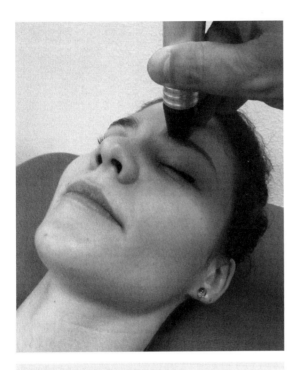

图 6.1 眶上切迹热阈值的评估

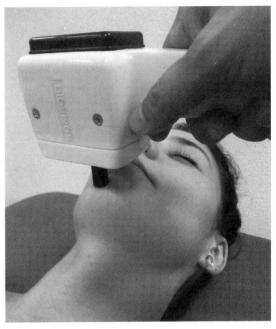

图 6.2 下颌振动阈值的评估

5 秒。反常性热感知也可以通过在检测热感觉阈限（冷热交替刺激的阈值的差异）的过程中询问受试者来评估（Rolke et al., 2006a）。

振动阈值

VIBRAMETER®（SOMEDIC，瑞典）是最常用于评估振动阈值的设备。振动刺激的振幅范围为 0.1~130μm，变化率为 0.5μm / s，操作过程中受试者需要闭上眼睛（图 6.2）。德国 QST 方案中的振动检测阈值仅包括振动消失阈值（Rolke et al., 2006a）。有几项研究同时使用了振动出现阈值和消失阈值。起始（出现）振幅定义为受试者能够感知振动刺激的振幅（μm），而偏移（消失）振幅定义为受试者不再感知振动感觉的振幅。两个阈值重复 3 次，然后各自计算平均值。利用起始振幅和偏移振幅的平均值计算振动阈值。

机械性刺激检测阈值

机械性刺激检测阈值通常使用纤毛机械性刺激针（Semmes Weinstein 单丝，圆形尖端，直径 0.5 mm）进行评估。纤维垂直于检测区域，缓慢施加压力，直到纤维弯曲（图 6.3）。刺激维持大约 1.5 秒，然后在 1.5 秒内缓慢去除。在测试过程中，要求受试者闭上眼睛，一旦感觉到测试区域有刺激物，应立即举起手。极限法是最常用的方法：用一系列上升和下降的刺激强度来确定不同的阈值。

机械性刺激痛阈

机械性刺激痛阈可使用具有固定刺激强度的定制加重针刺刺激器进行评估，这种刺激器可提供一组不同的针刺刺激（直径为 0.2mm）。

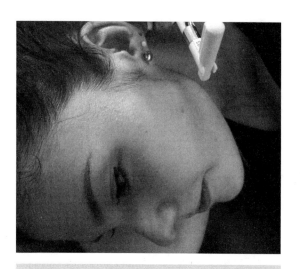

图 6.3　使用纤毛机械性刺激针评估咬肌机械性刺激检测阈值

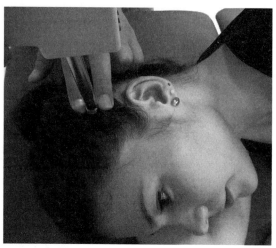

图 6.4　颞肌压痛阈值的评估

刺激器以 2 秒开启、2 秒关闭的频率运行，其压力递增，直到受试者第一次感觉到刺痛。最终阈值是 5 组上升和下降刺激的平均值。

压力疼痛敏感性

通常使用手持式压力痛觉计评估机械性疼痛敏感性（图 6.4）。一般评估不同的阈值：压痛阈值（pressure pain threshold, PPT）——产生疼痛的最低压力；压力耐受阈值（pressure tolerance threshold, PPTo）——可以承受的最大压痛。评估机械性疼痛敏感性的最常用方法是使用电子痛觉计（瑞典 SOMEDIC）。当受试者感觉从压力变为疼痛（PPT）或无法忍受更大压力（PPTo）时，按下停止按钮。通常计算 3 次测试的平均值。两次测量之间应有 30 秒的间隔时间，以避免出现时间总和效应。研究发现，该方法对咀嚼相关组织的机械性躯体感觉评估具有相当出色的重测信度（Costa et al., 2017）。

压力性痛觉计也可用于计算初始阶段疼痛的时间总和（Arendt-Nielsen & Graven-Nielsen, 2008）。为了获得时间总和，以固定的时间间隔

重复施加机械性刺激，例如以恒定强度的 1Hz 的预定频率重复 5 次。5 个连续刺激的强度逐渐增加，直到受试者在重复刺激过程中感觉到疼痛感增加为止。

定量感觉测试的注意事项

首先，不论种族（Komiyama et al., 2007）、评估部位（Matos et al., 2011）以及年龄（Rolke et al., 2006b），女性通常比男性对多种类型的 QST 更敏感。其次，年龄较大的受试者敏感性低于年龄较小的受试者（Rolke et al., 2006b; Blankenburg, 2010）。再次，种族可以决定对疼痛刺激的反应（Campbell et al., 2005），白色人种的阈值高于有色人种（Komiyama et al., 2007）。事实上，白色人种在三叉神经支配区域也表现出比日本裔更低的电感受性抑制反射阈值（Komiyama et al., 2009）。

最后，躯体不同区域的敏感性不同。多项研究表明，与手或足相比，面部对热和机械性刺激更敏感（阈值更低）（Rolke et al., 2006b; Blankenburg et al., 2010）。除此之外，面部和舌

头的敏感性比牙龈更高（Pigg et al., 2010）。有趣的是，三叉神经支配的不同区域，对不同刺激的疼痛敏感性也有所不同（Matos et al., 2011; Yekta et al., 2010）。Yang 等（2014）证明，躯体感觉变化具有区域和刺激依赖性，一些躯体区域对某些刺激更敏感，而其他区域对另外的刺激更敏感。影响位点敏感性的因素包括神经支配密度的差异、受体范围的重叠、与大脑距离有关的反应时间以及表皮厚度。

颞下颌关节紊乱病的定量感觉测试

QST 的使用有助于更好地了解口面部疼痛的机制。几项关于 TMD 和口面部疼痛患者不同 QST 的研究表明存在敏化机制（La Touche et al., 2017）。实际上，有 85% 的 TMD 患者表现出至少 1 种感觉异常（Kothari et al., 2015）。

有证据表明，TMD 患者同时存在周围和中枢敏化作用（详见本书第 4 章）。简言之，三叉神经支配区域内，特别是咀嚼肌中，存在压痛痛觉过敏（Maixner et al., 1998; Farella et al., 2000）。此外，TMD 的强度和持续时间与广泛的压痛超敏反应（Fernández-de-las-Peñas et al., 2009）或灰质变化（Younger et al., 2010）存在相关性。几项研究显示，TMD 患者表现出广泛的压痛超敏反应（Maixner et al., 1995; Svensson et al., 2001; Sarlani & Greenspan, 2003; Fernández-de-las-Peñas et al., 2009），意味着存在中枢敏化，但中枢敏化的程度在三叉神经区域似乎更高。事实上，一项目前最大的病例对照研究纳入了 185 名 TMD 患者和 1633 名健康对照，发现三叉神经和非三叉神经支配部位的 PPT 有明显差异（Greenspan et al., 2011）。此外，一些研究者提出了 PPTs 临界值，用于鉴别 TMD 和口面部疼痛患者（Cunha et al., 2014）。其他研究者提出在咬肌中使用持续的机械性疼痛敏化（在连续的测试过程中 PPTs 呈显著的线

性下降）来区分 TMD 患者和健康人（Quartana et al., 2015）。然而，尽管 PPTs 可作为持续性 TMD 在症状发作初期的适度预测指标，但其对 TMD 发生率的预测较差（Slade et al., 2014）。

重要的是，同时存在颈痛症状（Muñoz-García et al., 2017）、偏头痛（Pinto Fiamengui et al., 2013）或广泛症状（Chen et al., 2012），但无 TMD 相关头痛症状的患者，其三叉神经和三叉神经外区域的痛觉过敏更严重（Costa et al., 2016）。这可能与以下事实有关：慢性疼痛会导致明显的表型不同的疼痛综合征，具体取决于受影响的组织，这可能反映了中枢敏化的作用（Woolf, 2011）。一项研究表明，TMJ 关节疼痛患者和 OA 患者之间的疼痛特征（包括躯体感觉功能）存在显著差异，这反映了尽管二者表现出相似的敏化机制，但不同的口面部疼痛状况具有不同的疼痛机制（Kothari et al., 2016）。

一些研究称，肌筋膜 TMD 患者的咀嚼肌表现出异常的热阈值和热时间总和（Maixner et al., 1998; Fernández-de-las-Peñas et al., 2010a; Carvalho et al., 2016; Janal et al., 2016），而其他研究未发现这种差异（Svensson et al., 2001; Raphael, 2009）。热痛觉过敏也见于关节源性口面部疼痛患者（Park et al., 2010）。

最后，应该考虑到口面部疼痛患者的躯体感觉障碍是否具有异质性。Pfau 等（2009 年）根据纤维肌痛压痛点数，将 TMD 患者分为两个亚组，即敏感组和非敏感组。敏感组比非敏感组和对照组对压力和热刺激更敏感（Pfau et al., 2009）。这些作者认为，TMD 可能作为纤维肌痛的前体，与纤维肌痛在一个连续病变谱中共享相同的基础病理，说明慢性疼痛具有普遍的伤害性感受通路。使用体感特征对 TMD 疼痛患者的特定亚型进行识别可能有效，这可能对管理策略和预后产生潜在影响。需要进一步的研究来检验该建议，但必须强调的是，当前的知识和技术（关于 QST）必须能够允许此类前瞻性研究可真正促

进和优化 TMD 疼痛患者的护理。以下是 QST 在 TMD 疼痛中的临床应用的简要回顾。

临床应用

中枢敏化的临床鉴别

尽管 QST 研究表明，TMD 患者存在中枢敏化，但在临床环境中确定敏化机制对临床医师来说是一个挑战（Nijs et al., 2010）。事实上，中枢敏化的识别有助于确定一些治疗参数，如治疗干预的强度、幅度和频率，以及包括物理治疗、疼痛神经科学教育、认知行为治疗和运动在内的多种治疗的必要性（Nijs et al., 2014a）。临床医师主要关注的是没有明显的临床症状和（或）体征对中枢敏化具有很强的诊断价值，而且并非所有处于相同状况的患者都会表现出中枢敏化。有观点认为，中枢敏化的鉴别需要两个主要步骤：排除神经性疼痛以及区分伤害感受性疼痛和中枢敏化疼痛（Nijs et al., 2014b）。因此，在临床环境中，应基于一系列症状和体征确定敏化机制（Nijs et al., 2016）。

首先，临床病史提供了许多可能提示中枢敏化的线索。例如，对强光、声音或气味过敏，反常性热感知，痛觉过敏或痛觉超敏等，均与中枢敏化有关。不同的疼痛可能存在部分这种特征，这解释了为何 TMD 患者和紧张性头痛或偏头痛患者之间存在症状重叠（Svensson，2007）。事实上，较广泛的疼痛区域的存在与中枢敏化相关，至少膝骨关节炎患者的表现如此（Lluch-Girbés et al., 2016）。在敏感 TMD 患者中也可观察到更广泛的疼痛区域（Pfau et al., 2009）。

其次，TMD 患者的体格检查应包括有症状区和无症状区，以确定是否存在对触诊的普遍敏感性。一些观点认为，在触诊肌肉组织时出现的扩大的牵涉痛区域是中枢敏化的标志

（Graven Nielsen & Arendt Nielsen，2010）。一项研究发现，与健康对照组相比，肌痛型 TMD 患者的 TrPs 诱发的牵涉痛区域更大（Fernández-de-las-penias et al., 2010b）。

管理考量与中枢敏化

临床医师面临的挑战是如何为 TMD 患者选择合适的治疗方法，这些患者可能有不同的临床表现，与潜在的复杂伤害感受性疼痛机制有关。事实上，应当考虑周围和中枢敏化的表现来选择合适的多模式治疗策略（Nijs et al., 2010）。例如，临床中常可观察到，中枢敏化程度较低的患者仅需要较少的治疗即可获得较好的效果。

重要的是，在周围伤害感受性输入导致中枢敏化之前，通常需要一个持续的外周伤害感受性疼痛来源（Woolf, 2011）。因此，限制外周伤害性感受器传入刺激至关重要，早期治疗方案在理论上对预防中枢敏化至关重要（Arendt Nielsen et al., 2011）。

应根据主要敏化过程的临床鉴别（周围或中枢）确定治疗方案。针对那些由周围伤害感受性机制（周围敏化）介导的患者，可对出现症状的组织进行治疗，并进行适当的锻炼和功能活动。对于由中枢过程（中枢敏化）介导的患者，应鼓励其接受多模式的药理、物理和认知疗法。

此外，还应考虑在具有中枢敏化的患者中观察到的对运动的异常反应。在健康人群中，运动通常通过激活下行抑制机制来引起相关的痛觉减退。在表现出中枢敏化的口面部疼痛的患者中，运动可诱发痛觉过敏而非痛觉减退（Mohn et al., 2008）。目前的理论建议为减弱杏仁核（大脑的恐惧记忆中心）形成大脑回路，应在运动疗法中纳入分级暴露原则。医师的患者制订的运动疗法必须考虑到对疼痛神经科学的理解，包括中枢敏化机制（Nijs et al., 2015）。

结论

QST 的使用有助于更好地了解 TMD 和口面部疼痛患者的伤害性感受传导通路中功能的丧失和增强。TMD 中敏化机制的存在有助于医师判断 TMD 患者的临床预后和为患者制订治疗策略。一系列的症状和体征可以向临床医师提示口面部疼痛患者是否有存在中枢敏化的可能性。这些敏化过程的临床鉴定对于为患者提供正确的解释，并为其提供恰当的治疗至关重要。

本章参考文献

Apkarian AV, Baliki MN, Geha PY. Towards a theory of chronic pain. Prog Neurobiol 2009; 87: 81–97.

Arendt-Nielsen L, Graven-Nielsen T. Translational aspects of musculoskeletal pain: from animals to patients. In Graven-Nielsen T, Arendt-Nielsen L, Mense S (eds). Fundamentals of Musculoskeletal Pain. Seattle: IASP Press; 2008: 347–366.

Arendt-Nielsen L, Fernández-de-las-Peñas C, Graven-Nielsen T. Basic aspects of musculoskeletal pain: from acute to chronic pain. J Manual Manipul Ther 2011; 19: 186–193

Babenko VV, Graven-Nielsen T, Svensson P, Drewes AM, Jensen TS, Arendt-Nielsen L. Experimental human muscle pain induced by intramuscular injections of bradykinin, serotonin, and substance P. Eur J Pain 1999; 3: 93–102.

Blankenburg M, Boekens H, Hechler T, et al. Reference values for quantitative sensory testing in children and adolescents: developmental and gender differences of somatosensory perception. Pain 2010; 149: 76–88.

Cairns BE, Wang K, Hu JW, Sessle BJ, Arendt-Nielsen L, Svensson P. The effect of glutamate-evoked masseter muscle pain on the human jaw-stretch reflex differs in men and women. J Orofac Pain 2003; 17: 317–325.

Cairns BE, Dong X, Mann MK, Svensson P, Sessle BJ, Arendt-Nielsen L, McErlane KM. Systemic administration of monosodium glutamate elevates intramuscular glutamate levels and sensitizes rat masseter muscle afferent fibers. Pain 2007; 132: 33–41.

Campbell CM, Edwards RR, Fillingim RB. Ethnic differences in responses to multiple experimental pain stimuli. Pain 2005; 113: 20–26.

Carvalho GF, Chaves TC, Florencio LL, Dach F, Bigal ME, Bevilaqua-Grossi D. Reduced thermal threshold in patients with temporomandibular disorders. J Oral Rehabil 2016; 43: 401–408.

Chen H, Slade G, Lim PF, Miller V, Maixner W, Diatchenko L. Relationship between temporomandibular disorders, widespread palpation tenderness, and multiple pain conditions: a case-control study. J Pain 2012; 13: 1016–1027.

Costa YM, Porporatti AL, Stuginski-Barbosa J, Bonjardim LR, Speciali JG, Conti PC. Headache attributed to masticatory myofascial pain: impact on facial pain and pressure pain threshold. J Oral Rehabil 2016; 43: 161–168.

Costa YM, Morita-Neto O, de Araújo-Júnior EN, Sampaio FA, Conti PC, Bonjardim L. Test-retest reliability of quantitative sensory testing for mechanical somatosensory and pain modulation assessment of masticatory structures. J Oral Rehabil 2017; 44: 197–204.

Cunha CO, Pinto-Fiamengui LM, Castro AC, Lauris JR, Conti PC. Determination of a pressure pain threshold cut-off value for the diagnosis of temporomandibular joint arthralgia. J Oral Rehabil 2014; 41: 323–329.

Farella M, Michelotti A, Steenks MH, Romeo R, Cimino R, Bosman F. The diagnostic value of pressure algometry in myofascial pain of the jaw muscles. J Oral Rehabil 2000; 27: 9–14.

Fernández-de-las-Peñas C, Galán del Río F, Fernández Carnero J, Pesquera J, Arendt-Nielsen L, Svensson P. Bilateral widespread mechanical pain sensitivity in myofascial temporomandibular disorder: Evidence of impairment in central nociceptive processing. J Pain 2009; 10: 1170–1178.

Fernández-de-las-Peñas C, Galán-del-Río F, Ortega-Santiago R, Jiménez-García R, Arendt-Nielsen L, Svensson P. Bilateral thermal hyperalgesia in trigeminal and extra-trigeminal regions in patients with myofascial temporomandibular disorders. Exp Brain Res 2010a; 202: 171–179.

Fernández-de-las-Peñas C, Galán-del-Río F, Alonso-Blanco C, Jiménez-García R, Arendt-Nielsen L, Svensson P. Referred pain from muscle trigger points in the masticatory and neck-shoulder musculature in women with temporomandibular disorders. J Pain 2010b; 11: 1295–1304.

Geber C, Klein T, Azad S, et al. Test-retest and inter-observer reliability of quantitative sensory testing according to the protocol of the German Research Network on Neuropathic Pain (DFNS): a multi-centre study. Pain 2011; 152: 548–556.

Gebhart GF, Bielefeldt K. Physiology of visceral pain. Compr Physiol 2016; 6: 1609–1633.

Goadsby PJ, Bartsch T. The anatomy and physiology of the trigeminocervical complex. In Fernández-de-las-Peñas C, Arendt-Nielsen L, Gerwin RD (eds). Tension-Type and Cervicogenic Headache: Pathophysiology, Diagnosis, and Management. Boston: Jones & Bartlett Publishers; 2010: 109–116.

Graven-Nielsen T, Arendt-Nielsen L. Assessment of mechanisms in localized and widespread musculoskeletal pain. Nat Rev Rheumatol 2010; 6: 599–606.

Graven-Nielsen T, Mense S. The peripheral apparatus of muscle pain: evidence from animal and human studies. Clin J Pain 2001; 17: 2–10.

Greenspan JD, Slade GD, Bair E, et al. Pain sensitivity risk factors for chronic TMD: descriptive data and empirically identified domains from the OPPERA case control study. J Pain 2011; 12: T61–74.

Hansson P, Backonja M, Bouhassira D. Usefulness and limitations of quantitative sensory testing: clinical and research application in neuropathic pain states. Pain 2007; 129: 256–259.

Jääskeläinen SK. Clinical neurophysiology and quantitative sensory testing in the investigation of orofacial pain and sensory function. J Orofac Pain 2004; 18: 85–107.

Janal MN, Raphael KG, Cook DB, Sirois DA, Nemelivsky L, Staud R. Thermal temporal summation and decay of after-sensations in temporomandibular myofascial pain patients with and without comorbid fibromyalgia. J Pain Res 2016; 9: 641–652.

King CD, Wong F, Currie T, et al. Deficiency in endogenous modulation of prolonged heat pain in patients with irritable bowel syndrome and temporomandibular disorder Pain 2009; 143: 172–178.

Kim JH, Suh SI, Seol HY et al. Regional grey matter changes in patients with migraine: a voxel-based morphometry study. Cephalalgia 2008; 28: 598–604.

Komiyama O, Kawara M, De Laat A. Ethnic differences regarding tactile and pain thresholds in the trigeminal region. J Pain 2007; 8: 363–369.

Komiyama O, Wang K, Svensson P, Arendt-Nielsen L, Kawara M, De Laat A. Ethnic differences regarding sensory, pain, and reflex responses in the trigeminal region. Clin Neurophysiol 2009; 120: 384–389.

Kothari SF, Baad-Hansen L, Oono Y, Svensson P. Somatosensory assessment and conditioned pain modulation in temporomandibular disorders pain patients. Pain 2015; 156: 2545–2555.

Kothari SF, Baad-Hansen L, Hansen LB et al. Pain profiling of patients with temporomandibular joint arthralgia and osteoarthritis diagnosed with different imaging techniques. J Headache Pain 2016; 17: 61.

La Touche R, Paris-Alemany A, Hidalgo-Pérez A, López-de-Uralde-Villanueva I, Angulo-Diaz-Parreño S, Muñoz-García D. Evidence for central sensitization in patients with temporomandibular disorders: a systematic review and meta-analysis of observational studies. Pain Pract 2017, May 29 [Epub ahead of print].

Lin C. Brain signature of chronic orofacial pain: a systematic review and meta-analysis on neuroimaging research of trigeminal neuropathic pain and temporomandibular joint disorders. PLoS One 2014; 9: e94300.

Lluch-Girbés E, Dueñas L, Barbero M, Falla D, Baert IAC, Meeus M, Sánchez-Frutos J, Aguilella L, Nijs J. Expanded distribution of pain as a sign of central sensitization in individuals with symptomatic knee osteoarthritis. Phys Ther 2016; 96: 1196–1207.

Maixner W, Fillingim R, Booker D, Sigurdsson A. Sensitivity of patients with painful temporo-mandibular disorders to experimentally evoked pain. Pain 1995; 63: 341–351.

Maixner W, Fillingim R, Sigurdsson A, Kincaid S, Silva S. Sensitivity of patients with painful temporomandibular disorders to experimentally evoked pain: evidence for altered temporal summation of pain. Pain 1998; 76: 71–81.

Matos R, Wang K, Jensen JD, Jensen T, Neuman B, Svensson P, Arendt-Nielsen L. Quantitative sensory testing in the trigeminal region: site and gender differences. J Orofac Pain 2011; 25: 161–169.

May A. Chronic pain may change the structure of the brain. Pain 2008; 137: 7–15.

Meacham K, Shepherd A, Mohapatra DP, Haroutounian S. Neuropathic pain: central vs. peripheral mechanisms. Curr Pain Headache Rep 2017; 21: 28.

Mense S, Simons DG, Russell IJ. Muscle Pain: Understanding its Nature, Diagnosis and Treatment. Philadelphia: Lippincott, Williams & Wilkins; 2001.

Mohn C, Vassend O, Knardahl S. Experimental pain sensitivity in women with temporomandibular disorders and pain-free controls: the relationship to orofacial muscular contraction and cardiovascular responses. Clin J Pain 2008; 24: 343–352.

Muñoz-García D, López-de-Uralde-Villanueva I, Beltran-Alacreu H, La Touche R, Fernández-Carnero J. Patients with concomitant chronic neck pain and myofascial pain in masticatory muscles have more widespread pain and distal hyperalgesia than patients with only chronic neck pain. Pain Med 2017; 18: 526–537.

Nijs J, Van Houdenhove B, Oostendorp RA. Recognition of central sensitization in patients with musculoskeletal pain: application of pain neurophysiology in manual therapy practice. Man Ther 2010; 15: 135–141.

Nijs J, Malfliet A, Ickmans K, Baert I, Meeus M. Treatment of central sensitization in patients with unexplained chronic pain: an update. Expert Opin Pharmacother 2014a; 15: 1671–1683.

Nijs J, Torres-Cueco R, van Wilgen CP et al. Applying modern pain neuroscience in clinical practice: criteria for the classification of central sensitization pain. Pain Physician 2014b; 17: 447–457.

Nijs J, Lluch Girbés E, Lundberg M, Malfliet A, Sterling M. Exercise therapy for chronic musculoskeletal pain: Innovation by altering pain memories. Man Ther 2015; 20: 216–220.

Nijs J, Goubert D, Ickmans K. Recognition and treatment of central sensitization in chronic pain patients: not limited to specialized care. J Orthop Sports Phys Ther 2016; 46: 1024–1028.

Park JW, Clark GT, Kim YK, Chung JW. Analysis of thermal pain sensitivity and psychological profiles in different subgroups of TMD patients. Int J Oral Maxillofac Surg 2010; 39: 968–974.

Pfau DB, Rolke R, Treede RD, Daublaender M. Somato-sensory profiles in subgroups of patients with myogenic temporomandibular disorders and fibromyalgia syndrome. Pain 2009; 147: 72–83.

Pielstickera A, Haagc G, Zaudigh M, Lautenbachera S. Impairment of pain inhibition in chronic tension-type headache. Pain 2005; 118: 215–223.

Pigg M, Baad-Hansen L, Svensson P, Drangsholt M, List T. Reliability of intraoral quantitative sensory testing (QST). Pain 2010; 148: 220–226.

Pinto Fiamengui LM, Freitas de Carvalho JJ, Cunha CO, Bonjardim LR, Fiamengui Filho JF, Conti PC. The influence of myofascial temporomandibular disorder pain on the pressure pain threshold of women during a migraine attack. J Orofac Pain 2013; 27: 343–349.

Quartana PJ, Finan PH, Smith M. Evidence for sustained mechanical pain sensitization in women with chronic temporomandibular disorder versus healthy female participants. J Pain 2015; 16: 1127–1135.

Raphael KG. Temporal summation of heat pain in temporomandibular disorder patients. J Orofac Pain 2009; 23: 54–64.

Rolke R, Andrews Campbell K, Magerl W, Birklein F, Treede RD. Quantitative sensory testing: a comprehensive protocol for clinical trials. Eur J Pain 2006a; 10: 77–88.

Rolke R, Baron R, Maier C et al. Quantitative sensory testing in the German Research Network on Neuropathic Pain (DFNS): standardized protocol and reference values. Pain 2006b; 123: 231–243.

Sandrini G, Rossi P, Milanov L, Serrao M, Cecchini AP, Nappi G. Abnormal modulatory influence of diffuse noxious inhibitory controls in migraine and chronic tension-type headache patients. Cephalalgia 2006; 26: 782–789.

Sarlani E, Greenspan J. Evidence for generalized hyperalgesia in temporomandibular disorders patients. Pain 2003; 10: 221–226.

Schmidt-Wilcke T, Leinisch E, Straube A, Kampfe N, Draganski B, Diener HC, Bogdahn U, May A. Gray matter decrease in patients with chronic tension type headache. Neurology 2005; 65: 1483–1486.

Slade GD, Sanders AE, Ohrbach R, et al. Pressure pain thresholds fluctuate with, but do not usefully predict, the clinical course of painful temporomandibular disorder. Pain 2014; 155: 2134–2143.

Staud R. Abnormal endogenous pain modulation is a shared characteristic of many chronic pain conditions. Expert Rev Neurother 2012; 12: 577–585.

Svensson P. Muscle pain in the head: overlap between temporomandibular disorders and tension-type headaches Curr Opin Neurol 2007; 20: 320–325.

Svensson P, List T, Hector G. Analysis of stimulus-evoked pain in patients with myofascial temporomandibular pain disorders Pain 2001; 92: 399–409.

Svensson P, Baad-Hansen L, Pigg M et al. Guidelines and recommendations for assessment of somato-sensory function in orofacial pain conditions: a taskforce report. J Oral Rehabil 2011; 38: 366–394.

Wall PD, Woolf CJ. Muscle but not cutaneous C-afferent input produces prolonged increases in the excitability of the flexion reflex in the rat. J Physiol 1984; 356: 443–458.

Wilcox SL, Gustin SM, Macey PM, Peck CC, Murray GM, Henderson LA. Anatomical changes within the medullary dorsal horn in chronic temporomandibular disorder pain. Neuroimage 2015; 117: 258–266.

Woolf CJ. Central sensitization: implications for the diagnosis and treatment of pain. Pain 2011; 152: S2–15.

Yang G, Baad-Hansen L, Wang K, Xie QF, Svensson P. A study on variability of quantitative sensory testing in healthy participants and painful temporomandibular disorder patients. Somatosens Mot Res 2014; 31: 62–71.

Yekta SS, Smeets R, Stein JM, Ellrich J. Assessment of trigeminal nerve functions by quantitative sensory testing in patients and healthy volunteers. J Oral Maxillofac Surg 2010; 68: 2437–2451.

Younger JW, Shen YF, Goddard G, Mackey SC. Chronic myofascial temporomandibular pain is associated with neural abnormalities in the trigeminal and limbic systems. Pain 2010; 149: 222–228.

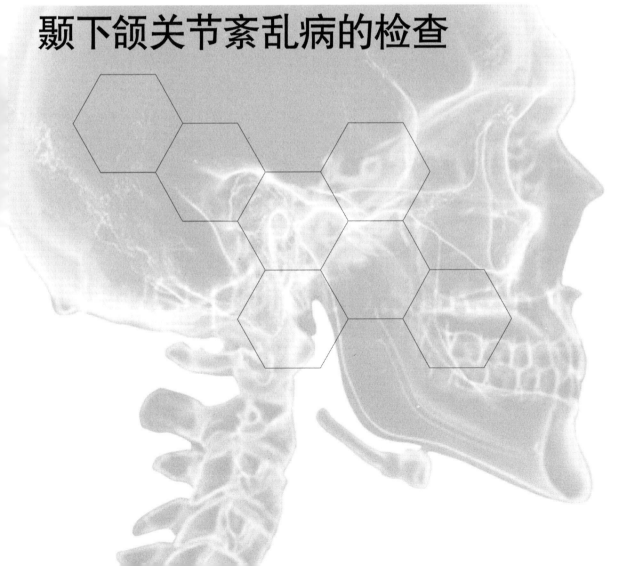

第2部分

颞下颌关节紊乱病的检查

第7章

颞下颌关节紊乱病和口面部疼痛的临床病史

Gary M. Heir, José L. de-la-Hoz

"排除一切不可能的因素，剩下的即使再不可思议，也是真实的答案。"

——Arthur Conan Doyle,1890

引言

在一系列无效治疗之后，临床医师经常被要求去推断引起口面部疼痛的潜在病因。口面部疼痛的鉴别诊断过程就像侦探小说中福尔摩斯断案时推演、归纳分析的过程。本章将以一个侦探可能采用的类似的高效方式来诊断复杂的慢性口面部疼痛。

诊断性侦查工作应遵循先获取事实、观察线索、处理信息，再得出初步结论的原则。现代医学教育之父、约翰·霍普金斯大学的创始人之一 William Osler（1849—1919）的箴言中包含了诊断模式的重要特征。他认为：

"观察、记录、制表、交流。运用你的五官。……学会看，学会听，学会感觉，学会嗅，你要明白只有通过这样的练习才可以使你成为专家。……聆听你的患者所说的话，诊断结果就在他所说的话里。"

（William Osler，引自 Bryan, 1997）

"我们必须收集线索，明确问题，对病例做出鉴别诊断，从而进行适当的治疗。没有准确的诊断，成功的治疗可能只有凭借好运气。"

（Weldon Bell，约 1980）

口面部疼痛的定义

IASP 将口面部疼痛定义为由局部结构疾病或紊乱、神经系统功能障碍或其他部位通过远距离牵涉引起的面部和（或）口腔的疼痛（IASP，2016）。

在世界许多地区，口面部疼痛的治疗是牙科的一个专业领域，在其他领域则是一个新兴的专业。口面部疼痛通常由经常面对疼痛患者的牙科医师进行诊断和治疗。尽管口面部疼痛大多数可能是牙源性的，但是仍有少数口面部疼痛是非牙源性的。因此，"显而易见的并非一定是真的"（Safire，时间不详）。在得到验证之前，不能仅因口面部疼痛的疼痛区域有牙齿，就假设两者之间有关系。不了解疼痛的病因和机制可能导致做出不准确的诊断、无效甚至有害的治疗，或者更严重的是做出其他方面的误诊。正确诊断和治疗牙源性或非牙源性口面部疼痛是牙科医师的责任。

对临床检查的正确认识

同行评议文献中关于口面部疼痛的流行病学、疼痛机制和病因的研究越来越多。安全、有效、具有循证依据的慢性颞下颌关节和口面部疼痛的诊断和治疗策略被广泛接受。随着人们越来越依赖于从网上获取信息，患者往往会得到大量的信息，不管这些信息当中有多少是准确的或者错误的，他们都会事先确信一个诊断，并对治疗有了预期。对此，我们必须保持警惕。无论是进行常规牙科检查还是全面的口面部疼痛评估，都要无一例外地检查体征和症状，寻找线索、观察患者，每一个患者都是这样的诊疗模式。对所有患者至少要进行筛查评估。

筛查评估

牙科保健提供者在为每位牙科患者做检查时有责任满足其最低的牙科保健要求。每一个新患者或复诊患者都应该接受TMDs和其他口面部疼痛的筛查作为全面口腔检查的一部分。这项检查将指导临床医师在必要时进行更全面的详细检查。理想情况下，筛查评估应包括一份有助于详细诊断的简短问卷，如TMD疼痛筛查表（表7.1），或附录7.1（国际RDC/TMD联盟，2013a）所示的诊断标准症状问卷。

体格检查应根据病史进行。详细的筛查检查见附录7.2（国际RDC/TMD联盟，2013b）。检查项目应包括下颌的主动和被动关节活动范围（range of motion，ROM）、侧向和前伸运动、张口偏歪或张口轨迹偏歪后回正、TMJs的触诊和听诊及咀嚼肌的触诊（浅层和深层的咬肌、颞肌）。如果发现任何异常情况，需进行更深入的检查。

全面检查

提供有效治疗的第一步是准确诊断。从鉴别诊断开始收集线索。在任何治疗进行之前，谨慎的临床医师都必须停下来去看和听。

意识到有问题的诊断习惯

经验丰富的医师在为患者做检查时会有惯性思维，当患者出现明显的临床症状时，有可能省略一些诊断步骤。然而，口面部疼痛相关疾病往往需要更深入的分析，以避免一些问题和陷阱。

1. 先入为主的惯性诊断

"如果你只有一把锤子，你就把一切都当作钉子来对待。"

——Mark Twain

在缺乏临床或影像学证据的情况下，如果我们习惯性认为口面部疼痛是牙源性的，许多

表7.1　TMD疼痛筛查表

1. 在过去的30天里，你的下颌（下巴）或太阳穴两侧的疼痛持续了多久？
   - A. 无痛
   - B. 有时疼痛
   - C. 疼痛一直存在

2. 在过去的30天里，你醒来的时候下巴是疼痛或僵硬的吗？
   - A. 否
   - B. 是

3. 在过去的30天，下面的活动是否改变了你的下巴或太阳穴两侧的疼痛（也就是说，好转或恶化）？
   - A. 咀嚼坚硬的食物
     - a. 否
     - b. 是
   - B. 张嘴或向前、向侧面移动下巴
     - a. 否
     - b. 是
   - C. 是否有以下下颌活动习惯，如咬牙、紧咬、磨牙或嚼口香糖
     - a. 否
     - b. 是
   - D. 其他下颌活动，如说话、接吻或打哈欠
     - a. 否
     - b. 是

第1~3A项为筛查表的短版本，第1~3D项为长版本。a选项为0分，b选项为1分，c选项为2分。

注：国际RDC/TMD联盟，2011。

三叉神经痛和丛集性头痛的患者就可能会接受不必要的牙髓治疗。

2. 不充分或过多的病史

慢性口面部疼痛患者通常有长达4~5年寻求缓解疼痛的经历，并为此花费了数千美元，

而且可能接受了多次无效的手术。作为医师一定要倾听患者诉说的故事。与患者详细讨论其问题是有治疗性意义的。很多时候，患者会说："没有人愿意听我说的。"但是，需更加关注与当前问题有关的既往历史和相关事实。收集过多、多余的数据可能与收集数据不充分一样不利于诊断。

3. "医生能思考，而机器不能。"（Weldon Bell, 1980）

有许多辅助诊断工具可用于测定和监测生理参数。辅助诊断工具可以提供一些通过病史和体格检查无法得知的信息。辅助诊断测试对于收集那些不易获得的数据、确认或推翻诊断，制订治疗计划是必不可少的。辅助诊断工具也适用于治疗无效的情况，在这种情况下，可能需要借助辅助诊断测试来重新思考诊断结果或改变治疗计划。任何诊断测试的结果都应与临床表现相关联，而不是当作独立的诊断工具。一定要考虑到所用诊断工具的敏感性和特异性。

4. 永远不要在信息不完整时做出决定

避免把第一个阳性结果作为问题的原因。一定要有完整的病史，并进行体格检查。基于不完整数据而过早得出结论会让人停止后续思考。

"在数据不足的情况下形成不成熟理论的诱惑是我们行业的祸根。"

——Arthur Conan Doyle, 1914

线索收集和病例分析

从看似简单到最复杂的病例，重要的信息必须进行整合。下面从看似简单到非常复杂的病例中提炼出的步骤推荐给每一个口面部疼痛患者。

1. 问卷

在初步评估之前，患者需要完成一般健康与口面部疼痛问卷。填写这份问卷的目的：首先，问卷可帮助患者充分描述自己的临床症状，

并有助于其回忆其他的特征或情况，这些特征或情况也许在患者回忆可能不知道的症状时发挥作用。同时，问卷也可以作为病史采集的指导。在患者初次就诊前就将问卷邮寄给患者，效果最好。若此方法无法实现，在面诊前可由前台提供该问卷给患者填写。投递问卷应在初次评估之前完成，这样患者可以在家中心无旁骛地完成问卷。

2. 患者观察

临床评估时应遵循以下步骤：

· 观察患者

· 获取准确而详细的病史

· 完成全面的体格检查

· 必要时进行恰当的辅助检查

· 做出鉴别诊断

· 实施有针对性且以目标为导向的治疗计划

病史

"若你有1个小时可以花在患者身上，那就花59分钟在病史上"。

——Weldon Bell, 约 1980

重要的是要认识到口面部疼痛患者特别是慢性口面部疼痛患者即使看上去不沮丧，也可能会因先前无效的治疗而失意，甚至抑郁。因而，与患者建立良好的关系显得至关重要。询问病史时与患者平视，观察其脸部形态和功能的不对称，问患者："我怎样才能帮你？你认为问题出在哪？"在这些接受诊疗的日子里，患者经常只匆匆忙忙地感到接受了体格检查，且几乎没有机会描述其症状或病史。即使只有几分钟也要给他表达的机会，从而表现出你的同理心而有助于今后的治疗。然而，专业人员必须控制就诊局面，避免太多可能混淆病史导致偏离主要目标的非相关细节，从而偏离主要目标。在做病史记录时要记住以下几个要点。

1. 主诉

即患者前来寻求就诊的主要症状或健康状况。让患者简短地陈述导致其来就诊的主要症状。为此，让患者知道描述寻求询诊的主要原因只是一个开始，患者的其余病情将在病史和检查中得到补充。

目的：明确患者寻求口面部疼痛的评估的原因是很重要的。主诉可能只有一个，而所有其他问题都是患者就诊的次要原因。次要原因应按严重程度列出并记录，并做出详细说明。

对主诉或慢性病做出的详细描述包含问题的发生时间、部位、持续时间、性质、强度、频率、诱因和改善因素、既往病史、既往治疗、既往和当前的药物治疗以及社会心理史回顾。

时间顺序

"告诉我，你的问题是怎么开始的？"让患者详细陈述自己的病程，而医师掌控着整个就诊过程。一般来说，应提出开放式问题，让患者提供更多信息。只允许回答"是"或"否"的封闭式问题可能会导致遗漏重要的细节。

目的：以确定问题是原发性的还是继发于其他疾病或损伤。

部位

"哪里疼？""疼痛的部位会有变化吗？""疼痛是分布在皮区还是非皮区？""是一侧还是双侧疼痛？"要求患者用一根手指或一只手来指出疼痛的确切部位，并描述疼痛的主要部位和出现放射性疼痛的可能区域。

目的：确定无特殊相关性的皮区疼痛或疼痛类型。这些信息可能有助于鉴别周围疼痛和中枢疼痛。

持续时间

"疼痛会持续多久？"

目的：确定是持续性还是间歇性疼痛非常重要。如果是持续性的，疼痛是否会逐渐减弱？剧烈疼痛会持续多久？假若是间歇性的，

每次的持续时间有多久？

需要考虑的问题："一整天都疼吗？""你睡觉的时候疼吗？""会疼醒吗？""你醒着的时候疼吗？""早上、晚上还是全天都会疼痛加重？"

目的：通过发作的持续时间来识别分类具有时间特征的症状。

性质

"描述你的痛苦？"口面部疼痛按来源可分为肌肉骨骼性、神经源性或神经血管源性，每一种疼痛都有其特有的性质。

· 骨骼肌肉性——典型的疼痛或酸痛刺激反应是分级的，且与疼痛呈正相关；可能与功能障碍有关。

· 神经源性——感觉变形：

感觉迟钝

痛觉超敏

痛觉过敏

痛觉减退等

· 血管源性——会有搏动或搏动成分

目的：帮助确定疼痛的系统或者来源。

强度

"你的疼痛有多强烈，或你的疼痛发作时有多强烈？"

目的：不同的疼痛障碍可能表现出不同的疼痛强度。评估疼痛强度、性质和持续时间有助于确定其来源。

这有助于提供明确的用药提示，如"轻度"表示不需要镇痛药，"中度"可能需要偶尔使用轻度镇痛药，而"严重"意味着患者需要反复使用强力镇痛药。

频率

"你的疼痛多久出现一次？""疼痛发作间隔多久？""如果你的疼痛是持续的，它会增强或减弱吗？"

目的：许多疼痛发作的持续时间和频率具

有特征性，有助于诊断。

诱因及改善因素

"在何种情况下你的疼痛会缓解或加重？"

需要考虑的问题：疼痛会因冷、热、关节相关的活动（如说话、打哈欠、紧咬）、触摸相关部位、体育锻炼、睡眠、天气变化、站立、躺下、压力、噪声大、疲劳或月经而加重或缓解吗？

目的：了解疼痛的影响因素，及过去无效的治疗或药物，通常这些有助于确定疼痛的来源或排除不可能的原因、关注可能的原因。

2. 既往史

了解患者当前的健康状况、既往的疾病或创伤史、之前的住院治疗记录以及至今的药物治疗记录是非常重要的。如果患者接受了针对当前主诉的治疗，则需要对其尝试过的治疗及其结果进行回顾，收集针对主诉所做出治疗的详细资料。可能适合的药物因以亚临床剂量给药或给药时间太短而没有任何效果；可能是患者不遵医嘱；可能其他形式的治疗没有得到适当的应用，如过度的物理治疗等。过去使用的一些药物可能会鉴别先前的诊断结果，例如使用治疗三叉神经痛的卡马西平，在给予了适当剂量的药物或治疗后，在相对应的时间段内没有效果，则诊断结果需再评估。此外，目前的药物可能会诱发或延续症状。例如，选择性5-羟色胺再摄取抑制药（SSRIs）可能诱发或加重夜磨牙症；5-羟色胺和去甲肾上腺素再摄取抑制药（SNRIs）与头痛有关；血管紧张素转换酶（ACE）抑制剂和胆固醇合成酶抑制剂可能导致肌肉和关节疼痛以及口腔烧灼感。详细的病史可能会提示哪些药物应该停用，而不是哪些药物可以添加。

系统回顾

系统回顾需要包含头部、耳、鼻或喉、心血管系统、呼吸系统、胃肠系统、泌尿生殖系统、骨骼肌肉系统、皮肤、内分泌系统、血液或免疫系统有关的任何先前或当前的主诉史。

心理社会史回顾

注意可能的心理掩饰。重要因素包括：

- 婚姻状况
- 家族遗传病或家族史
- 个人或职业生活的变化
- 性生活或药物使用史
- 紧咬牙、夜磨牙症、咬指甲等习惯
- 可能上瘾的行为，使用未经医生许可的处方药物，可能滥用药物的家庭成员等

阻塞性睡眠呼吸暂停的筛查

应检查患者是否：

- 打鼾
- 因喘息而多次从睡眠中醒来
- 睡眠延迟差
- 白天嗜睡

临床检查

临床检查的主要内容包括：

- 视诊
- 姿势评估
- 头部和颈部检查
- 颈部关节活动度
- 口腔检查
- 上半身肌肉触诊
- 下颌关节活动度
- 颞下颌关节杂音
- 颞下颌关节触诊与负荷评估
- 睡眠呼吸障碍筛查
- 脑神经筛查
- 神经系统筛查

视诊

临床检查从候诊室的视诊开始。患者如何坐、站和走动？当患者走入检查室时，观察其姿势、步态和平衡能力，是否有畸形步态，是偏向一侧还是另一侧呢？是否有不适或疼痛？有没有保护疼痛部位的动作？记录所有这些发现。

当患者坐在检查椅上后，眼睛平视患者，以观察其面部肤色和肌肉张力的对称性、肌肉抽搐活动和对称动作。在患者未察觉正式检查已在进行时，可以更好地观察到轻微的面神经无力或动眼神经对眨眼反射的影响。

神经系统筛查包含了患者的沟通能力。评估其造句及完整回答的能力。在收到答复之前，有必要重复几次问题，是否存在短期或长期记忆障碍？患者容易混淆吗？如果有脑卒中或其他颅内疾病史，在检查过程中可能需要一名家庭成员陪伴。

视诊的另一重要项目是患者的姿势和颈部关节活动度。在正式的检查中，观察患者如何站在候诊室、走到检查室，或坐在检查椅上，其提示了与骨骼肌肉疼痛或其他颅颈椎紊乱病相关的异常或保护性的上半身姿势或头部位置。观察头部是否处于前伸、侧弯和（或）旋转姿势，是否向颅后侧旋转？有一个小技巧，在与患者交谈时，医师可以从一边向另一边移动，迫使患者将头部左右转动。此时，患者没有意识到这是检查的一部分，头部可能会偏向一侧或另一侧，甚至为了更方便地将头部转向另一侧而将整个上半身转向另一侧。没有对本章颈椎关节活动范围受限的意义进行讨论，但其有助于临床评估的后期，这一观察可能非常有用。

口腔检查

患者坐下后，检查内容包含牙科评估。因为许多面部疼痛疾病是牙源性的。因此，必须进行一次完整的牙科检查。包括牙片（如有指征）、热测试、牙齿撞击测试等。在寻求非牙源性原因之前，须排除作为引起口面部疼痛主要原因的口腔病变。如果怀疑是牙体或牙周病，强烈建议使用诊断性的麻醉浸润或阻滞来鉴别原发性牙痛。

口腔检查还包括软组织评估，检查牙龈、舌腹面和舌背面，以及口腔底部和口腔黏膜是否有损伤、溃疡或感染。此外，在有睡眠障碍史的情况下，口腔黏膜有明显的白线、舌部有齿痕和 Mallampati 评分高的患者提示需要转介进行多导睡眠记录。

骨骼肌肉评估

头部、颈部和口面部的骨骼肌肉评估必须包括：

- 颞下颌关节
  - ▶触诊
    - ◆ 颞下颌关节
    - ◆ 咀嚼肌
  - ▶下颌关节活动范围
  - ▶听诊
- 姿势和颈部关节活动范围的评估
- 上半身肌肉评估

脑神经筛查

脑神经筛查对口面部疼痛患者具有必要性，因为神经病症或神经源性疼痛在口面部疼痛门诊患者中是第三常见的疾病。认知和记忆力检查被认为是上述检查的一部分。神经检查的机制不在本章的讨论范围内，但该检查是口面部疼痛评估所必需的，且完整的脑神经筛查应在2分钟内完成，若有异常发现需要转介进行进一步评估。

辅助检查

辅助检查应在充分的病史采集和彻底的临床检查之后。临床医师须根据患者的具体情况谨慎地对辅助检查进行个性化选择。选择辅助检查时要考虑其是否能为明确诊断和治疗计划提供必要的信息，包括：

- 影像学检查
- 血清学或遗传学检查
- 吲哚美辛试验
- 诊断性麻醉

诊断

诊断指通过疾病的外在症状和体征来识别疾病，包括对疾病或状况的潜在生理或生化原因的分析。为了能识别异常，临床医师必须清楚什么是正常的。

鉴别诊断

鉴别诊断是通过对两种或两种以上症状相似的疾病的临床表现进行系统比较和对比，以确定患者患的是何种疾病。

治疗

有效的治疗必须建立在准确诊断的基础之上。治疗应以证据为基础，并尽可能减少侵入性治疗，尤其是对 TMDs，往往倾向于保守治疗。须牢记的是，通常最好的治疗方法可能不是另一种药物或方案，而是知道什么时候不治疗，或者停止哪种治疗或药物。

依据采集到的病史确定疼痛的来源，可有效鉴别诊断和进行适当的治疗。如果疼痛不是牙源性的，口面部疼痛的另一个最常见的来源就是骨骼肌肉系统。

- 根据临床特征确定来源
- 倾听病史
- 观察肢体语言

- 考虑各种可能性
- 完善列表

目的：没有假设和证明，评估异常情况要基于正常表现。

病例报告

以下是一个通过连续收集分析数据和使用辅助检查进行鉴别诊断和治疗的合并神经病变和骨骼肌肉病变的病例报告示例。本病例中所采用的技术均可应用于每一位慢性口面部疼痛患者。

主要症状

患者为 43 岁男性，主诉为 #15~16 牙齿区慢性疼痛。从牙体牙髓科医师那里转入，"……呈现慢性疼痛或口面部疼痛。#14 牙齿的 X 线片提示了与其主诉不一致的腭部和颊根远侧的根管退行性改变，所以也不是典型的牙髓疼痛。"

既往史

既往史包括肾结石、30 年前曾确诊结核病，以及 5 年前左眼因受伤被摘除，并放入假体。

主诉或慢性病的详细描述

病程：在 15~16 岁时，患者感觉到钝性隐痛，并形容其"像牙痛"，是一种咀嚼时会加重的压力样的疼痛，但牙齿无任何触痛和热敏感，疼痛强度具有波动性并放射到太阳穴。这种疼痛一直相对稳定，直到大约 21 岁时，他做了 #14 牙齿的牙髓治疗，并进行了桩核冠修复后，疼痛短暂缓解，但没多久又开始疼痛了。在接下来的几年里，这位患者接受了"一段糟糕的牙科治疗"。大约 9 年前，他接受了 3 次牙髓手术，包括 #14 牙齿的复治，#15 和 #16 牙齿的牙髓治疗，但没有任何效果。第二年，他拔掉了 #15 和 #16 牙齿，依旧无任何效果。接下来是牙周序列治疗和咬合调整，这似乎减轻了症状，但仍然有持续的隐痛。在这次评估的两年前，他在 #14 和 #15 牙齿那里进行了一次植骨，症状依旧没有变化。有人告诉他，他在这个地方有外生骨瘤，"肿块"被切除了。但是经过这些治疗后，疼痛还是存在。

部位：左上颌，放射至太阳穴。

持续时间：一直都有。

频率：持续。

性质：像是牙痛的隐痛。

强度：3/10~9/10。

加剧因素：物理压力，息止位，紧张压力或疲劳，用舌头触碰该区域会引起疼痛。

改善因素：未知。

既往史：见上文。

过去的治疗：见上文。

过去和现在的药物治疗：患者没有服用任何药物，但他陈述，"多年来，我通常会在服用布洛芬之前咀嚼阿司匹林。"

心理社会史回顾：患者是有线电话接线员，已婚，有 2 个小孩。否认大量饮酒和服用非处方药。每天喝 3 杯含咖啡因的饮料，偶尔喝 1 杯啤酒或葡萄酒。

临床检查

视诊：患者看上去身体健康，乐观。他走进诊室时步态正常。面部的颜色、肌张力和功能是对称的，左眼由于放入假体而无法眨眼。

姿势评估：无姿势功能障碍。

头颈部检查：除左眼外，未见明显异常。

颈椎关节活动范围：无伸展、屈曲、侧屈或旋转受限。

口腔检查：临床检查发现患者的 #15 和 #16 牙齿已缺，除此之外，咬合完整稳定。患者牙齿存在 15% 的深覆盖，前牙磨耗，患者也证实其有夜磨牙症和紧咬牙。口腔内的其余所

有结构似乎在正常范围内，拔牙部位愈合良好。

下颌骨活动度：可平滑协调张口 55mm，侧向移动 12mm。

上身肌肉触诊：两侧轻度压痛，未出现放射状疼痛或再现熟悉的疼痛。

TMJ 杂音：左侧关节在张口中段出现弹响。

颞下颌关节触诊和按压：对咀嚼肌触诊评估，出现阳性结果且再现了患者熟悉的疼痛。按压左侧颞肌、深层咬肌及浅层咬肌的体部出现轻微疼痛，且患者的无牙区出现牵涉痛，从而再现主诉症状。颞下颌关节的触诊同样敏感，当被激惹时，产生与主诉相似的疼痛，但又并不完全一致。激惹翼内、外肌时同样会再现主诉中同样的疼痛症状。

睡眠呼吸障碍筛查：患者的 Epworth 嗜睡量表评分为 4 分，否认打鼾。Mallampati 评分是 2 分。颈围是 14.5 英寸（约 37cm）。未提示有睡眠呼吸障碍。

脑神经筛查：脑神经筛查评估发现，除位于左侧义眼区及口腔内的左上向后的区域的脑神经，其余所有脑神经均完好。这个特殊区域将在后面的临床检查部分中描述诊断测试时说明。

神经系统筛查：从面诊开始，包括了脑神经检查。未发现异常。

临床检查重点：检查拔牙区和多个手术区。例如，使用棉签的钝探头轻触使其产生类似痛觉超敏和坚硬压力的反应，本应只引起不适，但实际上发生比预期更严重的符合痛觉过敏的疼痛反应。沿着先前手术瘢痕的触诊产生了尖锐的、刺痛的放电样疼痛，这与蒂内尔（Tinel）征（神经干叩击征）所检测到的疼痛一致，蒂内尔征代表沿着瘢痕组织可能有小神经瘤形成。

辅助检查

采用诊断性浸润麻醉法将疼痛来源剔除。

在痛觉区注射少量镇痛药，消除了放射至左后部上方区域的持续性疼痛。但对咬肌和颞肌的疼痛无效。

鉴别诊断

- 左上区域的创伤后三叉神经病变。
- 左侧咀嚼肌肌筋膜疼痛。

治疗

- 重复注射地塞米松 4mg/ml。
- 使用口腔内矫正器，以保护牙列免受磨牙症的影响，并结合物理疗法，以促进咀嚼肌筋膜疼痛的治疗。

治疗结果

神经性疼痛减轻至 0/10，肌筋膜疼痛在 4 周内减轻至 1/10~2/10。

总结

有人建议将诊断过程与严格的检测技术进行比较，但这并不是一个新概念。"观察、记录、制表、交流。运用你的五官，学会看，学会听，学会感觉，学会嗅，你要明白只有通过这样的练习才可以使你成为专家。"（Bryan 引自 William Osler, 1997）。要坚信患者可能合并有多种疾病。特别是在人口老龄化的情况下，我们将看到有许多合并有多种疾病的患者可能会同时服用多种药物。成功的侦探和优秀的临床医师都会对线索进行分类，整理时间线，结合或丢弃某些事实，并得出结论。侦探解开谜团，熟练的临床医师则以类似方式对患者做出诊断。

总之，如果面部疼痛的牙源性因素不明显，则不应在进行全面评估并做出诊断之前进行牙科治疗，因为口面部疼痛这种牙科病理学表象可能是某些恶性疾病的征兆。在准确诊断的基础上谨慎地制订治疗计划。

附录 7.1

TMDs 诊断标准症状问卷		
患者姓名：　　　　　　　　　　　　　　　　日期：□□□□ 年 □□ 月 □□ 日		
疼痛 1. 你的下颌、太阳穴、耳或双侧耳前区有过疼痛吗？ 　如果本题答案否，请跳到问题 5		否　是 □　□
2. 你的下颌、太阳穴、耳或耳前区是几年还是几个月前开始出现疼痛？		□□年　□□月
3. 在过去的 30 天里，以下哪一项最能描述你的颌骨、太阳穴、耳或双侧耳前区的疼痛？ 　单选 1 个答案 　如果本题答案为无疼痛，请跳到问题 5		□无疼痛 □有时疼痛 □总是痛

4. 在过去的 30 天里，以下活动是否会改变你下颌、太阳穴、耳或双侧耳前区的
疼痛（即好转或恶化）？

	是	否
A. 咀嚼坚硬的食物	☐	☐
B. 张口，或者下颌向前或侧面移动	☐	☐
C. 诸如紧咬牙、磨牙或嚼口香糖等习惯	☐	☐
D. 其他下颌活动，如说话、接吻或打哈欠	☐	☐

头痛

5. 在过去的 30 天里，你有没有头痛（包括太阳穴）？

　　如果本题答案为否，请跳到问题 8

是	否
☐	☐

6. 你的太阳穴处的疼痛是多久前开始的？　　☐☐年　☐☐月

7. 在过去的 30 天里，以下活动是否会改变你两侧太阳穴处的疼痛（即好转或
恶化）？

	是	否
	☐	☐
A. 咀嚼坚硬的食物	☐	☐
B. 张口，或者下颌向前或侧面移动	☐	☐
C. 诸如紧咬牙、磨牙或嚼口香糖等习惯	☐	☐
D. 其他下颌活动，如说话、接吻或打哈欠		

关节杂音

	是	否	医生专用		
			左	右	不知道
8. 在过去的 30 天里，当你活动或使用你的下颌时，你有没有任何下颌关节的杂音？	☐	☐	☐	☐	☐

下颌闭口绞锁

	是	否	左	右	不知道
9. 你的下颌有没有卡住或锁住，以至于无法张口过，哪怕只是一小会儿？ 　　**如果本题答案为否，请跳到问题 13**	☐	☐	☐	☐	☐
10. 你的下颌卡住的情况是否严重到限制你张口和进食？	☐	☐	☐	☐	☐
11. 在过去的 30 天里，你的下颌是不是出现过卡住以至于不能张口，哪怕只是一小会儿，然后下巴又松解可以张口？ 　　**如果本题答案为否，请跳到问题 13**	☐	☐	☐	☐	☐
12. 你的下颌现在是卡住的或是受限的，以至于你的下颌用各种方法都无法张开？	☐	☐	☐	☐	☐

下颌张口绞锁

	是	否	左	右	不知道
13. 在过去的 30 天里，当你张大口时，你的下颌是不是有一瞬间被卡住了，以至于你无法从这个张口位把嘴闭起来？ 　　**如果本题答案为否，可以结束答题**	☐	☐	☐	☐	☐
14. 在过去的 30 天里，当你的下颌在张口时卡住，你是否需要做一些事情来让它闭上，包括休息、活动或侧移下颌？	☐	☐	☐	☐	☐

附录 7.2

DC/TMD 检查表

患者姓名　　　　　　　　检查者　　　　　　　　检查日期 □□□□□□□□

1A. 疼痛部位：最近 30 天内（适用于所有选项）

右侧疼痛	左侧疼痛
□无　□颞肌　□其他咀嚼肌　□非咀嚼结构 □咬肌　□TMJ	□无　□颞肌　□其他咀嚼肌　□非咀嚼结构 □咬肌　□TMJ

1B. 头痛部位：最近 30 天内（适用于所有选项）

右侧	左侧
□无　□颞部　□其他	□无　□颞部　□其他

2. 咬合关系　　参考牙位　□FDI#11　□FDI#21　□其他

水平的	垂直的	中线　左　右　N/A
深覆合　□如果阳性，□□mm	深覆合　□如果阳性，□□mm	偏斜　□　□　□□mm

3. 张口模式（补充；适用于所有选项） □直　□偏斜修正　　偏斜未修正　右□　左□

4. 张口动作

		右侧	疼痛	常见的疼痛	常见的头痛	左侧	疼痛	常见的疼痛	常见的头痛
A. 无痛张口度	□□mm	颞肌	Y N	Y N	Y N	颞肌	Y N	Y N	Y N
		咬肌	Y N	Y N		咬肌	Y N	Y N	
B. 无辅助最大张口度	□□mm	其他咀嚼肌	Y N	Y N		其他咀嚼肌	Y N	Y N	
		TMJ	Y N	Y N		TMJ	Y N	Y N	
		非咀嚼结构	Y N	Y N		非咀嚼结构	Y N	Y N	
		颞肌	Y N	Y N	Y N	颞肌	Y N	Y N	Y N
		咬肌	Y N	Y N		咬肌	Y N	Y N	
C. 辅助下最大张口度	□□mm	其他咀嚼肌	Y N	Y N		其他咀嚼肌	Y N	Y N	
		TMJ	Y N	Y N		TMJ	Y N	Y N	
D. 张口终末端?	Y N	非咀嚼结构	Y N	Y N		非咀嚼结构	Y N	Y N	

5. 侧向和前伸动作

		右侧	疼痛	常见的疼痛	常见的头痛	左侧	疼痛	常见的疼痛	常见的头痛
		颞肌	Y N	Y N		颞肌	Y N	Y N	
		咬肌	Y N	Y N		咬肌	Y N	Y N	
A. 向右侧	□□mm	其他咀嚼肌	Y N	Y N		其他咀嚼肌	Y N	Y N	
		TMJ	Y N	Y N		TMJ	Y N	Y N	
		非咀嚼结构	Y N	Y N		非咀嚼结构	Y N	Y N	

			左侧				右侧		
B. 向左侧	□□ mm	颞肌	Y|N	Y|N	Y|N	颞肌	Y|N	Y|N	Y|N
		咬肌	Y|N	Y|N		咬肌	Y|N	Y|N	
		其他咀嚼肌	Y|N	Y|N		其他咀嚼肌	Y|N	Y|N	
		TMJ	Y|N	Y|N		TMJ	Y|N	Y|N	
		非咀嚼结构	Y|N	Y|N		非咀嚼结构	Y|N	Y|N	
C. 前伸	□□ mm	颞肌	Y|N	Y|N	Y|N	颞肌	Y|N	Y|N	Y|N
□ 如果阴性		咬肌	Y|N	Y|N		咬肌	Y|N	Y|N	
		其他咀嚼肌	Y|N	Y|N		其他咀嚼肌	Y|N	Y|N	
		TMJ	Y|N	Y|N		TMJ	Y|N	Y|N	
		非咀嚼结构	Y|N	Y|N		非咀嚼结构	Y|N	Y|N	

6. 张闭口时的 TMJ 杂音

右 TMJ						左 TMJ				
	检查者 张口	检查者 闭口	患者	弹响伴随疼痛	常见的疼痛		检查者 张口	检查者 闭口	患者	弹响伴随疼痛	常见的疼痛
弹响	Y|N	Y|N	Y|N ➡	Y|N	Y|N	弹响	Y|N	Y|N	Y|N ➡	Y|N	Y|N
捻发音	Y|N	Y|N	Y|N			捻发音	Y|N	Y|N	Y|N		

7. 侧向和前伸活动时的 TMJ 杂音

右 TMJ						左 TMJ				
	检查者 张口	检查者 闭口	患者	弹响伴随疼痛	常见的疼痛		检查者 张口	检查者 闭口	患者	弹响伴随疼痛	常见的疼痛
弹响	Y|N	Y|N	Y|N ➡	Y|N	Y|N	弹响	Y|N	Y|N	Y|N ➡	Y|N	Y|N
捻发音	Y|N	Y|N	Y|N			捻发音	Y|N	Y|N	Y|N		

8. 关节绞锁

右 TMJ		减轻		左 TMJ		减轻	
	绞锁	患者	检查者		绞锁	患者	检查者
张口过程	Y|N	Y|N	Y|N	张口过程	Y|N	Y|N	Y|N
张口末端	Y|N	Y|N	Y|N	张口末端	Y|N	Y|N	Y|N

9. 肌肉和 TMJ 疼痛的触诊

右 1kg	疼痛	常见的疼痛	常见头痛	牵涉痛	左 1kg	疼痛	常见疼痛	常见头痛	牵涉痛
颞肌（后）	Y N	Y N	Y N	Y N	颞肌（后）	Y N	Y N	Y N	Y N
颞肌（中）	Y N	Y N	Y N	Y N	颞肌（中）	Y N	Y N	Y N	Y N
颞肌（前）	Y N	Y N	Y N	Y N	颞肌（前）	Y N	Y N	Y N	Y N
咬肌（起点）	Y N	Y N		Y N	咬肌（起点）	Y N	Y N		Y N
咬肌（体部）	Y N			Y N	咬肌（体部）	Y N			Y N
咬肌（止点）	Y N	Y N		Y N	咬肌（止点）	Y N	Y N		Y N

TMJ	疼痛	常见疼痛	牵涉痛	TMJ	疼痛	常见疼痛	牵涉痛
关节侧面（0.5kg）	Y N		Y N	关节侧面（0.5kg）	Y N		Y N
关节周围（1kg）	Y N	Y N	Y N	关节周围（1kg）	Y N	Y N	Y N

10. 辅助肌群疼痛的触诊

右	疼痛	常见疼痛	牵涉痛	左	疼痛	常见疼痛	牵涉痛
下颌后区	Y N	Y N	Y N	下颌后区	Y N	Y N	Y N
颌下区	Y N	Y N	Y N	颌下区	Y N	Y N	Y N
翼外肌区	Y N	Y N	Y N	翼外肌区	Y N	Y N	Y N
颞肌肌腱	Y N	Y N	Y N	颞肌肌腱	Y N	Y N	Y N

11. 诊断

疼痛	右侧 TMJ 紊乱病	左侧 TMJ 紊乱病
□无	□无	□无
□肌痛	□关节盘移位（选以下一项）	□关节盘移位（选以下一项）
□肌筋膜疼痛及牵涉痛	□可复位	□可复位
□右关节痛	□可复位，间断绞锁	□可复位，间断绞锁
□左关节痛	□不可复位，张口受限	□不可复位，张口受限
□TMD 相关性头痛	□不可复位，不伴随张口受限	□不可复位，不伴随张口受限
□	□退行性关节病	□退行性关节病
□	□脱位	□脱位

本章参考文献

Bell W. Private communication with author, circa 1980.

Bryan CS. Osler: Inspirations from a Great Physician. New York & London: Oxford University Press, 1997.

Doyle AC. The Sign of the Four, 1890.

Doyle AC. The Strand Magazine, London, September 1914 and May 1915.

International Association for the study of pain (IASP), orofacial pain special interest group 2016 Available: https://www.iasp-pain.org/SIG/OrofacialHeadPain [Oct 8, 2017].

International RDC/TMD Consortium Network. TMD pain screener, 2011. Available: https://ubwp.buffalo.edu/rdc-tmdinternational/wp-content/uploads/sites/58/2017/01/TMD-Pain-Screener_revised-10Aug2011.pdf [Oct 8, 2017].

International RDC/TMD Consortium Network. Diagnostic criteria for temporomandibular disorders: symptom questionnaire, 2013a. Available: https://ubwp.buffalo.edu/rdc-tmdinternational/wp-content/uploads/sites/58/2017/01/DC-TMD_SQ_shortform_2013-05-12.pdf [Oct 1, 2017].

International RDC/TMD Consortium Network. Clinical examination form, 2013b. Available: https://ubwp.buffalo.edu/rdc-tmdinternational/wp-content/uploads/sites/58/2017/01/DC-TMD_examform_international_2013-05-12.pdf [Oct 1, 2017].

Safire: William Safire, American author 1929–2009 [n.d.].

第8章

颞下颌关节与咀嚼肌的临床检查

Mariano Rocabado, César Fernández-de-las-Peñas

颞下颌关节的徒手检查

下颌活动度

TMJ 的临床检查从患者的病史（见第7章）、访谈、活动度检查和关节弹响的评估开始。进行下颌活动度评估，包括无辅助无疼痛张口度（未感觉到疼痛）、无辅助最大张口度（感觉疼痛）、经辅助最大张口度（张口末医生施以使患者感觉到疼痛的压力）、侧向偏移和下颌前伸，并评估下颌运动的幅度和质量。无疼痛无辅助张口度（标准值）为 35 mm 或 40 mm，侧向偏移为 7 mm（Schiffman et al.,2014）。临床医师应注意，下颌骨的运动范围与年龄相关，因此标准值往往较低（Hassel et al.,2006 年）。依据运动的不同，下颌活动度的评估内在信度从中等信度（ICC:0.6）到极好信度（ICC:0.90）不等（de Wijer et al., 1995 年；List et al., 2006 年），且有疼痛的下颌运动的评估信度较低（k:0.47~0.59）。临床医师可以使用运动轨迹图记录下颌运动的幅度和质量（图 8.1A）。事实上，还应评估下颌在主动张口过程中侧偏。下颌的侧偏可发生在张口运动的末段，且无法自行纠正（图 8.1B），也可以发生在运动的中间段，但在随后的运动过程中可自行纠正（图8.1C）。张口运动时应按 4∶1 的比例进行：下颌每侧偏 1mm，对侧关节处应有 4mm 的张口。

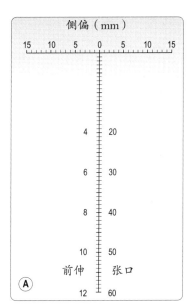
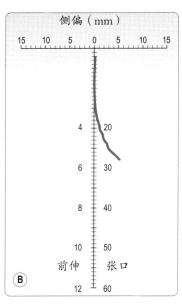
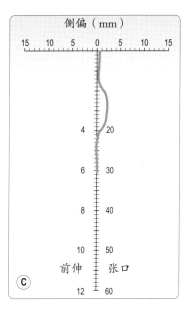

图 8.1　下颌活动的运动轨迹图。（A）评估下颌活动的运动轨迹图；（B）张口受限于 30mm，且张口中段至张口末伴有侧偏的运动轨迹图；（C）张口受限于 30mm，且张口中段开始伴有偏斜，至张口末时偏斜自行纠正的运动轨迹图

颞下颌关节的弹响

另一重要的评估标准是是否出现 TMJ 弹响，也就是在张口、闭口、同侧侧偏、对侧侧偏、下颌前伸时出现的关节弹响，或者以下颌前伸位张口时交互性弹响消失。TMJ 交互性弹响是可复性关节盘移位的指征，在张、闭口时关节盘会返回或滑出原来的位置，引起张口和（或）闭口弹响。TMJ 弹响识别的信度从一般（κ：0.40）到良好（κ：0.70）不等（List et al., 2006）。Hassel 等（2006）的报告指出，在张口和（或）闭口时，TMJ 弹响的一致性总体占比为 83%，侧偏时为 65%，前伸时为 76%。其他作者也报告了 TMJ 弹响检查的信度良好（κ：>0.75）（Gallo et al., 2000）。有趣的是 TMJ 弹响与年龄无关（Hassel et al., 2006）。Huddleston Slater 等（2004）报道称，临床发现存在 TMJ 弹响对于识别关节紊乱病有极好的信度（κ：0.86），尤其是评估时。

颞下颌关节的压迫（超压）试验

临床医师可以在评估下颌活动度时增加施加于 TMJ 的压力。事实上，可以施加不同方向的压力（向颅侧、背侧、颅背侧）（图 8.2）。施加过大的压力会使关节盘和 TMJ 超负荷，刺激伤害性感受器，并且使组织呈现易激惹状态。例如关节盘后区组织对持续施加的压力具有高度敏感性（Langendenen et al., 1997）。de Wijer 等（1995）报道了对 TMD 疼痛患者进行压迫试验的检查者间的信度（κ：0.60）。

颞下颌关节的触诊

TMJ 的触诊可能是最有价值的临床检查（Sipilä et al., 2011）。创伤后应激障碍（Uhac et al., 2011）和类风湿关节炎（Witulski et al., 2014 年）患者中，TMJ 触诊引起的局部疼痛的患病率分别为 58% 和 45%。在这些患者中，

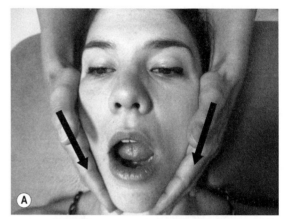
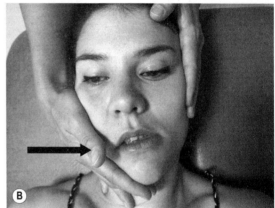
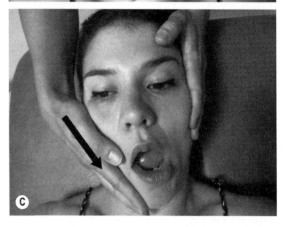

图 8.2 颞下颌关节的压迫（超压）试验。（A）下颌张口时施加超压；（B）侧偏时施加超压；（C）组合动作时施加超压

40% 的患者最敏感的区域是 TMJ 盘后区（Uhac et al., 2011 年；Witulski et al., 2014）。事实上，1993~2003 年，TMJ 盘后区触诊诱发疼痛的患病率在增加（Kóhler et al., 2013 年）。值得注意的是 TMJ 触诊疼痛与老年患者 TMD 的严重程度具有显著相关性（Camacho et al., 2014）。

在触诊时施加压力的大小以及持续时间对手法触诊很重要，尤其是关节非常敏感的关节源性 TMD 患者（Benoliel & Sharav，2009）。Cunha 等（2014）在 TMJ 触诊中施加 133.4kPa 的压力时，发现中重度 TMJ 疼痛患者具有 89.7% 的特异性和 70% 的敏感性，该值被认定为诊断中重度 TMJ 疼痛最合适的阈值，触诊时压迫的持续时间还未确定。

为了解关节炎性疼痛的情况，应对 TMJ 进行完整的触诊。Rocabado 提供了一份最常用的 TMJ 触诊方案（图 8.3）。该方案包括触诊 5 个结缔组织结构和 3 条韧带、盘后区下板和盘后区组织的手法测试操作。进行 TMJ 的触诊时，患者采取仰卧位，头部稍微转向医师对侧，嘴微微张开（10mm）且下颌轻微前伸。在这个位置，医师可以触摸到 TMJ 的前下滑膜区（图 8.4A）、前上滑膜区（图 8.4B）、TMJ 副韧带（图 8.4C）、后下滑膜区（图 8.4D）和后上滑膜区（图 8.4E）。

因为颞下颌韧带是致密的结缔组织（Cuccia et al., 2011），所以需要手法操作评估其激惹性。医师将一只手的拇指放在下颌最后一颗磨牙的牙上，示指放在下颌的下部。另一只手固定患者的头部，示指和中指触诊韧带（见图 11.7），通过拇指施加一个向后下的压力（图 8.5）。

盘后区组织附着于关节盘的后部，分为两层：上层附着于颞骨鳞骨裂，由弹性纤维组织构成；下层附着于下颌骨髁突的后部，由非弹性胶原纤维组成。两层之间的间隙内有丰富的血管和神经组织（Langendoen et al., 1997）。TMJ 后半部分和盘后区组织受游离神经末梢的广泛支配（Langenden et al., 1997）。据观察，异常的 TMJ 的盘后区组织信号强度较高，提示组织内血管增多（Lee &Yoon, 2009）。因此，盘后区

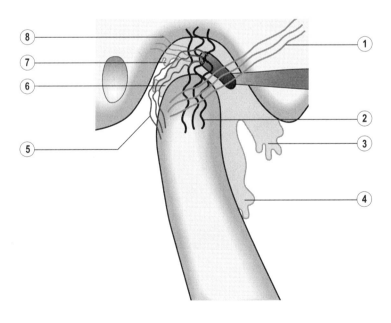

图 8.3　由 Rocabado 提出的徒手检查 TMJ 易激惹性的解剖点（© Mariano Rocabado）
①颞下颌韧带
②TMJ 副韧带
③前上滑膜区
④前下滑膜区
⑤盘后区下板
⑥后下滑膜区
⑦后上滑膜区
⑧盘后区组织

I

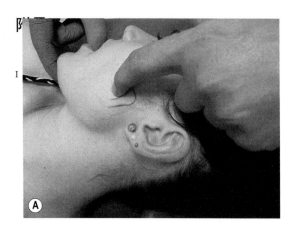
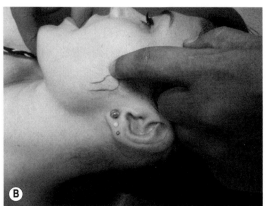
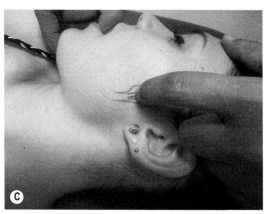
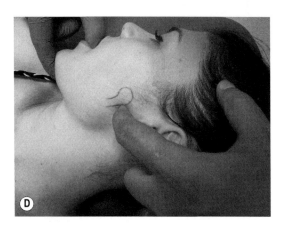
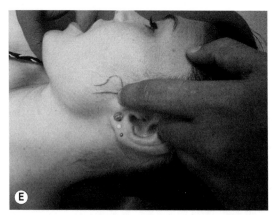

图 8.4 TMJ 的触诊。(A) 前下滑膜区触诊；(B) 前上滑膜区触诊；(C) TMJ 副韧带触诊；(D) 后下滑膜区触诊；(E) 后上滑膜区触诊

组织的检查由两个动作组成。首先，一只手的位置与检查颞下颌韧带时的位置相同（图 8.5），但另一只手放在下颌角，应通过拇指向后上方施加（压缩）力（图 8.6）。为了检查盘后区组织，医师通过拇指分别施加向后、向上和向前的力（图 8.7）。

当患者感觉到疼痛［局部和（或）牵涉痛］时，甚至诱发出来的疼痛再现了患者的某些症状，即疼痛识别，这些检查结果均被认定为阳性。

咀嚼肌的徒手检查

咀嚼肌的压痛或触痛

如本书第 2 章所述，TMD 的当前诊断标准（DC/TMD）分型包括亚分型 I 类分型即局部肌痛和肌筋膜疼痛（Peck et al., 2014; Schiffman et al., 2014），特指仅触诊时有局部疼痛，且无其他牵涉痛。

未患 TMD 的人群中有 10%~29% 存在咀嚼肌局部压痛，与之相比，TMD 患者中有 57%~97% 存在咀嚼肌的局部压痛（Ohrbach et

al., 2011）。Camacho 等（2014）报道了 78% 的老年 TMD 患者（60 岁以上）在咀嚼肌局部触诊时产生疼痛，且 TMD 的严重程度与咀嚼肌触诊产生的疼痛之间具有显著的相关性。

此外，咀嚼肌触诊产生的疼痛可能在鉴别 TMD 疼痛和一些原发性头痛时发挥作用（Costa et al., 2016）。研究发现，触诊引起的咬肌局部疼痛与肌源性 TMD 有关，而触诊引起的颞肌前束局部疼痛可在 TMD 患者或原发性头痛患者中观察到，如紧张型头痛或偏头痛（Costa et al., 2016）。这些发现与 Sales Pinto 等人的研究结果一致，即偏头痛患者的肌筋膜疼痛对咀嚼肌压痛阈值产生影响（Sales Pinto et al., 2013）。

咬肌因触诊产生的疼痛与同侧关节源性 TMD 相关，如关节盘移位（Inoue et al., 2010 年; da Silva Parente Macedo et al., 2015 年），故被认定为 TMD 诊断中最重要的肌肉之一。实际上，表现咬肌局部触诊疼痛的患者出现关节源性 TMD 的风险增加了 3 倍（da Silva Parente Macedo et al., 2015）。

DC/TMD 中的细则部分（Peck et al., 2014; Schiffman et al., 2014）强调了咀嚼肌徒手检查

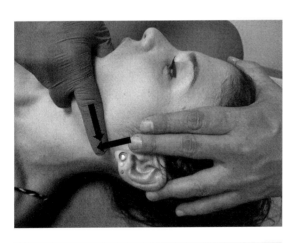

图 8.5 评估颞下颌韧带激惹性的徒手检查

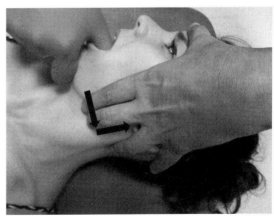

图 8.6 评估盘后区下板激惹性的徒手检查

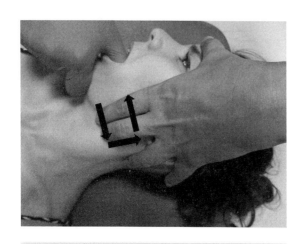

图 8.7 评估盘后区组织激惹性的手法

的重要性，然而，其数据的可靠性有待商榷。Gomes 等（2008）报道了 TMD 患者和健康人的咀嚼肌触诊具有中等至良好信度，而 Chaves 等（2010）报道在有 TMD 症状的儿童和健康儿童的触诊中显示出中度至较差的组内和组间信度（Chaves et al., 2010）。同时，可靠性也与检查的肌肉位置有关，浅层肌肉（咬肌或颞肌）比深层的肌肉（翼外肌或翼内肌）的信度更高。

临床医师在触诊时需重点考虑施加压力的大小以及持续时间（Benoliel & Sharav, 2009）。有人建议，口内结构的触诊压力应为 100kPa，口外结构的触诊压力应为 150~200kPa（Goulet et al., 1998）。一些为了使临床医师施加的压力标准化的设备已经被开发出来。例如，与传统痛觉计相比，用于触诊的压痛计和可调式指尖触压计具有同样出色的组间信度（Bernhardt et al., 2007）。其他作者也开发了一种新的具有极好的信度的用于评估深部疼痛敏感性的机械触压仪（Futarmal et al., 2011）。但是，需要注意的是，在临床实践中，最常用的方法仍是不使用任何设备的徒手检查。

关于触诊时压迫维持时间的问题，有人建议 2~5 秒足以引起局部疼痛反应或牵涉痛。值得注意的是，考虑到疼痛会随着时间从局部肌痛进展到大范围或者更广泛的疼痛，因此将肌痛细分为局部肌痛、肌筋膜痛和肌筋膜牵涉痛。局部肌痛和牵涉痛之间的临床区别类似于压痛点（局部痛）和触发点（牵涉痛）之间的区别。关于这方面的问题，读者可以参考更多其他文献（Fernández-de-las-Peñas & Arendt-Nielsen, 2016）。实际上，因肌肉压痛反映了肌肉痛觉过敏或异常，故当触诊引起局部疼痛且该疼痛被认为是熟悉的疼痛（疼痛识别）时，咀嚼肌的触诊结果即被认为是阳性的（Peck et al., 2014; Schiffman et al., 2014）。Visscher 等（2004）观察到，TMD 患者中，徒手检查和压力疼痛计算仪在识别疼痛方面一样具有可重复性。

咀嚼肌牵涉痛的触诊：肌筋膜的触发点

DC/TMD 轴中Ⅰ型肌痛中的第三个亚型是放射型肌筋膜疼痛，即出现疼痛的部位超过触诊的边界（Peck et al., 2014; Schiffman et al., 2014），其敏感度为 0.86、特异性为 0.98。值得注意的是尽管如第 2 章所述，该诊断和肌肉触发点（trigger points, TrPs）的临床特征有相似之处，但 DC/TMD 中未使用这个特定术语。

TrPs 的特征是触诊时产生牵涉痛。Simons 等（1999）指出了头颈部的几块肌肉能通过肌筋膜牵涉产生 TMD 的疼痛症状。例如，咀嚼肌的触发点会在 TMJ 处产生类似关节痛的疼痛。临床上，如果 TrPs 引起的牵涉痛重现了患者任何经历过的症状，与疼痛识别相似，那么这个触发点则被认定是活跃 TrPs。如果引起的疼痛症状不是患者经历过的，那么这个触发点则被称为潜在 TrPs（Simons et al., 1999）。重要的是要意识到 TrPs 是引起肌肉无力、肌肉抑制、肌力失衡，增加运动易激惹性，加重疲劳，或改变运动募集的重要的运动神经因素（Ge & Arendt-Nielsen, 2011）。

确切的 TrPs 诊断定位需经过反复训练、技能培养以及临床实践，才能在检查中体现出高度可靠性。Simons 等（1999）总结了几个对诊断 TrPs 有帮助的症状和体征：可触及的肌肉条索带，条索带中存在触发点，TrPs 触诊时的局部抽搐反应，刺激或触诊触发点时出现牵涉痛，肌肉无力、缩短或延长的位置出现疼痛或跳跃征。然而，每一条独立的症状或体征的信度均受到质疑（Rathbone et al., 2017）。读者可参考其他文献讨论 TrPs 诊断的可靠性（Myburgh et al., 2008；Lucas et al., 2009；Bron & Dommerholt, 2012）。为了更好地诊断 TrPs，研发新的图像成像仪。例如，在咀嚼肌中，红外成像可以用于区分 0.5℃情况下 TrPs 内的牵涉痛和局部痛（Haddad et al., 2012）。Haddad 等发现牵涉痛的敏感度和特异性分别为 62.5% 和 71.3%，局部痛则分别是 43.6% 和 60.6%（Haddad et al., 2012）。

临床实践中，Simons 等（1999）和 Gerwin 等（1997）建议的可接受的 TrPs 诊断标准是在骨骼肌的紧绷肌带存在激发点，且刺激该点会引起患者可识别的牵涉痛。这些标准在由经验丰富的评估者进行评估时，获得了良好的评估者间信度（κ：0.84~0.88）。实际上，在 Rathbone 等进行的 meta 分析中，局部压痛和疼痛识别是最可靠的标准（κ：0.676 和 κ：0.575）（2017）。同样，依据评估的肌肉不同，牵涉痛也显示出中等（κ：0.57）到极好（κ：0.84）的信度（Gerwin et al., 1997）。

令人惊讶的是，鲜有临床研究 TMD 中存在的 TrPs 的牵涉痛。有两项研究报道称，咬肌、颞肌、斜方肌上部和翼外肌是肌源性 TMD 患者颈部和颅面部疼痛最常见的来源（Wright, 2000；Fernández-de-las-Peñas et al., 2010）。值得注意的是 TMD 患者不仅在咀嚼肌中表现出活跃的 TrPs，在颈部和肩部肌肉中也同样有表现。此外，与健康对照组相比，在机械性颈痛患者

的咬肌、颞肌中表现出更多潜在的 TrPs（自发症状）和下颌张口度下降（De la Llave-Rincon et al., 2012）。如此看来，由 TrPs 产生的牵涉痛是 TMD 疼痛的重要因素。

咀嚼肌系统的徒手检查

TMD 患者的临床病史，下颌主、被动运动模式，疼痛区域的性质和延伸范围与相关症状及牵涉痛有助于临床医师确定可能与临床症状相关的肌肉。TrPs 触诊首先是从垂直于肌纤维束方向确定骨骼肌内的紧绷肌带。为了定位肌纤维，患者可能会被要求收缩肌肉。根据患者临床表现，使肌肉处于放松或稍微预拉伸的状态。一旦定位了紧绷肌带，即可辨别出其中的触发点。手法拨动紧绷肌带可以引起浅表肌肉紧绷肌带突然不自主收缩的局部抽搐反应。手法拨动紧绷肌带可以采用平滑式触诊，例如颞肌，临床医师用手指，如拇指对肌肉施加压力，使其抵住下面的骨组织，或者采用钳捏式触诊，例如浅表咬肌，让它在指尖之间滚动。

尽管大多数教科书使用某种标准标记来进行教学，临床医师要警惕对 TrPs 的位置或者牵涉痛模式的先入为主的观念（Simons et al., 1999）。这里我们描述的是与 TMD 疼痛相关的咀嚼肌引起的牵涉痛。

咬肌

咬肌几乎是 TMDs 中最常被累及的肌肉。所述的疼痛，无论是通过检查诱发的还是与 TrPs 相关的牵涉痛，TMDs 患者的感觉症状都能被模拟出来（Svensson, 2007；Fernández-de-las-Peñas et al., 2010）。咬肌浅层的 TrPs 可使眉毛、上颌骨、下颌骨和牙齿产生牵涉痛，而深层的 TrPs 会将疼痛牵涉至耳深处和 TMJ（Simons et al., 1999）（图 8.8A）。咬肌的 TrPs 通常会限制下颌张口。实际上，单侧咬肌中的 TrPs 使下颌骨偏向同侧，这种偏离也可能与同侧关节内紊

乱而导致的下颌骨偏向一侧有关（见图8.1B和C）。张口度、异常功能习惯（如患侧咀嚼和患侧卧位）会导致症状加重。根据易激惹程度，可以采用平滑式触诊和（或）钳捏式触诊检查作为浅层肌的咬肌。交叉纤维触诊用于定位咬肌浅层紧绷肌带，且轻微的压力即可引起牵涉痛。

颞肌

TMD患者中另一块常受影响的肌肉是颞肌（Fernández-de-las-penias et al., 2010）。实际上，

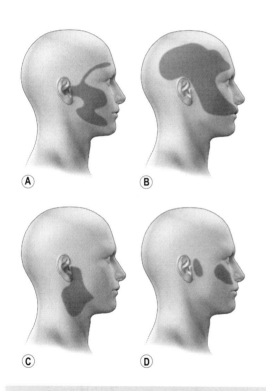

图8.8　咀嚼肌触发点产生的牵涉痛范围。（A）咬肌的触发点产生的牵涉痛范围；（B）颞肌的触发点产生的牵涉痛范围；（C）翼内肌的触发点产生的牵涉痛范围；（D）翼外肌的触发点产生的牵涉痛范围

咬肌和颞肌的触诊均已被纳入现版DC/TMD（Peck et al., 2014；Schiffman et al., 2014）。此外，颞肌被发现与紧张性头痛也有关（Fernández-de-las-Peñas et al., 2007）。根据患者的临床表现，紧张性头痛可能与颞肌TrPs引起会引起牙痛或头痛的牵涉痛有关（Simons et al., 1999年）（图8.8B）。症状会因口腔习惯而加重紊乱，如有磨牙症、咀嚼口香糖、咬指甲、嚼冰块。即使触诊轻柔，颞肌TrPs触诊还是普遍非常痛苦。临床上，这块肌肉通常存在多个TrPs（Fernández-de-las-Peñas et al., 2009）。因为它是浅表肌肉，颞肌的交叉纤维扁平，触诊常常就可以显示紧绷肌带的位置。

翼内肌

翼内肌就像咬肌在口腔内的镜像肌肉，二者共同悬吊起下颌骨。与其他咀嚼肌相比，其症状更宽泛。翼内肌上的TrPs牵涉痛范围广泛，可牵涉至上颌骨、下颌骨、牙齿、口、耳和TMJ（Simons et al., 1999）（图8.8C）。咬肌TrPs可促进翼内肌TrPs的兴奋，因此两块肌肉都要检查。要在口内触诊该肌肉的中束。示指指腹朝外，在磨牙上方滑动直到碰到位于最后一颗磨牙的后侧面的下颌支的骨前缘，翼内肌的中束紧贴在骨边缘上（后）方（见图12.10）。触诊翼内肌TrPs会诱发患者强烈的压痛，所以操作时需谨慎小心。

翼外肌

翼外肌因与关节盘的解剖联系，被认定为TMJ最重要的动力学肌肉之一。TMJ关节内紊乱原因包括了翼外肌过度紧张收缩导致的关节盘前移位。翼外肌上头与关节盘相连，收缩时会将关节盘向前和内上方向拉扯（Fujita et al., 2001）。该假设得到了一个生物力学模型的支持，该模型显示随着翼外肌力量作用的增强，关节盘被向前拉长，从而证实关节盘移位可能

与该肌肉的过度活动有关（Tanaka et al., 2007），其疼痛牵涉至上颌骨和 TMJ 深处（Simons et al., 1999）（图 8.8D）。在文献报道中一直存在能否对其进行触诊的疑问，但最近的一项研究证实翼外肌可以触诊（Stelzenmueller et al., 2016），在张口和下颌向触诊侧侧移的情况下进行翼外肌触诊。临床医师的示指沿着口腔前庭且平行于上颌骨牙槽突上段的方向触诊，同时向上颌结节方向移动，直到触及翼突外侧板（见图 12.11，图 12.12）。

其他肌肉

其他肌肉，例如胸锁乳突肌（图 8.9A），头夹肌（图 8.9B）、枕下肌（图 8.9C）和斜方肌上部（图 8.9D），其牵涉痛也会造成 TMD 患者的面部疼痛（Fernández-de-las-Peñas et al., 2010）。可参考其他文献以获得其触诊的相关信息（Simons et al., 1999）。

结论

本章介绍了如何徒手检查 TMJ 及其相关肌肉，并且重点讨论了其相关肌肉的 TrPs 和牵涉痛对 TMD 发病及症状持续的影响。临床医师应对咀嚼系统进行彻底检查，以确诊 TMD 的临床症状，及更好地描述和管理 TMD 的疼痛情况。

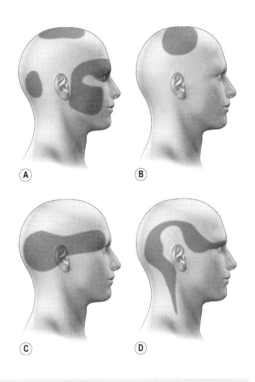

图 8.9　除咀嚼肌外的其他相关肌肉触发点产生的牵涉痛范围。（A）胸锁乳突肌触发点产生的牵涉痛范围；（B）头夹肌触发点产生的牵涉痛范围；（C）枕下肌触发点产生的牵涉痛范围；（D）斜方肌上部触发点产生的牵涉痛范围

本章参考文献

Benoliel R, Sharav Y. Tender muscles and masticatory myofascial pain diagnosis: how many or how much? J Orofac Pain 2009; 23: 300–301.

Bernhardt O, Schiffman EL, Look JO. Reliability and validity of a new fingertip-shaped pressure algometer for assessing pressure pain thresholds in the temporomandibular joint and masticatory muscles. J Orofac Pain 2007; 21: 29–38.

Bron C, Dommerholt JD. Etiology of myofascial trigger points. Curr Pain Headache Rep 2012; 16: 439–444.

Camacho JG, Oltramari-Navarro PV, Navarro Rde L et al. Signs and symptoms of temporomandibular disorders in the elderly. Codas 2014; 26: 76–80.

Chaves TC, Nagamine HM, de Sousa LM, de Oliveira AS, Grossi DB. Comparison between the reliability levels of manual palpation and pressure pain threshold in children who reported orofacial pain. Man Ther 2010; 15: 508–512.

Costa YM, Porporatti AL, Calderon PD, Conti PC, Bonjardim LR. Can palpation-induced muscle pain pattern contribute to the differential diagnosis among temporomandibular disorders, primary headaches phenotypes and possible bruxism? Med Oral Patol Oral Cir Bucal 2016; 21: e59–65.

Cuccia AM, Caradonna C, Caradonna D. Manual therapy of the mandibular accessory ligaments for the management of temporomandibular joint disorders. J Am Osteopath Assoc 2011; 111: 102–112.

Cunha CO, Pinto-Fiamenqui LM, Castro AC, Lauris JR, Conti PC. Determination of a pressure pain threshold cut-off value for the diagnosis of temporomandibular joint arthralgia. J Oral Rehabil 2014; 41: 323–329.

da Silva Parente Macedo LC, de Goffredo Filho GS, de Souza Tesch R, de Queiroz Farias Góes CP. Frequency of temporomandibular arthralgia among myofascial pain patients with pain on palpation of ipsilateral masseter. Cranio 2015; 33: 206–210.

De-la-Llave-Rincon AI, Alonso-Blanco C, Gil-Crujera A, Ambite-Quesada S, Svensson P, Fernández-de-las-Peñas C. Myofascial trigger points in the masticatory muscles in patients with and without chronic mechanical neck pain. J Manipulative Physiol Ther 2012; 35: 678–684.

de Wijer A, Lobbezoo-Scholte AM, Steenks MH, Bosman F. Reliability of clinical findings in temporomandibular disorders. J Orofac Pain 1995; 9: 181–191.

Fernández-de-las-Peñas C, Arendt-Nielsen L. Myofascial pain and fibromyalgia: two different but overlapping disorders. Pain Manag 2016; 6: 401–408.

Fernandez-de-las-Peñas C, Ge HY, Arendt-Nielsen L, Cuadrado ML, Pareja JA. The local and referred pain from myofascial trigger points in the temporalis muscle contributes to pain profile in chronic tension-type headache. Clin J Pain. 2007; 23: 786–792.

Fernández-de-las-Peñas C, Caminero AB, Madeleine P, et al. Multiple active myofascial trigger points and pressure pain sensitivity maps in the temporalis muscle are related in chronic tension type headache. Clin J Pain 2009; 25: 506–512.

Fernández-de-las-Peñas C, Galán-Del-Río F, Alonso-Blanco C, Jiménez-García R, Arendt-Nielsen L, Svensson P. Referred pain from muscle trigger points in the masticatory and neck-shoulder musculature in women with temporomandibular disorders. J Pain 2010; 11: 1295–1304.

Fujita S, Iizuka T, Dauber W. Variation of heads of lateral pterygoid muscle and morphology of articular disc of human temporomandibular joint: anatomical and histological analysis. J Oral Rehabil 2001; 28: 560–571.

Futarmal S, Kothari M, Ayesh E, Baad-Hansen L, Svensson P. New palpometer with implications for assessment of deep pain sensitivity. J Dent Res 2011; 90: 918–922.

Gallo LM, Svoboda A, Palla S. Reproducibility of temporomandibular joint clicking. J Orofac Pain 2000; 14: 293–302.

Ge HY, Arendt-Nielsen L Latent myofascial trigger points. Curr Pain Head Reports 2011; 15: 386–392.

Gerwin RD, Shannon S, Hong CZ, et al. Inter-rater reliability in myofascial trigger point examination. Pain 1997; 69: 65–73.

Gomes MB, Guimarães JP, Guimarães FC, Neves AC. Palpation and pressure pain threshold: reliability and validity in patients with temporomandibular disorders. Cranio 2008; 26: 202–210.

Goulet JP, Clark GT, Flack VF, Liu C. The reproducibility of muscle and joint tenderness detection methods and maximum mandibular movement measurement for the temporomandibular system. J Orofac Pain 1998; 12: 17–26.

Haddad DS, Brioschi ML, Arita ES. Thermographic and clinical correlation of myofascial trigger points in the masticatory muscles. Dentomaxillofac Radiol 2012; 41: 621–629.

Hassel AJ, Rammelsberg P, Schmitter M. Inter-examiner reliability in the clinical examination of temporomandibular disorder: influence of age. Community Dent Oral Epidemiol 2006; 34: 41–46.

Huddleston Slater JJ, Lobbezoo F, Chen YJ, Naeije M. A comparative study between clinical and instrumental methods for the recognition of internal derangements with a clicking sound on condylar movement. J Orofac Pain. 2004; 18: 138–147.

Inoue E, Maekawa K, Minakuchi H, et al. The relationship between temporomandibular joint pathosis and muscle tenderness in the orofacial and neck/shoulder region. Oral Surg Oral Med Oral Pathol Oral Radiol Endod 2010; 109: 86–90.

Köhler AA, Hugoson A, Magnusson T. Clinical signs indicative of temporomandibular disorders in adults: time trends and associated factors. Swed Dent J 2013; 37: 1–11.

Langendoen J, Müller J, Jull GA, Retrodiscal tissue of the temporomandibular joint: clinical anatomy and its role in diagnosis and treatment of arthropathies. Man Ther 1997; 2: 191–198.

Lee SH, Yoon HJ. The relationship between MRI findings and the relative signal intensity of retro- discal tissue in patients with temporomandibular joint disorders. Oral Surg Oral Med Oral Pathol Oral Radiol Endod 2009; 107: 113–115.

List T, John MT, Dworkin SF, Svensson P. Recalibration improves inter-examiner reliability of TMD examination. Acta Odontol Scand 2006; 64: 146–152.

Lucas N, Macaskill P, Irwig L, et al. Reliability of physical examination for diagnosis of myofascial trigger points: a systematic review of the literature. Clin J Pain 2009; 25: 80–89.

Myburgh C, Larsen AH, Hartvigsen JA. Systematic, critical review of manual palpation for identifying myofascial trigger points: evidence and clinical significance. Arch Phys Med Rehabil 2008; 89:1169–1176.

Ohrbach R, Fillingim RB, Mulkey F, et al. Clinical findings and pain symptoms as potential risk factors for chronic TMD: descriptive data and empirically identified domains from the OPPERA case-control study. J Pain 2011; 12: S27-45.

Peck CC, Goulet J-P, Lobbezoo F, et al. Expanding the taxonomy of the diagnostic criteria for temporomandibular disorders. J Oral Rehab 2014; 41: 2–23.

Rathbone ATL, Grosman-Rimon L, Kumbhare DA. Inter-rater agreement of manual palpation for identification of myofascial trigger points: A systematic review and meta-analysis. Clin J Pain 2017; 33: 715–729.

Sales Pinto LM, de Carvalho JJ, Cunha CO et al. Influence of myofascial pain on the pressure pain threshold of masticatory muscles in women with migraine. Clin J Pain 2013; 29: 362–365.

Schiffman E, Ohrbach R, Truelove E, et al. Diagnostic criteria for temporomandibular disorders (DC/TMD) for clinical and research applications: Recommendations of the International RDC/TMD Consortium Network and Orofacial Pain Special Interest Group. J Oral Facial Pain Headache 2014; 28: 6–27.

Simons DG, Travell JG, Simons LS. Travell & Simons' Myofascial Pain and Dysfunction: The Trigger Point Manual. Vol. 1. 2nd ed. Baltimore: Lippincott William & Wilkins; 1999.

Sipilä K, Suominen AL, Alanen P, et al. Association of clinical findings of temporomandibular disorders (TMD) with self-reported musculoskeletal pains. Eur J Pain 2011; 15: 1061–1067.

Stelzenmueller W, Umstadt H, Weber D, Goenner-Oezkan V, Kopp S, Lisson J. The intraoral palpability of the lateral pterygoid muscle: A prospective study. Ann Anat 2016; 206: 89–95.

Svensson P. Muscle pain in the head: overlap between temporomandibular disorders and tension-type headaches. Curr Opin Neurol 2007; 20: 320–325.

Tanaka E, Hirose M, Inubushi T, et al. Effect of hyperactivity of the lateral pterygoid muscle on the temporomandibular joint disk. J Biomech Eng 2007; 129: 890–897.

Uhac I, Tariba P, Kovac Z, et al. Masticatory muscle and temporomandibular joint pain in Croatian war veterans with posttraumatic stress disorder. Coll Antropol 2011; 35: 1161–1166.

Visscher CM, Lobbezoo F, Naeije M. Comparison of algometry and palpation in the recognition of temporomandibular disorder pain complaints. J Orofac Pain 2004; 18: 214–219.

Witulski S, Vogl TJ, Rehart S, Ottl P. Evaluation of the TMJ by means of clinical TMD examination and MRI diagnostics in patients with rheumatoid arthritis. Biomed Res Int 2014; 2014: 328560.

Wright EF. Referred craniofacial pain patterns in patients with temporomandibular disorder. J Am Dent Assoc 2000; 131: 1307–1315.

第9章

颞下颌关节紊乱病患者颈椎和胸椎的临床检查

Michael C. O'Hara, Joe Girard, Bill Egan, Joshua A. Cleland

颈椎和胸椎在 TMD 中所扮演的角色

对于 TMDs 患者，应将头部、颈椎、胸椎和 TMJ 视为全面临床评估的一部分。这些结构因解剖学的毗邻关系和生物力学的相互依赖性，而存在功能关系（Corrêa & Bérzin, 2004; La Touche et al., 2011）。头部、TMJ 和颈椎通过三叉神经在神经系统上相连。三叉神经排列复杂，由一个小的运动支和一个较大的感觉支组成，运动支支配咀嚼肌，而感觉支较大，分布在中脑和脊髓上颈段之间（Bradnam & Barry, 2013）。三叉神经感觉从头部、TMJ 和颈椎的相关结构接收和传输本体感觉、热觉、辨别性和伤害感受性信息（Bradnam & Barry, 2013）。更多信息参阅本书第 3 章。

因头部、TMJ、颈椎和胸椎之间的解剖学毗邻关系、生物力学关系和神经生理学联系，导致一个区域的功能障碍可能会影响其他区域。例如，头前伸姿势可能影响 TMJ，颈椎和胸椎使其产生生物力学改变（Ballenberger et al., 2012）。头部位置可能会影响下颌骨的休息位、肌肉活动和张力，从而导致 TMJ 紊乱（Olivo et al., 2006）。一项研究报告称肌筋膜疼痛的 TMD 患者的头颈部姿势会影响咀嚼肌的压痛阈值和最大张口限度（La Touche et al., 2011）。TMD 以及舌头和下颌骨的位置也有可能影响颈椎的活动度（Grondin et al., 2017）。

最近的研究发现 TMD 患者有颈椎损伤（von Piekartz et al., 2016; Ballenburger et al., 2017），包括颈椎疼痛和活动度受限、上颈段辅助被动运动试验疼痛、颈部肌肉对压力敏感、颈椎屈曲旋转试验受限，以及颅颈屈曲

试验中的损伤。下面将详细介绍这些测试。此外，有严重疼痛和功能受限的 TMD 患者，或被认为患有混合型 TMD（既有肌源性又有关节源性）的患者，最有可能伴有颈椎损伤。目前尚不确定这些颈椎损伤是否合并有颈椎病的表现或由于 TMD 患者的中枢敏化引起的继发性痛觉过敏。然而，治疗颈椎损伤可能有益于 TMD 患者。

有人指出针对 TMJ 的干预措施可能会影响颈部疼痛，反之亦然。研究发现，针对颈椎的手法治疗和训练可以有效减轻 TMD 患者的疼痛和降低咀嚼肌的压力痛阈值，并增加无痛的张口度（La Touche et al., 2013）。此外，在患有 TMD 的患者中发现采用夹板治疗可以增加颈椎的活动度并减轻颈椎疼痛（Walczyńska-Dragon et al., 2014）。有两项研究报道称，对于表现出颞下颌关节损伤的颈源性头痛患者，如果他们同时接受针对颈椎和颞下颌关节的手法治疗，其结果优于单纯的颈椎治疗（von Piekartz & Ludtke, 2011; von Piekartz & Hall, 2013）。

目前还没有研究详细地说明 TMD 患者是否存在合并有胸椎损伤的情况，或在胸椎疼痛患者中 TMD 治疗的效果的研究。然而，也有研究提示 TMD 与姿势的临床相关关系，以及 TMJ、颈椎和胸椎在呼吸动力学方面的动态关系（Corrêa & Bérzin, 2004）。此外，一个病例系列说明了包括胸椎关节推拿术在内的多模式方法治疗 TMD 有积极的临床意义（González-Iglesias et al., 2013）。

初步证据表明，胸椎治疗对颈痛的患者有短暂效果（Cross et al., 2011）。胸椎治疗已被发现对颈痛患者有益，且颈椎与 TMJ 之间存在联系，

因此考虑对 TMD 患者进行胸椎治疗在临床上是合理的。例如，伴有头前伸姿势的 TMD 患者出现姿势和解剖结构的改变，包括上胸椎活动度下降及肌肉长度 – 张力动力学的显著改变（Corrêa & Bérzin, 2004）。可以预想，同时治疗胸椎和其他损伤，可能直接或间接有益于 TMJ 的力学和功能。因此，在处理 TMD 患者的过程中对颈椎和胸椎进行临床评估是必不可少的。下文将详细介绍建议的检查步骤。

颈椎和胸椎的临床检查

TMD 患者有下颌痛、头痛和颈痛等多种症状。因此，作为 TMD 患者综合检查的一部分，检查者应该对颈胸段区域进行临床检查，并明确颈胸段区域是否与下颌牵涉疼痛有关，或是否存在与患者主诉相关的颈胸段损害。脊柱颈胸段的临床检查包括作为初始入院量表的一部分的医学筛查表、与疼痛和功能相关的自我报告问卷、患者访谈和体格检查。临床医师可以从入院量表和自我报告问卷中获得关于患者健康状况、疼痛和功能受限程度的信息，并确定需要后续询问的相关项目。除了筛查可能存在的危险信号外，患者访谈还为临床医师提供了颈椎或胸椎潜在的受累信息。体格检查用于验证在访谈期间形成的关于颈椎和胸椎对患者当前症状的影响的假设。

患者筛查和病史信息

红旗征包括癌症、感染、内脏或全身性的内部转介、颈椎不稳、骨折和心肺诊断，并在这一阶段应进一步研究，以排除病理性改变。黄旗征，如认知、生物、心理、社会等因素，也应该被筛查，以确定这些因素如何影响患者的当前症状。有关如何评估 TMD 患者的临床病史的详细信息，请参阅本书第 7 章。

在采集病史的同时，应询问患者的年龄、职业、此次发作持续时间、发病机制（逐渐性、突发性或创伤性）、症状最令其困扰的部位并加以描述、诱发症状的姿势排序（根据症状严重程度）、加重和缓解的因素、曾经发作的次数和部位（如适用）、发作模式以及对以前接受的干预措施的反应。特别是应该询问患者颈部和（或）胸部的症状，如果存在症状，临床医师应该尝试确定每个影响症状加重和缓解因素。为了确定出现的症状的易激惹程度，医师应询问每种症状的严重程度、诱发症状所需的活动量，以及症状在停止活动后稳定到基线水平的所需时长。除此之外，还应探究患者不同部位症状之间的关系。例如，如果患者同时报告下颌和颈部疼痛，应询问其症状是同时出现、单独出现，还是先于其他症状出现。值得注意的是，有些 TMD 患者可能出现弥漫性症状，这可能是由与中枢敏化相关的更复杂的疼痛综合征所导致。部分患者还可能合并有精神疾病，功能性疼痛综合征，如纤维肌痛，或其他相关疾病，如肠易激综合征。在访谈结束时，临床医师应在考虑多个相关因素的基础上，了解患者疾病的复杂程度，并做出诊断假设，为体格检查和治疗干预确定方向。

姿势观察

应在患者站立位和坐位时评估姿势，并尽力将身体的上半身暴露在外，以确保可观察到颈椎和胸椎。应从患者的后面、侧面和前面观察姿势。

从矢状面观察，Kendall 等（1993）描述当外耳道与肩峰对齐时为理想的排列。Griegel-Morris 等（1992）发现可通过铅垂线识别异常姿势（例如，头前伸、左右侧圆肩和胸椎后凸的程度）被证明具有 κ : 0.825 的评定者内信度和 κ : 0.611 的评定者间信度。他们也报道了方差分析并没有提示姿势异常的患者的疼痛症状显著增加（Griegel-Morris et al., 1992）。其他类似的研究也报告了类似的发现（Refshauge et al., 1995）。因此，当检查所发现的问题大致符合患者的症状时，应将异常姿势与已发现的相关问题结合起来考虑。评估其关联性的技术，如症状变化程序，通过主动或被动（贴扎）调整来鼓励患者尽量保持脊柱中立位，以确定其对症状的影响（Lewis, 2009）。

从患者后方观察腰椎和胸椎的位置，比较双侧肩部高度及肩带的肌肉体积或以确定是否有脊柱侧凸。神经损伤或失用可能表现为肌肉萎缩、辅助呼吸肌肥大，以及颈部避痛姿势，故应从后方观察肩胛骨，记录双侧肩胛骨前伸和回缩、下降和上提，以及内旋和外旋的差异。异常姿势提示可能有潜在的病变，如胸长神经损伤或前锯肌无力导致肩胛骨内侧缘向后突出（翼状肩）。

从患者前方观察记录颈椎的侧屈或旋转，肩部高度的对称性和患者偏好上肢负重偏好侧，颈部前方和躯干的肌肉萎缩，手内在肌萎缩的体征，在随后的检查中排除颈椎病。

神经筛查

神经筛查旨在识别患者可能伴有的上运动神经元或下运动神经元病变。上运动神经元病变的体征包括反射亢进、非皮节模式的感觉变化、阵挛、霍夫曼征和巴宾斯基征阳性，在被怀疑卡压的神经根平面以下整体肌节无力和步态笨拙。下运动神经元病变的体征包括深腱反射（deep tendon reflexers，DTR）减弱或消失，皮节模式的浅触觉减退、特定肌节肌无力。

浅触觉可以用针（回形针的末端）或薄纸在脊神经根 C5~T1 所对应的双侧肢体皮节上进行。同时测试肢体的所有区域。并要求患者识别每个皮节上出现的感觉是否相同，记录与对侧相比感觉是减弱、正常或是亢进。感觉缺失可能在某一个皮节上尤为明显，需进行后续调查。然而，因相邻神经根支配的皮肤区域重叠，故离断整个神经根也不会产生完全的感觉缺失。全身性感觉丧失可能提示脊髓病的红旗征或社会心理问题的黄旗征。

上肢肌群的肌节测试是通过徒手肌力评定完成的。对于徒手肌肉测试的操作定义，请参阅 Kendall 等的教科书（1993）。为了增加神经筛查的信度，我们建议使用截短系统（truncated system）：缺失或明显下降（0/5），减少（1/5~4/5），正常（5/5）。特定皮节的肌肉无力提示神经根可能受压，而普遍的肌无力提示患者可能有严重的颈部疾病或社会心理问题。

深腱反射可用于检查肱二头肌（C5）、肱桡肌（C6 为主）和肱三头肌（C7）。临床医师分别敲击肘窝、桡骨远端、鹰嘴处附着的肱二头肌、肱桡肌和肱三头肌肌腱的近端。传统的 DTRs 分为以下几级：亢进并上运动神经元功能障碍（4+）；亢进但在正常范围内（3+）；正常（2+）；检出但减弱（1+）；或消失（0）。肌节检查中使用的节段系统亦可在此检查中使用，评估结果记录为与对侧相比腱反射正常、增强或消失/减弱。

在颈椎疼痛人群中进行的神经学测试的评定者间信度研究（Viikari-Juntura, 1987），使用三级判断（正常、感觉过敏、感觉减退）进行感觉测试，得出 kappa 值在 0.41~0.62 之间。肌力测试采用三级判断（正常、降低、显著降低），得出 kappa 值在 0.40~0.64 之间。Viikari-Juntura 等（1989）也评估了神经体征的有效性，包括肌力减退、感觉异常、反射减退和肉眼可见的肌萎缩，以预测脊髓造影时神经根受压的体征。当一个阳性神经学筛查显示一个神经学体征时，其敏感度为 83%、特异性为 70%。如果两种或两种以上的体征确定为阳性，敏感度下降到 62%，特异性增加到 78%。

对于有可能提示颈椎脊髓病病史的患者，应完成霍夫曼和巴宾斯基反射测试。在仰卧状态下进行巴宾斯基反射测试。临床医师将患者的足部支撑在中立位，并用反射锤的钝端刺激足底（从足跟到距骨的外侧和内侧）。阳性测试结果的定义是踇趾背伸及第二趾至第五趾成扇形张开。在患者端坐位或站立位，保持头部中立位的情况下测试霍夫曼征。临床医师稳定近端指骨间关节，并使远端指骨间关节屈曲。其阳性定义是踇指指骨间关节屈曲，伴或不伴示指近端或远端指骨间关节屈曲。在 Cook 等（2009）进行的一项研究中，为了确定脊髓病检查方法的信度和诊断准确性，巴宾斯基征显示出高的阳性似然比（LR + 4.0; 95%CI 1.1~16.6）和检测后概率（73%），但只显示出中度的负似然比（LR –0.7; 95% CI 0.6~0.9）。巴宾斯基和霍夫曼反射、步态偏斜、旋后肌反向征及年龄大于 45 岁，已经作为颈椎病诊断的临床预测规则的一部分（Cook et al., 2010）。

韧带不稳测试

有脊髓受压迹象的患者，如有外伤和（或）挥鞭伤病史，或合并有类风湿关节炎或强直性脊柱炎等疾病，需要测试上颈椎韧带的完整性。将颈椎韧带测试与神经学筛查结合起来是非常重要的，虽然缺乏对不稳测试的有效性和准确性的研究，但是其有助于建立临床资料库，从而为影像学验证性研究提供适当的参考。

Sharp-Purser 测试被用于评估寰椎十字韧带横向部分的完整性，并被尝试用于识别寰椎（C1）相对枢椎（C2）的半脱位（Sharp & Purser, 1961）。患者取坐位，医师将一只手放在患者的前额上，另一只手固定枢椎的棘突。然后将颈部屈曲 20° ~30°，随后用置于患者前额的手施以向后的剪切力，如患者头部向后发生滑动，则结果判定为阳性，此时常伴随着症

状的减轻。Uitvlugt 和 Indenbaum（1988）研究发现，该检测的诊断准确性的敏感度为 0.69、特异性为 0.96。

翼状韧带应力测试评估负责寰枕复合体稳定性的韧带。在患者仰卧位或坐位的情况下，医师将左手拇指置于枢椎棘突左侧以稳定枢椎，用右手使患者头部向右侧偏。若脊柱是稳定的，检查者应感到枢椎棘突立即移至左手拇指下方。头部被动运动过程中枢椎棘突运动的滞后被认定为阳性，但该测试的信度或诊断准确性尚未研究。

颈动脉功能障碍筛查

颈动脉功能障碍泛指任何影响颈动脉或椎动脉的病理或疾病，可能包括动脉粥样硬化、先天性血管异常或颈部椎动脉夹层。颈动脉夹层是一种血管壁疾病，典型的情况是动脉内膜撕裂，形成内膜瓣，使血液能够渗透到血管壁的平滑肌。内膜层与平滑肌层之间的血液流动可能导致层间分离，从而缩小血管直径或完全阻塞血管。血管壁中积聚的血液会发展成血栓，阻碍血液流向椎动脉或颈内动脉，且血栓有栓子脱落的风险（Haneline & Rosner, 2007）。患者抱怨的主要原因，可能是在颈椎活动度终末段，压力作用于动脉结构。

记录主观病史作为对颈动脉功能障碍最低限度的筛查，应包括颈部外伤、头晕和（或）恶心、视觉障碍（眼球震颤）、头痛、感觉异常，以及有关并发症和类固醇使用的问题。颈动脉功能障碍的首发症状是不同寻常的头痛和（或）颈部疼痛，有研究者研究了以将患有颈动脉夹层的对象和对照组区别开的其他危险因素和临床特征（Thomas et al.,2011）。来自 Kerry（2011）的红旗征建议筛查"5 个 D 和 3 个 S"：头晕、跌倒发作、复视、吞咽困难、构音障碍、共济失调、眼球震颤、麻木和恶心。具有

这些特征的患者很可能患有颈动脉夹层，并有进展为脑缺血发作的可能性，建议转诊急诊治疗。

考虑到与 TMD 相似的症状转诊模式，评估潜在的颈部动脉功能障碍是必要的（Kerry，2011）。有危险因素或症状提示可能存在颈动脉功能障碍的患者应进行系统检查，依次评估心血管系统、神经系统和骨骼肌肉系统。神经系统检查应包括身体上半身神经和脑神经检查。心血管系统检查应包括基线血压在内的生命体征检查及触诊颈动脉和椎动脉有无任何异常症状。骨骼肌肉系统检查要求临床医师不要挑战比典型的颈椎检查和治疗所及的更大的颈椎活动范围。如果病史和神经系统筛查没有提示可能存在颈部椎动脉功能障碍，临床医师可以进行检查。对于外伤后患者，应考虑如上所述的上颈椎韧带稳定性评估。如果确定患者适合接受额外的检查，则可评估活动度。在检查过程中，临床医师观察患者的眼睛，注意有眼球震颤、头晕、视力模糊、面部感觉受损或其他潜在症状。首先应评估下面所述的主要运动平面，然后进行组合运动在颈部和脉管系统上逐渐施加更大压力，在没有危险信号的情况下，让患者取坐位并让其看向其肩部来进行组合运动。然后另一侧重复该测试。这个测试被通俗地称为坐位伸展旋转测试。如果提示出现颈动脉功能障碍的症状或体征，应将患者转介给适当的医疗机构。有关此主题的更多详细信息请参考 Rushton 等（2014）的相关研究。

活动范围检查

通过评估主动关节活动范围，以确定患者活动受限的范围及患者在要求范围内活动的意愿，并确定在该范围内活动是否会激起任何症状。患者采取坐位，确定其基础症状，并在进行测试前将这些症状作为参照量化活动度为测试做准备，充液或气泡测斜仪是一种简便、可靠的临床测量活动度的方法（Hole et al., 2000）。

对于以下每一个动作，都要评估患者的症状，并与其症状基线进行比较。这些被记录为没有效果，增加症状，减少症状，引起症状外周化（运动导致疼痛或感觉异常向远端转移）或向心化（运动导致疼痛或感觉异常从远端转移到近端）的动作，可以用比较符号或星号来标记确定其中可以再现患者症状的动作，并可在干预后重新评估这些动作。对于 TMD 患者，应询问颈胸段运动是否影响其下颌疼痛。

颈部和胸部活动度的评估主要是在坐位下进行的，但在测量胸椎旋转活动度时患者需变为四点跪位（Johnson et al., 2012）。除了颈椎或 TMJ 疼痛外，还应评估胸椎的主动活动度，因为胸椎功能障碍有可能直接影响运动和症状。

胸椎主动活动度评估是在患者处于坐位双臂胸前交叉的姿势时评估，患者屈曲、伸展、侧屈和旋转。临床医师在患者每次运动期间和运动后监测症状行为的变化，并强调运动是由胸椎而不是腰椎和骨盆产生的。如果在主动活动范围内是无痛的，在所有基本平面上施加额外压力以体会终末端的感觉。如果基本平面运动没有引起症状，则可以使用组合运动来测试，即弯曲或伸展的同时进行旋转和侧屈运动。

胸椎活动度可以通过一个充满液体的测斜仪来量化。据报道，使用测斜仪测量前屈和侧弯具有一定的信度（Molina et al.,2000）。医师定位并标记 T1 棘突，将测斜仪置于标记处，并将其归零，用拇指和示指将倾斜仪稳定地抵在患者的躯干上，而其余手指放在患者上身。在完成所有基本平面的活动度测量后，用测斜仪在 T12 处重复这个步骤。使用测斜仪可以可靠地测量胸椎旋转（Johnson et al., 2012）。如研究所示，患者取四点跪位，膝关节和肘关节成 90°，然后臀部向后坐于足跟上，颈椎保持中立位，受试侧的手置于颈椎上方。在 T1~T2 的位置使用倾斜仪，患者可以尽可能大幅度地旋转。该体位下测量的标准差为 2°，最小可测变化为 6°，胸椎活动度的标准值尚未确定。

评估颈椎的活动度可以用与前面讨论的胸椎相似的方法。运动是在基本的层面完成的，从基线开始识别症状的可能变化，并在运动达到全范围且无疼痛的情况下施加额外压力。在基本平面运动不会引发症状的情况下可以使用组合运动测试，如象限测试（例如，右象限通过伸直、向右旋转和向右侧偏来达到）可引发症状。

使用测斜仪测量颈椎活动度也被证明是一种有效、可靠的评估手段（Hole et al.,2000）。测量颈椎屈曲和伸展时，将测斜仪放置在患者头顶且与外耳道对齐，然后将其归零。随后要求患者将头部尽可能朝向胸部靠近。将屈曲的角度和下颌与胸部可能的接触记录下来之后，使患者尽可能向后伸展颈部，将伸展的角度也记录下来。如果患者的症状在测量完成之前发生改变，应立即进行评估。

测量颈椎侧向弯曲的活动度时，将测斜仪放置在患者头顶，在冠状面上与外耳道对齐。随后，提示患者通过使耳靠近肩部来完成头部侧弯，并测量弯曲度数，然后向对侧重复这个过程。医师须注意评估双侧侧弯动作时如出现旋转或屈曲，应提示其纠正。

可以使用通用测角仪或测斜仪评估颈椎旋转活动度。使用测角仪时，患者取坐位，头部前伸，将测角仪的支点置于头顶，固定臂与其肩峰对齐，活动臂与患者鼻子的中线对齐。然后，要求患者通过观察自己的肩膀来进行旋转，并在对侧重复测试。使用测斜仪测量时，患者取仰卧位，头部保持在中立位，测斜仪放置在前额，并归零，使患者转动头部，并在活动末段读取活动度信息。

颈椎与胸椎节段性活动测试

节段性活动测试是通过颈椎与胸椎的被动椎间附属运动评估节段活动受限和激发症状的有用工具。活动性一般分为活动正常、活动不足或活动过度（Christensen et al., 2002; Cleland et al., 2006）。一般来说，脊柱节段性活动测试 kappa 系数从低到高不等（Fjellner et al., 1999; Smedmark et al., 2000）。Cleland 等（2006）报道了胸椎节段活动性测试中使用的后向前（PA）弹压测试来评估颈痛患者的疼痛和活动性时都表现出较差的评定者间信度。在 Heiderscheit 和 Boissonnault（2008）的一项研究中显示，当评定者组内和评定者组间对多个胸椎节段而非单一节段进行评估时，对无症状受试者的胸椎节段活动性测试的信度得到了提高，虽仍需深入研究，但我们可以得出这样的结论：当评估是基于区域（即 T1~T4，T5~T8，T9~T12）而非一个特定的节段时，评定者内和评定者间的信度得到了提高。

虽然节段性活动测试的信度较低，但临床医师可以通过检查模型评估患者的脊柱区域，并结合其病史，形成基于运动损伤的诊断基础。触诊疼痛区域且再现疼痛可为患者提供治疗保证，并指导后续的干预措施。临床医师应避免使用令患者将检查结果误解为脊柱错位或排列不当的语言，使患者产生恐惧 – 回避行为或疼痛后果灾难化。鉴于目前的文献，发生错位的可能性几乎为零。

在患者仰卧位时评估寰枕节段性活动（图9.1A）。寰枕关节负责上颈椎的屈曲和伸展，完成点头运动。评估者双手托住患者枕骨，将其头部旋转约 30°，在伸展时向前滑动，屈曲时向后滑动，以评估运动幅度和质量（图 9.1B）。旋转侧为测试侧，完成后对侧重复这个过程。

在患者仰卧位时评估寰枢关节活动性。寰枢关节主要负责上颈椎旋转。为评估寰枢关节活动性，最大限度地屈曲患者头部（图 9.2A），

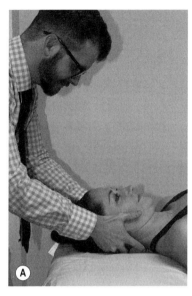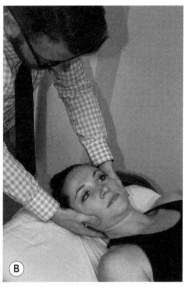

图9.1 寰枕节段性活动评估。患者采取仰卧位,(A)临床医师双手托住患者枕骨;(B)将其头部旋转约30°,伸展时向前滑动,屈曲时向后滑动,以评估运动幅度和质量

然后颈部向一侧旋转(图9.2B)。完成后对侧重复这个过程。Ogince 等(2007)提出了该测试的改良版即颅颈旋转测试。这项改良测试在区分患有颈源性头痛与先兆偏头痛和无头痛的个体对照中,显现出 90% 的敏感度和 91% 的特异性。如果在更受限侧颅颈旋转小于或等于32°,则认为是阳性测试结果。在临床实践中,当感受到坚实的末端感觉,且活动度比临床预期至少降低 10°,则认为寰枢关节活动受限。

可在患者取仰卧位和俯卧位时使用弹压测试评估下颈椎的节段性活动。将患者头部置于中立位。临床医师站在检查床的床头处,腹部在患者头部上方施加恒定的压力以稳定头部,同时让患者做头部运动,然后在 C2~C7 椎体进行侧向滑动,评估可及的运动幅度且再现症状。如果在这个方向上的运动幅度小于相反方向,并且在相反方向上的运动幅度与其他节段相比是正常的,那么这些部分就被确定为活动不足。同样,如果一个节段相对于其他节段运动的幅度更大,则可以确定它是活动过度的。如果一个节段在给定方向上的运动幅度大于相反方向,且相反方向上的运动幅度与其他节段相比似乎

是正常的,那么该节段也可以被判断为在给定方向上的活动过度。如果运动幅度与其他节段的相同,则记录为活动正常。也可在屈曲和伸展时进行测试。

在患者采取俯卧位时通过弹压测试评估颈椎节段性活动。在弹压测试之前,可通过触诊颈椎旁的肌肉组织来评估组织的激惹性和压痛。测试时使患者俯卧,颈部保持中立位,临床医师站在检查床床头,用双手手掌和除拇指外的其余 4 指向上拉颈后的软组织,双手拇指的腹侧尽可能靠近且定位于关节突(图9.3A)或棘突(图9.3B)。临床医师伸直肘部,轻柔而稳定地施加后向前(posterior to anterior,PA)的力。对 C1~C7 节段进行全面评估。根据对其正常活动性的预期,将其与相邻节段进行比较,确定每个节段的活动性。如果疼痛症状被激发,应明确是局部疼痛还是牵涉痛,且是否会激发患者的主诉。Kerr 和 Olafson(1961)证明了来自三叉神经和上三支颈神经根的传入神经汇合于脊髓上颈部的三叉神经颈髓核。上述现象可能导致患者在上颈椎节段性活动测试(C1~C3)期间再现与 TMD 症状相似的疼痛症状。Jull 等

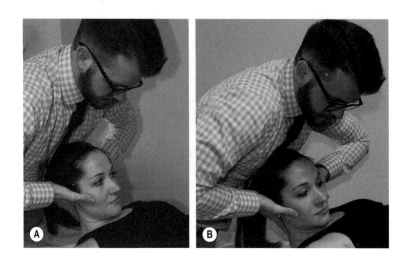

图9.2　寰枢关节活动性评估。使用颈椎弯曲旋转测试检查。（A）临床医师将患者头部屈曲至极限；（B）随后将患者头部旋转向一侧，在对侧重复这一过程

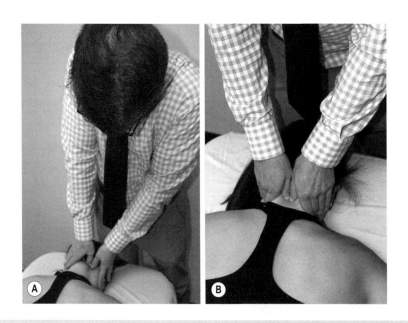

图9.3　颈椎节段性活动评估。在患者采取俯卧位时进行弹压测试。上颈椎节段，如（A）寰枕关节；（B）下颈椎节段可使用该技术进行评估

（1999）表明临床医师在确定慢性颈源性疼痛患者的疼痛节段方面表现出高度一致。

在评估胸椎节段活动性之前，患者采取俯卧位，并通过触诊位于棘突和横突之间的胸椎内侧沟来评估组织反应性。临床医师将小鱼际置于棘突之上，并通过施加后向前的力进行弹压测试，以确定胸椎活动性及是否存在疼痛，活动性分为正常、活动不足或活动过度。此过程可以通过单侧的横突弹压测试完成。

颈深屈肌功能

很多种测定颈深屈肌功能的方法被提出（Watson & Trott, 1993; Jull et al.,1999;Jull, 2000）。之前的颈深屈肌肌力测试是临床医师在患者前额施加徒手阻力时，患者缩下颌并屈曲颈椎（Vitti et al., 1973）。但近来有更多证据支持颈深屈肌在姿势稳定性方面的作用，促使寻找替代方法以评估其耐力（Silverman et al., 1991; Grimmer, 1994; Greenman, 1996; Blizzard et al., 2000）。Jull

等（1999）推导出一种名为颅颈屈曲测试的补充测试方法，利用充气式稳定器对主动颅颈屈曲进行逐步分级评估（Jull, 2000）（图9.4），上述技术似乎有充分信度（Grimmer, 1994; Blizzard et al., 2000; Jull, 2000; Harris et al., 2005; Chiu et al., 2005）。颈深屈肌功能测试已被证明可用于诊断颈源性头痛患者的颈深屈肌耐力缺陷（Zito et al.），但对其关联性可能还需更多研究。

评估颈深屈肌耐力的首选方法要求患者采用屈膝仰卧位（图9.5A）收下颌（图9.5B），抬起头部和颈部，直到头部距离检查床面约2.54cm（图9.5C）。治疗师将手支撑在患者枕骨下方，并观察其颈部皮肤上的一条皱褶线，当皮肤皱褶合并或患者头部接触治疗师的手超过一秒时，测试即完成。因在典型的繁忙临床环境中便于操作且无须额外设备，故评估方法常作为首选方法使用。但是，如果患者的症状易激惹性阈值很低，该测试则可能难以执行，此时该测试就无价值了。

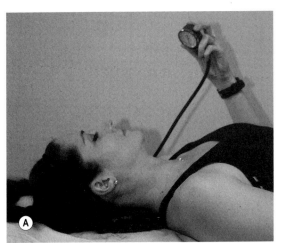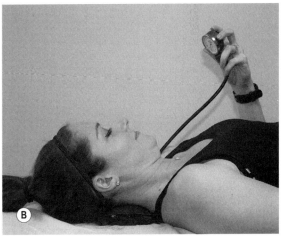

图9.4 采用颅颈屈曲试验测试颈深屈肌功能。患者采取仰卧位，在颈椎和检查床床面之间放置一个气动反馈装置，如（A）血压计；（B）主动颅颈屈曲试验是逐步分阶段（22 mmHg、24 mmHg、26 mmHg、28 mmHg和30 mmHg）进行的，在每个阶段保持10秒

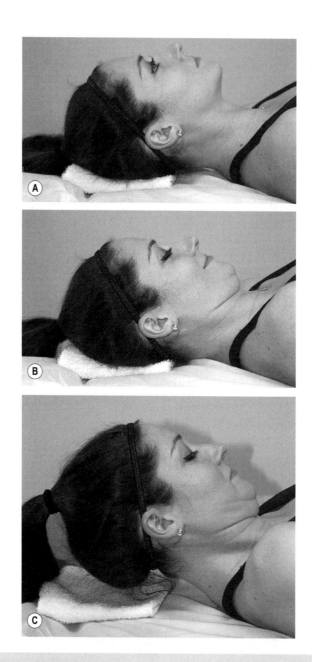

图 9.5　颈深屈肌耐力测试。(A)患者屈膝仰卧位;(B)患者收下颌;(C)将头部抬高至距检查床面约 2.5cm 处，测试结束后记录产生疲劳的时间

本章参考文献

Ballenberger N, von Piekartz H, Danzeisen M, Hall T. Patterns of cervical and masticatory impairment in subgroups of people with temporomandibular disorders-an explorative approach based on factor analysis. Cranio 2017; 20: 1-11. [Epub ahead of print]

Ballenberger N, von Piekartz H, Paris-Alemany A, La Touche R, Angulo-Diaz-Parreño S. Influence of different upper cervical positions on electromyography activity of the masticatory muscles. J Manipulative Physiol Ther 2012; 35: 308-318.

Blizzard L, Grimmer KA, Dwyer T. Validity of a measure of the frequency of headaches with overt neck involvement, and reliability of measurement of cervical spine anthropometric and muscle performance factors. Arch Phys Med Rehabil 2000; 1204-1210.

Bradnam L, Barry C. The role of the trigeminal sensory nuclear complex in the patho-physiology of craniocervical dystonia. J Neuroscience 2013; 33: 18358-18367.

Chiu TT, Law EYH, Chiu THS. Performance of the craniocervical flexion test in subjects with and without chronic neck pain. J Orthop Sports Phys Ther 2005; 35: 567-571.

Christensen H, Vach W, Vach K, et al. Palpation of the upper thoracic spine: an observer reliability study. J Manipulative Physiol Ther 2002; 25: 285-292.

Cleland JA, Childs JD, Fritz JM, Whitman JM. Interrater reliability of the history and physical examination in patients with mechanical neck pain. Arch Phys Med Rehabil 2006; 87: 1388-1395.

Cook C, Brown C, Isaacs R, et al. Clustered clinical findings for diagnosis of cervical spine myelopathy. J Man Manip Ther 2010; 18: 175-180.

Cook C, Roman M, Stewart KM, Leithe L, Isaacs R. Reliability and diagnostic accuracy of clinical special tests for myelopathy in

patients seen for cervical dysfunction. J Orthop Sports Phys Ther 2009; 39: 172-178.

Corrêa ECR, Bérzin F. Temporomandibular disorder and dysfunctional breathing. Braz J Oral Science 2004; 10: 498-502.

Cross KM, Kuenze C, Grindstaff T, Hertel J. Thoracic spine thrust manipulation improves pain, range of motion, and self-reported function in patients with mechanical neck pain: a systematic review. J Orthop Sports Phys Ther 2011; 41: 633-642.

Fjellner A, Bexander C, Faleij R, Strender LE. Inter-examiner reliability in physical examination of the cervical spine. J Manipulative Physiol Ther 1999; 22: 511-516.

González-Iglesias J, Cleland JA, Neto F, Hall T, Fernández-de-las-Peñas C. Mobilization with movement, thoracic spine manipulation, and dry needling for the management of temporomandibular disorder: a prospective case series. Physiother Theory Pract 2013; 29: 586-595.

Greenman P. Principles of Manual Medicine. 2nd ed. Philadelphia, PA: Lippincott Williams & Wilkins; 1996.

Griegel-Morris P, Larson K, Mueller-Klaus K, Oatis CA. Incidence of common postural abnormalities in the cervical, shoulder, and thoracic regions and their association with pain in two age groups of healthy subjects. Phys Ther 1992; 72: 425-431.

Grimmer K. Measuring the endurance capacity of the cervical short flexor muscles group. Aust J Physiother 1994; 40: 251-254.

Grondin F, Hall T, von Piekartz H. Does altered mandibular position and dental occlusion influence upper cervical movement: a cross-sectional study in asymptomatic people. Musculoskelet Sci Pract 2017; 27:85-90.

Haneline MT, Rosner AL. The etiology of cervical artery dissection. J Chiroprac Med 2007; 6: 110-120.

Harris KD, Heer DM, Roy TC et al. Reliability of a measurement of neck flexor

muscle endurance. Phys Ther 2005; 85: 1349-1355.

Heidersheit B, Boissonnault W. Reliability of joint mobility and pain assessment of the thoracic spine and rib cage in asymptomatic individuals. J Man Manip Ther 2008; 16: 210-216.

Hole DE, Cook JM, Bolton JE. Reliability and concurrent validity of two instruments for measuring cervical range of motion: effects of age and gender. Man Ther 2000; 1: 36-42.

Johnson KD, Kim KM, Yu BK, Saliba SA, Grindstaff TL. Reliability of thoracic spine rotation range of motion measurements in healthy adults. J Athletic Train 2012; 47: 52-60.

Jull G. Deep cervical flexor muscle dysfunction in whiplash. J Musculoskeletal Pain 2000; 8: 143-154.

Jull G, Barrett C, Magee R, Ho P. Further clinical clarification of the muscle dysfunction in cervical headache. Cephalalgia 1999; 19: 179-185.

Kendall FP, McCreary EK, Provance PG. Muscles: Testing and Function. 4th ed. Baltimore: Williams & Wilkins, 1993.

Kerr FW, Olafson RA. Trigeminal and cervical volleys: convergence on single units in the spinal gray at C-1 and C-2. Arch Neurol 1961; 5: 171-178.

Kerry R. Examination of the upper cervical region In Petty NJ (ed.). Neuro-musculoskeletal examination and assessment: a handbook for therapists. 4th ed. Edinburgh: Churchill Livingstone, Elsevier, 2011.

La Touche R, París-Alemany A, von Piekartz H et al. The influence of cranio-cervical posture on maximal mouth opening and pressure pain threshold in patients with myofascial temporomandibular pain disorders. Clin J Pain 2011; 27: 48-55.

La Touche R, Paris-Alemany A, Mannheimer JS et al. Does mobilization of the upper cervical spine affect pain sensitivity and autonomic nervous system function in patients with cervico-craniofacial pain? A randomized-controlled trial. Clin J Pain 2013; 3: 205–215.

Lewis JS. Rotator cuff tendinopathy/subacromial impingement syndrome: is it time for a new method of assessment? Br J Sports Med 2009; 3: 21–24.

Molina C, Robbins D, Roberts H, et al. Reliability and validity of single inclinometer measurements for thoracic spine range of motion [abstract]. J Man Manip Ther 2000; 8: 143.

Ogince M, Hall T, Robinson K, Blackmore AM. The diagnostic validity of the cervical flexion-rotation test in C1/2-related cervicogenic headache. Man Ther 2007; 12: 256–262.

Olivo SA, Bravo J, Magee D et al. The association between head and cervical posture and temporomandibular disorders: a systematic review. J Orofacial pain 2006; 20: 9–23.

Refshauge K, Bolst L, Goodsell M. The relationship between cervico-thoracic posture and the presence of pain. J Man Manip Ther 1995; 3: 21–24.

Rushton A, Rivett D, Carlesso L, Flynn T, Hing W, Kerry R. International framework for examination of the cervical region for potential of cervical arterial dysfunction prior to orthopaedic manual therapy intervention. Man Ther 2014; 19: 222–228.

Sharp J, Purser DW. Spontaneous atlantoaxial dislocation in ankylosing spondylitis and rheumatoid arthritis. Annals Rheum Dis 1961; 20: 47–77.

Silverman JL, Rodriguez AA, Agre JC. Quantitative cervical flexor strength in healthy subjects and in subjects with mechanical neck pain. Arch Phys Med Rehabil 1991; 72: 679–681.

Smedmark V, Wallin M, Arvidsson I. Inter-examiner reliability in assessing passive inter-vertebral motion of the cervical spine. Man Ther 2000; 5: 97–101.

Thomas LC, Rivett DA, Attia JR, Parsons M, Levi C. Risk factors and clinical features of craniocervical arterial dissection. Man Ther 2011; 16: 351–356.

Uitvlugt G, Indenbaum S. Clinical assessment of atlantoaxial instability using the Sharp-Purser test. Arthr Rheum 1988; 31: 918–922.

Viikari-Juntura E. Inter-examiner reliability of observations in physical examinations of the neck. Phys Ther 1987; 67: 1526–1532.

Viikari-Juntura E, Porras M, Laasonen EM. Validity of clinical tests in the diagnosis of root compression in cervical disc disease. Spine 1989; 14: 253–257.

Vitti M, Fujiwara M, Basmanjian JM, Iida M. The integrated roles of longus colli and sternocleidomastoid muscles: an electromyographic study. Anat Rec 1973; 177: 471–484.

von Piekartz H, Hall T. Orofacial manual therapy improves cervical movement impairment associated with headache and features of temporomandibular dysfunction: a randomized controlled trial. Man Ther 2013; 4: 345–350.

von Piekartz H, Ludtke K. Effect of treatment of temporomandibular disorders (TMD) in patients with cervicogenic headache: a single-blind, randomized controlled study. Cranio 2011; 29: 43–56.

von Piekartz H, Pudelko A, Danzeisen M, Hall T, Ballenberger N. Do subjects with acute/subacute temporomandibular disorder have associated cervical impairments: a cross-sectional study. Man Ther 2016; 26: 208–215.

Walczyńska-Dragon K, Baron S, Nitecka-Buchta A, Tkacz E. Correlation between TMD and cervical spine pain and mobility: is the whole body balance TMJ related? BioMed Res Int 2014; 2014: 582414.

Watson DH, Trott PH. Cervical headache: an investigation of natural head posture and upper cervical flexor muscle performance. Cephalgia 1993; 13: 272–284.

Zito G, Jull G, Story I. Clinical tests of musculoskeletal dysfunction in the diagnosis of cervicogenic headache. Man Ther 2006; 11:118–129.

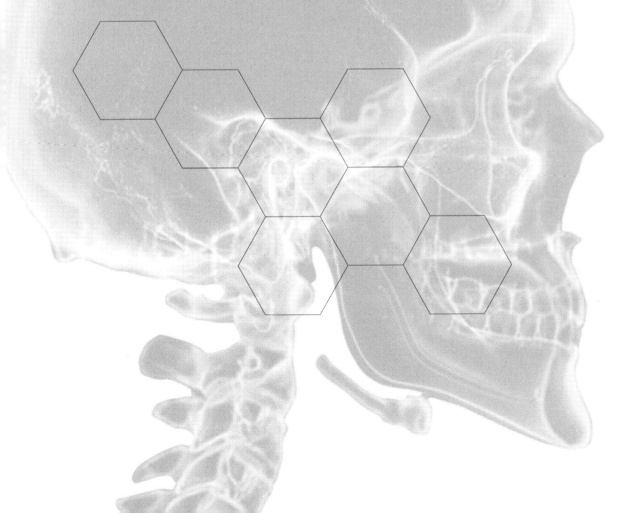

第3部分

颞下颌关节紊乱病的手法治疗

第10章

颞下颌关节紊乱病手法治疗和运动疗法的有效性：一种基于循证的方法

Susan Armijo-Olivo, Elisa Bizetti Pelai, Ambra Michelotti, Laurent Pitance,
Cristina Lozano-López, Blanca Codina García-Andrade

引言

TMD 的治疗方法是多种多样的，包括手术和非手术治疗（Coskun Benlidayi et al., 2016）。然而治疗 TMD 时，非手术治疗通常是被推荐的首选方法。介入物理治疗是治疗 TMD 最常用的无创治疗手段之一（Calixtre et al., 2016; Rai et al., 2016），包括许多有效的潜在干预措施，如电物理介质，包括超声（Rai et al., 2016）、激光（Demirkol et al., 2017）以及经皮神经电刺激（transcutaneous electrical nerve stimulation, TENS）（Awan & Patil, 2015）。此外，其他物理治疗干预措施，如手法治疗（Armijo-Olivo et al., 2016）和运动疗法（Rocabado, 1987），因效果良好，也被越来越多地应用于治疗这类疾病（von Piekartz & Hall, 2013; Tuncer et al., 2013b; Calixtre et al., 2016）。

手法治疗包含很多种不同的技术，主要分为三大类：关节推拿术、关节松动术和软组织（肌肉能量）技术（Clar et al., 2014）。因具有积极疗效，手法治疗已经被多年前应用于治疗许多骨骼肌肉疼痛疾病。对于治疗 TMD，手法治疗可以被单独使用或作为辅助治疗结合运动、物理因子及夹板治疗，以恢复下颌骨活动的幅度与质量，并缓解疼痛来改善其功能。最近的证据表明，手法治疗是治疗 TMD 的合理方法，迄今为止的研究表明，手法治疗和运动方法的联合疗法可以改善患者的预后（Miller et al., 2010）。研究表明，针对口面部和颈椎的手法治疗有益于 TMD 治疗。对于混合型 TMD 的患者，口面部手法治疗和颈椎治疗联合治疗比家庭运动或单纯颈椎治疗更有效（Armijo-Olivo et

al., 2016）。此外，对于肌源性 TMD 患者，颈椎关节松动术可降低其疼痛的强度和敏感度（通过压力痛阈评估），并增加下颌骨活动（Armijo-Olivo et al., 2016）。手法治疗，如颈椎关节松动术，可通过三叉神经尾状核的这些系统连接对口面部疼痛和下颌活动产生影响（Sessle, 1999）。

运动疗法被认为是骨骼肌肉功能障碍康复的基石，并被广泛应用于 TMD 的康复和预防，旨在减轻疼痛和改善功能（Machado et al., 2016）。总而言之，运动疗法是一种通过肌肉收缩和身体运动改善个人的整体功能，并助其满足日常生活所需的处方（Hertling & Kessler, 2006），旨在通过改变感觉输入、减少潜在炎症、改善肌肉的协调性和力量以及促进组织的修复和再生使功能恢复正常（Taylor et al., 2007）。运动疗法虽被广泛应用于治疗 TMD，但其潜在的作用机制尚未明了。运动疗法的干预措施是用于改善颅下颌功能和肌肉协调性，放松紧张的肌肉，增加运动范围，增强肌肉力量（Carlsson & Magnusson, 1999），包括肌力训练、改善张口度和缓解疼痛的主动关节运动、姿势训练和优化颅下颌系统功能的颈椎运动控制训练等有效技术（Rocabado, 1987；Armijo-Olivo & Gadotti, 2016）。

尽管以往支持手法治疗和运动疗法治疗 TMD 的证据有限，但近几年该领域已经有一些系统综述被发表，所发表的系统综述（McNeely et al., 2006；Medlicott & Harris, 2006；Armijo-Olivo et al., 2016）都对因为关节盘移位、急性关节炎和慢性肌筋膜疼痛而患有 TMD 的患者进一步提供了通过姿势训练和主、被动口腔运动缓解疼痛及改善张口度的支持性证据。再者，虽然目前的证据仍然有限且质量较低，但最近的系统综述（Armijo-Olivo et al., 2016; Calixtre et al., 2016）表明，手法治疗在治疗肌源性、关节源性和混合性 TMD 方面有很好的效果。在这些系统综述发表后，TMD 相关领域的研究迅速展开，从而引领了新的研究运动和手法治疗有效性的随机对照试验（randomized clinical trials, RCTs）的开展。这些最新研究为这一领域提供了新的证据，但其结果需要与以往的研究结果相结合。因此，本章将提供关于 TMD 相关性疼痛的手法治疗和治疗运动的最新综述证据。

本章将基于通过全面搜索截至 2017 年 2 月的电子数据库（MEDLINE、EMBASE、Cochrane 图书馆、ISI 科学网、EBM 评论和 CINAHL），以及与该领域专家商讨所获得的 RCTs 证据。本章收集的信息仅限于符合以下标准而纳入的 RCTs：

1. 根据《颞下颌关节紊乱病研究诊断标准》（RDC/TMD）（Dworkin & LeResche, 1992）或涉及 TMD 症状和体征的任何临床诊断（Kraus, 2007; Leeuw & Klasser, 2013）确诊为 TMD；

2. 成人（>18 岁）；

3. 骨骼肌肉功能障碍；

4. 疼痛损害；

5. 无 TMJ 部位手术史；

6. 无其他严重并发症（如骨折、癌症、神经系统疾病）。

纳入本章的对比研究必须是各种类型的手法治疗干预（例如，关节松动术、关节推拿术、软组织松动术），或是单纯运动疗法，抑或是与其他疗法的联合疗法。关注的对比内容包括安慰剂干预、对照比较干预或常规治疗。如所关注的疗法的效果无法确定，则不纳入研究。

这部分汇编的证据的主要关注点为疼痛、活动度和口腔功能。本章的口腔功能主要针对通过不同问卷测试 TMD 患者受限的日常生活，同时也调查了咀嚼肌或颈部肌肉的压痛阈（pressure pain thresholds，PPTs）和肌电活动（Armijo-Olivo et al., 2016）。

必须强调的是，我们尝试通过对结果的荟萃分析，尽可能以定量的方式整合这些基于 TMD 诊断（肌源性、关节源性或混合性）、潜在干预（手法治疗和运动）的研究和结果。因此，我们创建和合并了与这些特征相似的研究组。在研究人群或干预措施存在临床异质性的情况下，基于研究间变异性的假设，使用 DerSimonian 和 Laird 的合并随机效应模型，为实际效果提供更保守的估计（Bérard & Bravo, 1998）。

合并 95% 可信区间的均方差（mean difference，MD）和标准化均方差（standardized mean difference，SMD）数据对连续结果数据进行分析。利用 I^2 统计对异质性进行统计评估（Higgins & Green, 2011）。

Cohen 标准（0.2、0.5 和 0.8 分别对应小、中和大效应量）用于解释我们合并估计值所产生的 SMD 值（Cohen, 1988）。Revman 软件 5.3 版（revman5-Cochrane Community）用于总结效应（合并均方差），并构建用于所有对比的森林图。为了解释非标准效应量（如均方差）的值，我们利用相关结果的临床意义来确定这些结果的潜在有效性，并采用以下标准：疼痛的最小临床重要差异（minimal clinically important difference，MCID），范围为 1.5~3.2（Farrar et al., 2001; van der Roer et al., 2006; Kovacs et al., 2007; Dworkin et al., 2008; Maughan & Lewis, 2010）。所报道的组间差异值高于这些最小值的研究结果，因此被认为具有临床相关性。报道称，健康受试者最大张口度的最小可检测差异为 5mm，这表明不小于 5mm 的显著变化可被视为具有临床相关性（Kropmans et al., 1999）。PPT 测量已被证明具有良好或优秀的评分者内和评分者间信度（Nussbaum & Downes, 1998;

Ylinen et al., 2005; Cathcart & Pritchard, 2006）。PPT 报告的最小重要差异值（minimal important difference，MID）为 1.10kg/cm^2（Chesterton et al., 2003; Fuentes et al., 2011）。因此，不同组间 PPT 评分若高于此分即被认为具有临床相关性。

本书的第 15 章详细地讲解了治疗 TMDs 的运动疗法，而第 11 章则更具体地描述了在这些情况下使用的手法治疗技术。

纳入研究总则

本章收集了 63 篇文章中报告的 58 项单纯研究的数据。

诊断

19 项（$n=19$）研究分别检测了运动疗法和（或）手法治疗干预对治疗肌源性 TMD 的有效性（Crockett et al., 1986; Magnusson & Syrén, 1999; Komiyama et al., 1999; Wright et al., 2000; Michelotti et al., 2004; Gavish et al., 2006; Mulet et al., 2007; Kalamir et al., 2010; Craane et al., 2012a; Guarda-Nardini et al., 2012; Kalamir et al., 2012, 2013; La Touche et al., 2013; Tuncer et al., 2013a; Tuncer et al., 2013b; Gomes et al., 2014b; Kraaijenga et al., 2014; Rodriguez-Blanco et al., 2015; Espejo-Antúnez et al., 2016）。17 项关节源性 TMD 患者研究（18 篇论文）（Alajbeg et al., 2015; Bae & Park, 2013; Carmeli et al., 2001; Craane et al., 2012b; Diraçoğlu et al., 2009; de Felício et al., 2008; Haketa et al., 2010; Ismail et al., 2007; Machado et al., 2016; Minakuchi et al., 2001; Nascimento et al., 2013; Schiffman et al., 2007; Stegenga et al., 1993; Yoda et al., 2003; Yoshida et al., 2005, 2011; Yuasa et al., 2001）和 22 项研究（26 篇论文）混合性（包括肌源性和关节源性）TMD 患者研究（Burgess et al., 1988; Cuccia et

al., 2010; de Felício et al., 2010; Ficnar et al., 2013; Gomes et al., 2014b; Grace et al., 2002; Klobas et al., 2006; Maluf et al., 2009; Mansilla Ferragud & Boscá Gandia, 2008; Niemelä et al., 2012; Otaño & Legal, 2010; Packer et al., 2014, 2015; von Piekartz & Lüdtke, 2011; Raustia & Pohjola, 1986; Tavera et al., 2012; Tegelberg & Kopp, 1988, 1996; Truelove et al., 2006）。1 项研究观察了同时患肌源性和关节源性 TMD 的患者（Maloney et al., 2002）。

28 项研究（Alajbeg et al., 2015; Craane et al., 2012a, 2012b; Espejo-Antúnez et al., 2016; de Felício et al., 2008, 2010; Ficnar et al., 2013; Gavish et al., 2006; Ismail et al., 2007; Kalamir et al., 2010, 2013; Komiyama et al., 1999; La Touche et al., 2013; Machado et al., 2016; Maloney et al., 2002; Michelotti et al., 2004; Mulet et al., 2007; Nascimento et al., 2013; Niemelä et al., 2012; Packer et al., 2014, 2015; Rodriguez-Blanco et al., 2015; Truelove et al., 2006; Tuncer et al., 2013a; Tuncer et al., 2013b; Wright et al., 2000）使用 RDC/TMD（Dworkin & LeResche, 1992）进行诊断。其余的研究使用颞下颌关节活动受限和捻发音的临床标准（Bae & Park, 2013）进行诊断；使用磁共振成像（MRI）诊断关节盘移位（Schiffman et al., 2007）；使用了 Fonseca 患者病史指数（Gomes et al., 2014b），或由牙医或口腔颌面外科专家进行 TMD 的一般临床诊断（Gesslbauer et al., 2016）。

方法学质量评价

尽管本章选录了大量的 RCTs，但其研究质量较差或不详。使用偏差风险工具进行偏差风险评估后，确定只有两项研究（Gomes et al., 2014a; Rodriguez-Blanco et al., 2015）被认为是低偏差风险的，而 53%（$n=30$）的研究被认为是偏差风险不详，44%（$n=25$）的研究被认为是高偏差风险。

手法治疗和运动治疗肌肉相关疼痛（肌源性）TMD 的疗效

姿势矫正运动

有 2 项研究评估了肌源性 TMD 患者进行姿势矫正运动的效果，并取得积极的结果（Komiyama et al., 1999; Wright et al., 2000）。与对照组相比，接受姿势矫正运动的患者的最大无痛张口度明显增加（5.54 mm, 95% CI 2.93, 8.15）（Kropmans et al., 1999）。在症状和日常生活中症状所造成的障碍方面也得到了同样的结果；组间差异的 SMD 为 1.13（95%CI 0.48, 1.78），说明效应量大，该结果有临床意义。

单纯的或与颈部运动相结合的常规下颌运动计划

8 篇文章中使用了单纯的或与颈部运动相结合的常规下颌运动计划（Craane et al., 2012b; Crockett et al., 1986; Gavish et al., 2006; Kraaijenga et al., 2014; Magnusson & Syrén, 1999; Maloney et al., 2002; Michelotti et al., 2004; Mulet et al., 2007），但这些研究的结果均不一致。3 篇文章在将下颌运动组与对照组在疼痛和活动度等方面做比较后得出了积极的结果（Gavish et al., 2006; Maloney et al., 2002; Michelotti et al., 2004）。然而，其余 5 篇文章（Cranne et al., 2012b; Crockett et al., 1986; Magnusson & Syrén, 1999; Mulet et al., 2007）的组间结果未发现显著差异。

将具有类似结果、诊断和将运动计划与其他类型治疗，如宣教（Craane et al., 2012b; Michelotti et al., 2004）或夹板治疗（Magnusson & Syrén, 1999; Maloney et al., 2002）相比较的研究进行整合。分析结果表明，与对照组相比，

运动疗法更倾向于选择在无痛状态下的最大张口和不引起疼痛的运动强度。关于无痛最大张口，整合数据，合并后 MD 为 5.94mm（95% CI–1.0, 12.87），被认为在临床上是支持运动组的（Kropmans et al., 1999）。关于疼痛强度，整合了来自 5 项研究的数据（Craane et al., 2012a; Gavish et al., 2006; Maloney et al., 2002; Michelotti et al., 2004; Mulet et al., 2007）后，合并 SMD 为 0.43（95%CI –0.02, 0.87），根据 Cohen 指南（Cohen, 1988），其具有中等效应量。对运动疗法与宣教进行敏感性分析时，发现其在无痛最大张口（1.92mm, 95% CI –0.57, 4.41）方面无显著影响（Craane et al., 2012a; Michelotti et al., 2004）。然而，将运动与夹板治疗（Magnusson & Syrén, 1999; Maloney et al., 2002）两组（12.31 mm, 95%CI 7.73, 16.89）做比较时，发现在支持下颌运动方面，两组间有统计学差异和临床意义的差异。

口面部的手法治疗

4 篇针对肌源性 TMD（Kalamir et al., 2010; Guarda-Nardini et al., 2012; Kalamir et al., 2012, 2013）口面部区域手法治疗的 RCT 发现与对照组相比，治疗组张口度改善，且下颌疼痛缓解。尽管肉毒毒素注射在治疗后 3 个月与面部手法治疗相比在改善活动度方面略显优势，但面部手法治疗与肉毒毒素注射具有相似的效果，且能更有效地降低疼痛度。在疼痛强度（1.31cm, 95%CI 0.86, 1.76）方面，口面部手法治疗组较对照组拥有积极的支持结果。3 篇相似的文章（Kalamir et al., 2010; Guarda-Nardini et al., 2012; Kalamir et al., 2013）具有相似的诊断、结果和干预措施，我们将其整合后发现手法治疗在治疗后 4~6 周较观察组（对照组）或肉毒毒素组疼痛强度下降（合并 MD:1.35 cm, 95%CI 0.91, 1.78），且具有临床相关意义。

颈椎手法治疗

2 篇 RCT 在肌源性 TMD 患者中使用了颈椎的关节松动术手法治疗（La Touche et al., 2013; Bortolazzo et al., 2015）。与安慰剂治疗相比，针对颈椎的关节松动术治疗在降低肌源性 TMD 患者的疼痛强度（视觉模拟评分法，VAS）和疼痛敏感度（PPT）方面效果良好。La Touche 等（2013）获得的结果被认为具有临床相关性，疼痛强度的效应量为 28.75（95%CI 21.65, 35.85），PPT 效应量为 1.12kg/cm^2（95%CI 0.96, 1.29）。

另一项研究将使用了上段颈椎关节推拿术的患有肌源性 TMD 的受试者与安慰剂组相比（Bortolazzo et al., 2015），也得出了良好的结果。上段颈椎关节推拿术使肌源性 TMD 患者咀嚼肌功能正常化（表面肌电图分析），张口度增加。张口度的组间差异为 8.20mm（95%CI 1.56, 14.84），该数据支持的颈椎关节松动术有临床相关性（Cohen, 1988）。

按摩治疗

1 项研究调查了对患有肌源性 TMD 的受试者单纯使用按摩疗法与单纯使用夹板治疗相比，或结合按摩治疗与夹板治疗和分别单纯使用夹板治疗或手法治疗，对咀嚼肌电活动的影响（Gomes et al., 2014a），其结果表明：虽然单纯使用按摩治疗和𬌗夹板对咬肌和颞肌前束的肌电活动无明显影响，但手法治疗与夹板治疗的联合治疗明显减轻了重度 TMD 患者和夜磨牙症患者的体征和症状。

针对腘绳肌的牵伸技术

2 项关于针对肌源性 TMD 患者腘绳肌的牵伸技术和针对咀嚼肌及颈部肌肉的手法治疗技术的研究（Rodriguez-Blanco et al., 2015; Espejo-Antúnez et al., 2016）。其中一项对比了仅使用腘绳肌牵伸技术与腘绳肌牵伸技术结合咬肌缺血性压迫（Espejo-Antúnez et al., 2016），发现腘绳肌牵伸可以改善所有结果，包括腘绳肌延展性、主动张口度和下颌疼痛。然而，加强咬肌缺血性压迫并未使评估参数进一步改善（Espejo-Antúnez et al., 2016）。报告的组间效应量较小，SMD：活动度为 0.04，右侧疼痛（VAS）为 0.18，左侧为 0.11，右侧疼痛敏感度（PPT）为 0.23，左侧为 0.06（Espejo-Antúnez et al., 2016）。

另一项研究报告了与单纯的咬肌的神经肌肉技术和腘绳肌的被动牵伸相比，两者结合枕下肌的抑制技术后对咬肌的影响（Rodriguez-Blanco et al., 2015）。这项研究在活动度和 PPT 方面未发现组间差异，所以其结论为，在枕骨下平面采用局部技术对改善这些患者的下颌活动和口面部对机械压力的敏感度没有任何影响。

手法治疗与运动治疗关节源性 TMD 的疗效

单纯下颌和颈部运动

9 项研究（Bae & Park, 2013; Craane et al., 2012a; Diraçoğlu et al., 2009; de Felício et al., 2008; Maloney et al., 2002; Stegenga et al., 1993; Yoda et al., 2003; Yoshida et al., 2011; Yuasa et al., 2001）对关节源性 TMD 受试者单纯使用下颌和颈部运动，或将之作为常规治疗方案［药物、手术（关节穿刺或关节镜检查）或自我护理建议］的一部分。4 项研究侧重于单纯运动疗法（张口、侧向和前向活动训练、髁突不同方向的运动或使关节盘复位的运动），将其与真实对照组（无干预）进行比较（Bae & Park, 2013; Yoda et al., 2003; Yoshida et al., 2011; Yuasa et al., 2001）。报告称该治疗方法简单、成本较低，且对关节源性 TMD 治疗效果显著，包括张口、侧方活动和疼痛。1 项研究着重于运动疗法与传统疗法的结合（口腔习惯宣教和如何放松咀嚼肌的指导）（Craane et al., 2012a），另一项研究结合了下颌运动与TheraBite®设备（用于改善张口）（Maloney et al., 2002），还有一项研究的重点为下颌运动结合肌肉功能疗法（de Felício et al., 2008）。另有研究分别将运动与宣教（Craane et al., 2012a）、夹板治疗（Maloney et al., 2002）和等待治疗（de Felício et al., 2008)进行了比较。

2项研究将把常规运动作为治疗关节源性TMD的一部分的保守治疗与手术（关节穿刺或关节镜检查）相比较（Diraçoğlu et al., 2009; Stegenga et al., 1993）。其中1项研究将关节镜手术联合含下颌运动的保守治疗（Stegenga et al., 1993）与单纯保守治疗进行比较。另有一项研究则将单纯关节穿刺术与包括下颌运动在内的常规治疗进行比较（Diraçoğlu et al., 2009）。

在这9项研究中有5项在分析单纯进行运动或将其作为治疗关节源性TMD受试者（可复性或不可复性关节盘移位）的常规方案的一部分时，在疼痛强度、活动度或弹响消失方面取得了良好的效果（de Felício et al., 2008; Maloney et al., 2002; Yoda et al., 2003; Yoshida et al., 2011; Yuasa et al., 2001）。然而有1项研究发现，常规的下颌运动并不优于进行宣教的对照组（Craane et al., 2012a）。该研究报道称，当只接受一项治疗时，所有参与者的症状和体征都随着时间的推移而得到了改善，这表明对于关节源性TMD，特别是"闭锁性"患者，运动治疗并无特殊效果。

整合所有具有相似结果、诊断和将运动计划对比其他形式的治疗，包括宣教（Craane et al., 2012a）、夹板治疗（Maloney et al., 2002）和真实对照组（Bae & Park, 2013; de Felício et al., 2008; Yoshida et al., 2011; Yuasa et al., 2001）的研究数据，对单纯运动或与其他保守疗法相结合对疼痛强度的有效性进行荟萃分析（Bae & Park, 2013; Craane et al., 2012a; de Felício et al., 2008; Maloney et al., 2002; Yuasa et al., 2001），结果表明单纯进行下颌运动（Bae & Park, 2013; Yuasa et al., 2001）或与其他疗法相结合，如TheraBite®（Maloney et al., 2002）、肌功能疗法（de Felício et al., 2008）或常规项目方法（Craane et al., 2012a），在疼痛强度方面的组间差异具有统计学意义。疼痛强度的组间的合并SMD（图10.1）为 −0.81（95%CI −1.50，−0.11），根据Cohen指南，为大效应量（Cohen, 1988）。

在仅整合使用真实对照组作为对照组的研究的疼痛强度数据（Bae & Park, 2013; de Felício et al., 2008; Yuasa et al., 2001）时发现了类似的结果，然而当SMD增加到了 −1.24（95%CI −2.32，−0.16），则倾向于运动组（图10.1）。

对于张口度，将单纯下颌运动或联合其他治疗的所有研究的合并数据与不同对照组（宣教、夹板治疗、真实对照组）进行对比（Bae & Park, 2013; Craane et al., 2012a; Maloney et al., 2002; Yoshida et al., 2011; Yuasa et al., 2001），发现对于单纯下颌运动或联合其他疗法改善张口度具有明显的结果为0.47cm的组间均方差（95%CI 0.26，0.68）（图10.2）。这个均方差值接近文献中指出的最小临床相关界限——0.5cm（Kropmans et al., 1999）。仅使用真实对照组的研究，也得到了类似的结果（图10.2）。

整合使用运动结合关节穿刺或关节镜检查的研究数据与保守治疗（在6个月时仅使用垂直方向主动张口运动）的研究数据（Stegenga et al., 1993; Yoda et al., 2003）时，未发现治疗间差异，合并MD为 −1.01 mm（95%CI −5.43, 3.42），意味着运动结合保守治疗适用于不可复性关节盘移位或下颌活动受限的患者。此外，该结果强调了采用保守治疗作为对于关节源性TMD临床治疗的重要性。

手法治疗联合下颌运动

10篇文章（对应于8项单独的研究）使用手法治疗结合下颌运动治疗关节源性TMD受

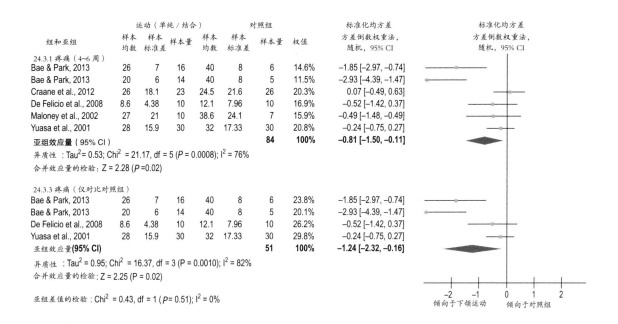

图 10.1　使用单纯或联合其他疗法的下颌运动对比其他治疗方法（宣教、夹板、真实对照组）对关节源性 TMD 患者疼痛强度影响荟萃分析

试者（Minakuchi et al., 2001; Alajbeg et al., 2015; Carmeli et al., 2001; Haketa et al., 2010; Ismail et al., 2007; Minakuchi et al., 2004; Nascimento et al., 2013; Schiffman et al., 2007; Yoshida et al., 2005）。4 项研究对手法联合下颌运动与联合夹板治疗进行比较，发现前者有益于患者（Alajbeg et al., 2015; Carmeli et al., 2001; Haketa et al., 2010; Ismail et al., 2007）。另一项研究（报道于 2 篇不同的文章）（Minakuchi et al., 2001; 2004）比较了手法治疗联合运动疗法与自我护理及对预后的建议。3 篇文章（2 项研究）比较了手法治疗分别与运动、非甾体抗炎药（NSAIDs）、肌肉松弛药及非处方镇痛药进行联合治疗的效果（Schiffman et al., 2007; Yoshida et al., 2005）。Nascimento 等（2013）研究了耳颞神经麻醉阻

滞与同时进行手法治疗联合运动疗法的区别，并报道了耳颞神经麻醉阻滞结合物理治疗有助于减轻关节源性 TMD 受试者的疼痛。研究结果表明，手法治疗联合运动疗法可以减轻关节源性 TMD 患者，尤其是关节盘不可复性移位而导致的"闭口绞锁"症状，增加下颌活动度。

因此，整合具有类似干预结果和诊断的研究数据（Alajbeg et al., 2015; Carmeli et al., 2001; Haketa et al., 2010; Ismail et al., 2007; Minakuchi et al., 2001; Schiffman et al., 2007）后，其结果表明，与联合夹板治疗、自我护理或药物治疗相比，手法治疗联合运动疗法会显著降低受试者的疼痛强度。根据 Cohen 指南（Cohen, 1988），4 周至 3 个月时疼痛强度的合并 SMD 为 0.44（95% CI 0.17, 0.71），为中效应量（图 10.3）。

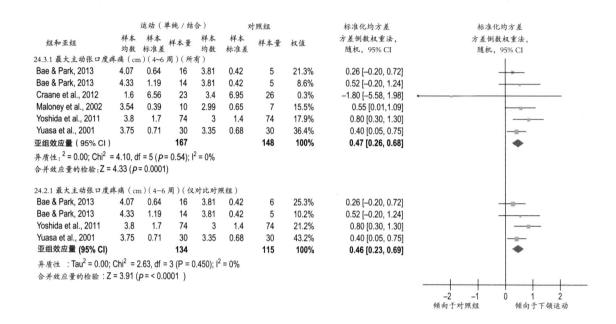

图 10.2　单纯下颌运动或联合其他疗法对比其他疗法（宣教、夹板、真实对照组）对关节源性 TMD 患者张口度影响的荟萃分析

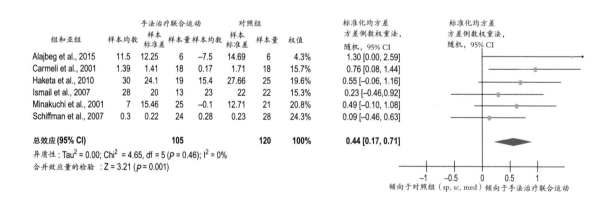

图 10.3　手法治疗联合运动对比其他治疗方法（夹板、药物）对关节源性 TMD 患者疼痛强度影响荟萃分析 [med (medications) —药物；sc (standard care) —标准化治疗；sp (splint) —夹板]

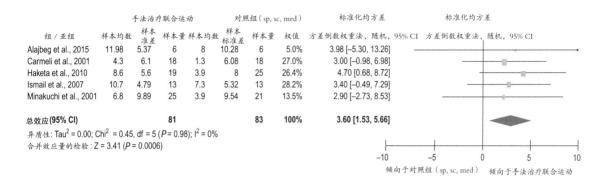

	手法治疗联合运动				对照组 (sp, sc, med)			标准化均方差	标准化均方差
组 / 亚组	样本均数	样本标准差	样本量	样本均数	样本标准差	样本量	权值	方差倒数权重法, 随机, 95% CI	方差倒数权重法, 随机, 95% CI
Alajbeg et al., 2015	11.98	5.37	6	8	10.28	6	5.0%	3.98 [−5.30, 13.26]	
Carmeli et al., 2001	4.3	6.1	18	1.3	6.08	18	27.0%	3.00 [−0.98, 6.98]	
Haketa et al., 2010	8.6	5.6	19	3.9	8	25	26.4%	4.70 [0.68, 8.72]	
Ismail et al., 2007	10.7	4.79	13	7.3	5.32	13	28.2%	3.40 [−0.49, 7.29]	
Minakuchi et al., 2001	6.8	9.89	25	3.9	9.54	21	13.5%	2.90 [−2.73, 8.53]	
总效应 (95% CI)			81			83	100%	3.60 [1.53, 5.66]	

异质性: Tau^2 = 0.00; Chi^2 = 0.45, df = 5 (P = 0.98); I^2 = 0%
合并效应量的检验: Z = 3.41 (P = 0.0006)

倾向于对照组 (sp, sc, med)　倾向于手法治疗联合运动

图 10.4　手法治疗联合运动对比其他疗法（夹板、药物）对关节源性 TMD 患者张口度影响的荟萃分析

此外，整合关于张口度效果的研究（Alajbeg et al., 2015; Carmeli et al., 2001; Haketa et al., 2010; Ismail et al., 2007; Minakuchi et al., 2001）发现，与联合夹板治疗、自我护理或药物治疗相比，手法治疗联合运动疗法显著增加了张口度。4 周至 3 个月时，张口度的合并 MD 为 3.60mm（95% CI 1.53，5.66），表明存在潜在的临床意义（图 10.4）。

手法治疗与运动治疗混合性颞下颌关节紊乱病的疗效

常规下颌运动

12 项研究（Burgess et al., 1988; de Felício et al., 2010; Ficnar et al., 2013; Grace et al., 2002; Klobas et al., 2006; Machado et al., 2016; Maluf et al., 2009; Niemelä et al., 2012; Raustia et al., 1985; Raustia & Pohjola, 1986; Tavera et al., 2012; Tegelberg & Kopp, 1996, 1988; Truelove et al., 2006）（见于 14 篇文章）包括了混合性 TMD 患者的常规下颌运动计划。4 项研究表明，与正常对照组（无干预）相比，常规下颌运动在降低疼痛强度、PPT 和改善咀嚼肌功能的方面效果更好（Burgess et al., 1988; de Felício et al., 2010; Tegelberg & Kopp, 1996, 1988）。1 项研究

发现，与真实对照组或咀嚼肌本体感觉神经肌肉技术（proprioceptive neuromuscular technique, PNF）相比，牵伸咀嚼肌（颞肌和咬肌）的效果更好。但是，其组间最大张口度无显著统计学差异（Burgess et al., 1988），且与对照组相比，抗阻和非抗阻的常规下颌运动计划可以改善主动张口，减少 TMD 的临床症状（临床功能障碍和压痛点数量）（Tegelberg & Kopp, 1988）。另有 1 项研究发现与 � 夹板治疗组或真实对照组（无干预）相比，口面部肌肉功能治疗（下颌姿势和活动度，咀嚼肌的对称性和协调性）可减少 TMD 的症状和体征，改善咀嚼肌的协调性（de Felício et al., 2010）。然而，当将常规下颌运动与其他形式的主动或被动治疗进行比较时，如针灸（Raustia et al., 1985; Raustia & Pohjola, 1986）、稳定夹板（Ficnar et al., 2013; Niemelä et al., 2012; Tavera et al., 2012; Truelove et al., 2006）、整体姿势再教育计划（Maluf et al., 2009）、面部活动设备（Grace et al., 2002）和（或）仅包括物理治疗、作业疗法和疼痛管理运动在内的单纯挥鞭伤康复（Klobas et al., 2006），这些治疗在减轻疼痛方面没有发现差异。Machado 等（2016）发现低强度激光治疗联合口面部肌肉功能治疗（舌、唇、颊和下颌肌肉的锻炼）比单纯低强度激光治疗 TMD 更有效。

整合可用数据，类似干预措施和相似结果的研究（Grace et al., 2002; Maluf et al., 2009）。在确定下颌运动治疗混合性 TMD 患者疼痛强度的有效性时，发现常规下颌运动联合保守治疗，或辅以口腔设备的运动（Grace et al., 2002）并不优于夹板治疗、整体姿势再教育、夹板治疗联合宣教、针灸或标准化保守治疗等其他治疗方法。根据 Cohen 指南（Cohen, 1988），其疼痛强度的合并 SMD 为 –0.06（95% CI –0.50；0.38），效应量非常小。整合这些关于张口度的研究结果后（Burgess et al., 1988; de Felício et al., 2010; Grace et al., 2002; Klobas et al., 2006; Niemelä et al., 2012; Raustia et al., 1985; Tegelberg & Kopp, 1996）的 MD 为 –0.25 mm（95% CI –2.08, 1.57），也表明了常规下颌运动与夹板治疗、整体姿势教育、夹板治疗与宣教的联合，或标准化保守治疗之间无显著差异。

手法治疗

7 项研究（Cuccia et al., 2010; Gesslbauer et al., 2016; Gomes et al., 2014a; Mansilla Ferragud & Boscá Gandia, 2008; O'Reilly & Pollard, 1996; Otaño & Legal, 2010; Packer et al., 2014, 2015）（见于 8 篇文章）使用了手法治疗［C0~C1 关节松动术（Mansilla Ferragud & Boscá Gandia, 2008; Otaño & Legal, 2010）、颈椎关节松动术（O'Reilly & Pollard, 1996）、上段胸椎关节推拿术（Packer et al., 2015; 2014）、咀嚼肌按摩（Gomes et al., 2014a）、TMJ 关节松动术（Cuccia et al., 2010）、整骨疗法、关节推拿术（Gesslbauer et al., 2016）］治疗混合性 TMD，但其研究结果模棱两可。2 项研究（Mansilla Ferragud & Boscá Gandia, 2008; Otaño & Legal, 2010）发现了积极的结果，而其余的研究所关注的结果未发现差异（Cuccia et al., 2010; Gesslbauer et al., 2016; Gomes et al., 2014a; O'Reilly & Pollard, 1996; Packer et al., 2015, 2014）。将针

对下颌的手法治疗（用于改善 TMJ 韧带功能障碍，并重新训练非自主性神经肌肉、姿势与平衡反射性控制的关节推拿方法）与传统的保守治疗［口腔矫治器，物理治疗，如轻柔牵伸肌肉、放松运动、热疗和（或）冷疗及 TENS］相比较（Cuccia et al., 2010），或将颈椎整脊调整与颈部触发点治疗（O'Reilly & Pollard, 1996）相比较，或将上段胸椎关节推拿术与上段胸椎安慰剂相比较（Packer et al., 2014），或将咀嚼肌按摩与夹板治疗相比较（Gomes et al., 2014a），或将整骨疗法关节推拿术与颅骨整骨技术相比较（Gesslbauer et al., 2016），在减轻症状方面均未发现显著差异。

Mansilla Ferragud & Boscá Gandia（2008）和 Otaño & Legal（2010）在研究中将寰枢关节（C0~C1）松动术或关节推拿术与安慰剂组的效果进行比较后发现，在口面部区域存在口腔活动改善度及 PPT 提高的显著结果。当合并这两项研究的结果时，发现在张口度方面接受寰枢关节松动术的治疗组和没有接受寰枢关节松动术的对照组之间未发现差异。然而，对照组和手法治疗组之间的张口度合并 MD 为 17.33mm，可信区间宽，上限接近 45mm（95% CI –10.39, 45.06）。

手法治疗联合运动

4 项研究（Bojikian Calixtre et al., 2017; von Piekartz & Hall, 2013; von Piekartz & Lüdtke, 2011; Tuncer et al., 2013b, 2013a）（见于 5 份报道）对患有混合性 TMD 的受试者使用了联合运动的手法治疗。Tuncer 等（2013a, 2013b）的研究将口面部和颈部手法治疗结合咀嚼肌和颈部肌肉牵伸技术，与患者单纯下颌和颈部运动的宣教（家庭物理治疗）进行了比较，发现手法治疗联合家庭物理治疗比单纯下颌和颈部运动在缓解疼痛和改善无痛最大张口度方面效果更好。von Piekartz & Lüdtke（2011）比较了混合性 TMD 患

者口面部物理治疗和颈部运动，以及同时针对口面部和颈部的手法治疗技术是否结合家庭运动的效果。结果表明，在改善 TMD 体征（张口度、疼痛强度和疼痛敏感度）方面，手法治疗联合针对两部位（口面部和颈部）的运动优于单纯针对颈部的治疗。Bojikian Calixtre 等将枕骨下抑制技术，上颈段前向后被动关节松动术，C1~C2 椎体持续自然骨突滑动（SNAG）松动术和旋转，采用生物反馈技术的颈部稳定性运动的治疗组分别和真实对照组（等待名单）进行比较，发现对于混合性 TMD 患者，手法治疗联合颈部控制运动缓解了颞下颌关节疼痛和头痛。5 周时，两组患者当前疼痛和最大疼痛评分的组间均方差分别为 2.0cm 和 1.9cm。这些差异因具有较大的效应量（$d>0.8$），而被认为具有临床相关性。因此，鉴于其效果，需更多地针对颈椎治疗进行研究。

整合 3 项关于张口度的研究（von Piekartz & Hall, 2013; von Piekartz & Lüdtke, 2011; Tuncer et al., 2013b）结果时，发现在改善张口度方面，针对口面部的手法治疗或联合颈椎治疗优于单纯的下颌和颈部的家庭运动或单纯的颈椎治疗。对照组和手法治疗组的张口度合并 MD 为 6.10 mm（95%CI 1.11，11.09），支持手法治疗组，而此差异值可视为具有临床相关性（Kropmans et al., 1999）。

结论

手法治疗技术和下颌运动旨在缓解疼痛，改善关节活动度，进一步放松并优化下颌功能。手法治疗技术的潜在机制仍未明了，且存在不同的假设。但是，目前的文献表明，手法治疗触发了周围神经系统和中枢神经系统的一连串可能有临床意义的神经生理学反应（Bialosky et al., 2009）。其他与患者相关的心理性和非特异性因素也可以解释手法治疗有效性（Bishop et al., 2015）。本章提出了多种手法治疗技术，其中一些直接聚焦于 TMJ，另一些则针对颈椎或胸椎，如关节松动术或关节推拿术。

下颌运动的效果被认为是肌肉交互性抑制，神经肌肉本体感觉促通，认知改善，运动控制，肌肉耐力、力量和牵伸肌肉长度改善的结果。据报告称，在咀嚼肌的再教育和康复技术中最有效的是力量训练和牵伸（Hertling & Kessler, 2006）。运动计划可以有多种多样的方式，通常包括放松运动、下颌骨的各方向活动，以及结合下颌肌肉牵伸的小阻力抗阻运动。

尽管大多证据的可靠性未知，但本章收集的证据支持肌源性、关节源性和混合性 TMD 患者使用主动和被动口腔运动来降低疼痛强度、放松并优化下颌活动和功能。此外，针对头颈部的姿势训练、颈部的锻炼和颈部的手法治疗也是减少 TMD 疼痛和功能障碍的有效干预措施。

这些运动计划大多作为常规保守治疗方法的一部分，诸如宣教和夹板等疗法。因为运动计划副作用风险较低，故应将其视为改善 TMD 疼痛的首选治疗方案。然而，运动计划的执行方法多种多样，关于其剂量、频率、持续时间、重复次数或依从性的明确信息也尚未知晓，因此治疗 TMD 的最佳治疗方案还无法确定。所以，仍需对运动疗法和手法治疗的剂量深入研究，从而制订出允许复制于临床的最佳治疗方案。此外，大多数都没有研究单纯运动或手法治疗的效果，这便很难确定这些疗法对于治疗 TMD 的单纯效果。此外，没有实验研究针对 TMD 使用如有氧运动其他形式的运动疗法。虽然有氧运动已经被证明可以增强肌肉力量、柔韧性和功能，并可以触发慢性疼痛人群的镇痛机制（Sharma et al., 2010）。但在一些已分析的研究，如运动改善视觉反馈（Sanneke et al., 2017）中，TMD 受试对象还未使用到有氧运动等其他形式的运动，故需进一步研究有氧运动是否有效。

此证据汇编的亮点之一是有新的证据支持通过使用颈部运动结合颈椎关节松动术来缓解疼痛。一些新的RCT已经测试了通过颈椎运动结合颈部结构的关节推拿术或关节松动术控制TMD症状。这些研究在减轻疼痛方面获得了具有大效应量的有效结果。然而，仍有必要研究用以改善下颌症状的针对颈部肌肉的训练的单独效果。目前这方面尚无相关治疗研究。因此，显然需要精心设计RCT以测试TMD的手法治疗干预，最好是单独使用。考虑到主动和被动运动、姿势训练和手法治疗对TMD的积极的作用，我们需要质量更高的大样本试验。

最后，须声明本章的研究结果有一定的局限性。第一，本章的研究结果是专门针对TMD（非手术）、运动疗法和手法治疗的。第二，与任何系统性文献总结方法一样，有可能存在选择偏差，但本书使用了全面的搜索策略，包括数据库和手动搜索。第三，分析研究在诊断、治疗描述、使用的对照组、结果及其质量方面存在很大的异质性，阻碍了定量合并研究成果的可能性。尽管只有28项研究使用了有效、可靠和可重复的诊断工具来诊断TMD，但我们认为所有试验中的研究人群代表了临床实践中所见的患者。我们鼓励临床医师和研究员在未来的研究中使用新的TMD诊断标准（DC/TMD）（Schiffman et al., 2014），以便根据相同的标准进行一致的可进行跨研究数据整合的诊断。

本章参考文献

Alajbeg I, Gikić M, Valentić Peruzović M. Mandibular range of movement and pain intensity in patients with anterior disc displacement without reduction. Acta Stomatol Croat 2015; 49: 119–127.

Armijo-Olivo S, Gadotti, I. Temporomandibular disorders. In Magee DJ, Zachazewski JE, Quillen WS, Manske RC. Pathology and Intervention in Musculoskeletal Rehabilitation. 2nd ed. 2016, pp. 119–156.

Armijo-Olivo S, Pitance L, Singh V et al. Effectiveness of manual therapy and therapeutic exercise for temporomandibular disorders: Systematic review and meta-analysis. Phys Ther 2016; 96: 9–25.

Awan KH, Patil S. The role of transcutaneous electrical nerve stimulation in the management of temporomandibular joint disorder. J Contemp Dent Pract 2015; 16: 9846.

Bae Y, Park Y. The effect of relaxation exercises for the masticatory muscles on temporomandibular joint dysfunction (TMD). J Phys Ther Sci 2013; 25: 583–586.

Bérard A, Bravo G. Combining studies using effect sizes and quality scores: application to bone loss in postmenopausal women. J Clin Epidemiol 1998; 51: 801–807.

Bialosky JE, Bishop MD, Price DD, Robinson ME, George SZ. The mechanisms of manual therapy in the treatment of musculoskeletal pain: a comprehensive model. Man Ther 2009; 14: 531–538.

Bishop MD, Torres-Cueco R, Gay CW, Lluch-Girbés E, Beneciuk JM, Bialosky JE. What effect can manual therapy have on a patient's pain experience? Pain Manag 2015; 5: 455–464.

Bojikian Calixtre L, Oliveira AB, Ramalho de Sena Rosa L et al. Effects of upper cervical mobilizations and neck exercises on pain, mandibular function, and headache impact in women with TMD. A single-blinded randomized controlled trial [submitted to Physical Therapy, 2017].

Bortolazzo GL, Pires PF, Dibai-Filho AV et al. Effects of upper cervical manipulation on the electromyographic activity of the masticatory muscles and the opening range of motion of the mouth in women with temporomandibular disorder: randomized and blind clinical trial. Fisioter E Pesqui 2015; 22: 426–434.

Burgess JA, Sommers EE, Truelove EL, Dworkin SF. Short-term effect of two therapeutic methods on myofascial pain and dysfunction of the masticatory system. J Prosthet Dent 1988; 60: 606–610.

Calixtre LB, Grüninger BL da Silva, Haik MN, Alburquerque-Sendín F, Oliveira AB. Effects of cervical mobilization and exercise on pain, movement and function in subjects with temporomandibular disorders: a single group pre-post-test. J Appl Oral Sci 2016; 24: 188.

Carlsson G, Magnusson T. Treatment modalities. In Carlsson G, Magnusson T (eds). Management of Temporomandibular Disorders in the General Dental Practice. Berlin: Quintessence Publishing Company, Inc. 1999, pp. 93–122.

Carmeli E, Sheklow SL, Bloomenfeld I. Comparative study of repositioning splint therapy and passive manual range of motion techniques for anterior displaced temporo-mandibular discs with unstable excursive reduction. Physiotherapy 2001; 87: 26–36.

Cathcart S, Pritchard D. Reliability of pain threshold measurement in young adults. J Headache Pain 2006; 7: 21–26.

Chesterton LS, Foster NE, Wright CC, Baxter GD, Barlas P. Effects of TENS frequency, intensity and stimulation site parameter manipulation on pressure pain thresholds in healthy human subjects. Pain 2003; 106: 73–80.

Clar C, Tsertsvadze A, Court R, Hundt GL, Clarke A, Sutcliffe P. Clinical effectiveness of manual therapy for the management of musculoskeletal and non-musculoskeletal conditions: systematic review and update of UK evidence report. Chiropr Man Ther 2014; 22: 12.

Cohen J. Statistical Power Analysis for the Behavioral Sciences, 2nd ed. Routledge; 1988.

Coskun Benlidayi I, Salimov F, Kurkcu M, Guzel R. Kinesio-taping for temporo-mandibular disorders: Single-blind, randomized, controlled trial of effectiveness. J Back Musculoskelet Rehabil 2016; 29: 373–380.

Craane B, Dijkstra PU, Stappaerts K, De Laat A. Randomized controlled trial on physical therapy for TMJ closed lock. J Dent Res 2012a; 91: 364–369.

Craane B, Dijkstra PU, Stappaerts K, De Laat A. One-year evaluation of the effect of physical therapy for masticatory muscle pain: a randomized controlled trial. Eur J Pain Lond Engl 2012b; 16: 737–747.

Crockett DJ, Foreman ME, Alden L, Blasberg B. A comparison of treatment modes in the management of myofascial pain dysfunction syndrome. Biofeedback Self-Regul 1986; 11: 279–291.

Cuccia AM, Caradonna C, Annunziata V, Caradonna D. Osteopathic manual therapy versus conventional conservative therapy in the treatment of temporomandibular disorders: a randomized controlled trial. J Bodyw Mov Ther 2010; 14: 179–184.

Demirkol N, Usumez A, Demirkol M, Sari F, Akcaboy C. Efficacy of low-level laser therapy in subjective tinnitus patients with temporomandibular disorders. Photomed Laser Surg 2017; 35: 427–431.

Diraçoğlu D, Saral IB, Keklik B et al. Arthrocentesis versus nonsurgical methods in the treatment of temporomandibular disc displacement without reduction. Oral Surg Oral Med Oral Pathol Oral Radiol Endod 2009; 108: 3–8.

Dworkin SF, LeResche L. Research diagnostic criteria for temporomandibular disorders: review, criteria, examinations and specifications, critique. J Craniomandib Disord 1992; 6: 301–355.

Dworkin RH, Turk DC, Wyrwich KW et al. Interpreting the clinical importance of treatment outcomes in chronic pain clinical trials: IMMPACT recommendations. J Pain 2008; 9: 105–121.

Espejo-Antúnez L, Castro-Valenzuela E, Ribeiro F, Albornoz-Cabello M, Silva A, Rodríguez-Mansilla J. Immediate effects of hamstring stretching alone or combined with ischemic compression of the masseter muscle on hamstrings extensibility, active mouth opening and pain in athletes with temporomandibular dysfunction. J Bodyw Mov Ther 2016; 20: 579–587.

Farrar JT, Young JP, LaMoreaux L, Werth JL, Poole RM. Clinical importance of changes in chronic pain intensity measured on an 11-point numerical pain rating scale. Pain 2001; 94: 149–158.

de Felício CM, Melchior M de O, Ferreira CLP, Da Silva MA. Otologic symptoms of temporomandibular disorder and effect of orofacial myofunctional therapy. Cranio 2008; 26: 118–125.

de Felício CM, de Oliveira MM, da Silva MA. Effects of orofacial myofunctional therapy on temporomandibular disorders. Cranio 2010; 28: 249–259.

Ficnar T, Middelberg C, Rademacher B, Hessling S, Koch R, Figgener L. Evaluation of the effectiveness of a semi-finished occlusal appliance: a randomized, controlled clinical trial. Head Face Med 2013; 9: 5.

Fuentes C J, Armijo-Olivo S, Magee DJ, Gross DP. A preliminary investigation into the effects of active interferential current therapy and placebo on pressure pain sensitivity: a random crossover placebo controlled study. Physiotherapy 2011; 97: 291–301.

Gavish A, Winocur E, Astandzelov-Nachmias T, Gazit E. Effect of controlled masticatory exercise on pain and muscle performance in myofascial pain patients: A pilot study. Cranio 2006; 24: 184–190.

Gesslbauer C, Vavti N, Keilani M, Mickel M, Crevenna R. Effectiveness of osteopathic manipulative treatment versus osteopathy in the cranial field in temporomandibular disorders: a pilot study. Disabil Rehabil 2016: 1–6.

Gomes CAF de P, El Hage Y, Amaral AP, Politti F, Biasotto-Gonzalez DA. Effects of massage therapy and occlusal splint therapy on electromyographic activity and the intensity of signs and symptoms in individuals with temporomandibular disorder and sleep bruxism: a randomized clinical trial. Chiropr Man Ther 2014a; 22: 43.

Gomes CAF de P, Politti F, Andrade DV et al. Effects of massage therapy and occlusal splint therapy on mandibular range of motion in individuals with temporomandibular disorder: a randomized clinical trial. J Manipulative Physiol Ther 2014b; 37: 164–169.

Grace EG, Sarlani E, Reid B, Read B. The use of an oral exercise device in the treatment of muscular TMD. Cranio 2002; 20: 204–208.

Guarda-Nardini L, Stecco A, Stecco C, Masiero S, Manfredini D. Myofascial pain of the jaw muscles: comparison of short-term effectiveness of botulinum toxin injections and fascial manipulation technique. Cranio 2012; 30: 95–102.

Haketa T, Kino K, Sugisaki M, Takaoka M, Ohta T. Randomized clinical trial of treatment for TMJ disc displacement. J Dent Res 2010; 89: 1259–1263.

Hertling D, Kessler RM. Management of Common Musculoskeletal Disorders: Physical Therapy Principles and Methods. 4th ed. 2006.

Higgins JPT, Green S (eds). Cochrane Handbook for Systematic Reviews of Interventions Version 5.1.0 [updated March 2011]. The Cochrane Collaboration, 2011. Available: http://handbook.cochrane.org [Nov 23, 2017].

Ismail F, Demling A, Hessling K, Fink M, Stiesch-Scholz M. Short-term efficacy of physical therapy compared to splint therapy in treatment of arthrogenous TMD. J Oral Rehabil 2007; 34: 807–813.

Kalamir A, Bonello R, Graham P, Vitiello AL, Pollard H. Intraoral myofascial therapy for chronic myogenous temporomandibular disorder: a randomized controlled trial. J Manipulative Physiol Ther 2012; 35: 26–37.

Kalamir A, Graham PL, Vitiello AL, Bonello R, Pollard H. Intra-oral myofascial therapy versus education and self-care in the treatment of chronic, myogenous temporomandibular disorder: a randomised, clinical trial. Chiropr Man Ther 2013; 21: 17.

Kalamir A, Pollard H, Vitiello A, Bonello R. Intra-oral myofascial therapy for chronic myogenous temporomandibular disorders: a randomized, controlled pilot study. J Man Manip Ther 2010; 18: 139–146.

Klobas L, Axelsson S, Tegelberg A. Effect of therapeutic jaw exercise on temporomandibular disorders in individuals with chronic whiplash-associated disorders. Acta Odontol Scand 2006; 64: 341–347.

Komiyama O, Kawara M, Arai M, Asano T, Kobayashi K. Posture correction as part of behavioural therapy in treatment of myofascial pain with limited opening. J Oral Rehabil 1999; 26: 428–435.

Kovacs FM, Abraira V, Royuela A et al. Minimal clinically important change for pain intensity and disability in patients with nonspecific low back pain. Spine 2007; 32: 2915–2920.

Kraaijenga S, van der Molen L, van Tinteren H, Hilgers F, Smeele L. Treatment of myogenic temporomandibular disorder: a prospective randomized clinical trial, comparing a mechanical stretching device (TheraBite®) with standard physical therapy exercise. Cranio 2014; 32: 208–216.

Kraus S. Temporomandibular disorders, head and orofacial pain: cervical spine considerations. Dent Clin North Am 2007; 51: 161–193.

Kropmans TJ, Dijkstra PU, Stegenga B, Stewart R, de Bont LG. Smallest detectable difference in outcome variables related to painful restriction of the temporomandibular joint. J Dent Res 1999; 78: 784–789.

La Touche R, París-Alemany A, Mannheimer JS et al. Does mobilization of the upper cervical spine affect pain sensitivity and autonomic nervous system function in patients with cervico-craniofacial pain? A randomized-controlled trial. Clin J Pain 2013; 29: 205–215.

Leeuw R de, Klasser GD (eds). Orofacial pain: guidelines for assessment, diagnosis, and management. Fifth ed. Chicago: Quintessence Publishing Company, Inc. 2013.

Machado BC, Mazzetto MO, Da Silva MA, de Felício CM. Effects of oral motor exercises and laser therapy on chronic temporomandibular disorders: a randomized study with follow-up. Lasers Med Sci 2016; 31: 945–954.

Magnusson T, Syrén M. Therapeutic jaw exercises and interocclusal appliance therapy. A comparison between two common treatments of temporomandibular disorders. Swed Dent J 1999; 23: 27–37.

Maloney GE, Mehta N, Forgione AG et al. Effect of a passive jaw motion device on pain and range of motion in TMD patients not responding to flat plane intraoral appliances. Cranio 2002; 20: 55–66.

Maluf S, Moreno BGD, Osvaldo C, Marques AP. A Comparison of two muscular stretching modalities on pain in women with myogenous temporomandibular disorders. Pain Pract 2009; 9.

Mansilla Ferragud P, Boscá Gandia JJ. Efecto de la manipulación de la charnela occipito-atlo-axoidea en la apertura de la boca. Osteopat Científica 2008; 3: 45–51.

Maughan EF, Lewis JS. Outcome measures in chronic low back pain. Eur Spine J 2010; 19: 1484–1494.

McNeely ML, Armijo Olivo S, Magee DJ. A systematic review of the effectiveness of physical therapy interventions for temporomandibular disorders. Phys Ther 2006; 86: 710–725.

Medlicott MS, Harris SR. A systematic review of the effectiveness of exercise, manual therapy, electrotherapy, relaxation training, and biofeedback in the management of temporomandibular disorder. Phys Ther 2006; 86: 955–973.

Michelotti A, Steenks MH, Farella M, Parisini F, Cimino R, Martina R. The additional value of a home physical therapy regimen versus patient education only for the treatment of myofascial pain of the jaw muscles: short-term results of a randomized clinical trial. J Orofac Pain 2004; 18: 114–125.

Miller J, Gross A, D'Sylva J, Burnie SJ, Goldsmith CH, Graham N, et al. Manual therapy and exercise for neck pain: a systematic review. Man Ther 2010; 15: 334–354.

Minakuchi H, Kuboki T, Matsuka Y, Maekawa K, Yatani H, Yamashita A. Randomized controlled evaluation of non-surgical treatments for temporomandibular joint anterior disk displacement without reduction. J Dent Res 2001; 80: 924–928.

Minakuchi H, Kuboki T, Maekawa K, Matsuka Y, Yatani H. Self-reported remission, difficulty, and satisfaction with nonsurgical therapy used to treat anterior disc displacement without reduction. Oral Surg Oral Med Oral Pathol Oral Radiol Endod 2004; 98: 435–440.

Mulet M, Decker KL, Look JO, Lenton PA, Schiffman EL. A randomized clinical trial assessing the efficacy of adding 6 × 6 exercises to self-care for the treatment of masticatory myofascial pain. J Orofac Pain 2007; 21: 318–328.

Nascimento MM, Vasconcelos BC, Porto GG, Ferdinanda G, Nogueira CM, Raimundo RC. Physical therapy and anesthetic blockage for treating temporomandibular disorders: a clinical trial. Med Oral Patol Oral Cirugia Bucal 2013; 18:e81–85.

Niemelä K, Korpela M, Raustia A, Ylöstalo P, Sipilä K. Efficacy of stabilisation splint treatment on temporomandibular disorders. J Oral Rehabil 2012; 39: 799–804.

Nussbaum E, Downes L. Reliability of clinical pressure-pain algometric measurements obtained on consecutive days. Phys Ther 1998; 78: 160–169.

O'Reilly A, Pollard H. TMJ pain and chiropractic adjustment: a pilot study. Chiropr J Aust 1996; 26: 125–129.

Otaño L, Legal L. Modificaciones radiológicas del espacio entre el occipucio y el cuerpo del atlas tras una manipulación global (OAA) de Fryette. Osteopat Científica 2010; 5: 38–46.

Packer AC, Pires PF, Dibai-Filho AV, Rodrigues-Bigaton D. Effects of upper thoracic manipulation on pressure pain sensitivity in women with temporomandibular disorder: a randomized, double-blind, clinical trial. Am J Phys Med Rehabil 2014; 93: 160–168.

Packer AC, Pires PF, Dibai-Filho AV, Rodrigues-Bigaton D. Effect of upper thoracic manipulation on mouth opening and electromyographic activity of masticatory muscles in women with temporomandibular disorder: a randomized clinical trial. J Manipulative Physiol Ther 2015; 38: 253–261.

Rai S, Ranjan V, Misra D, Panjwani S. Management of myofascial pain by therapeutic ultrasound and transcutaneous electrical nerve stimulation: A comparative study. Eur J Dent 2016; 10: 46.

Raustia AM, Pohjola RT. Acupuncture compared with stomatognathic treatment for TMJ dysfunction. Part III: Effect of

treatment on mobility. J Prosthet Dent 1986; 56: 616–623.

Raustia AM, Pohjola RT, Virtanen KK. Acupuncture compared with stomatognathic treatment for TMJ dysfunction. Part I: A randomized study. J Prosthet Dent 1985; 54: 581–585.

RevMan 5 - Cochrane Community [n.d.]. Available: http://community.cochrane.org/tools/review-production-tools/revman-5/revman-5-download [14 Nov, 2017].

Rocabado M. The importance of soft tissue mechanics in stability and instability of the cervical spine: a functional diagnosis for treatment planning. Cranio 1987; 5: 130–138.

Rodriguez-Blanco C, Cocera-Morata FM, Heredia-Rizo AM et al. Immediate effects of combining local techniques in the craniomandibular area and hamstring muscle stretching in subjects with temporomandibular disorders: a randomized controlled study. J Altern Complement Med 2015; 21: 451–459.

van der Roer N, Ostelo RWJG, Bekkering GE, van Tulder MW, de Vet HCW. Minimal clinically important change for pain intensity, functional status, and general health status in patients with nonspecific low back pain. Spine 2006; 31: 578–582.

Sanneke D, De Kooning, Voogt L, Ickmans K, Daenen L, Nijs J. The effect of visual feedback of the neck during movement in people with chronic whiplash-associated disorders: an experimental study. J Orthop Sports Phys Ther 2017; 47: 190–199.

Schiffman EL, Look JO, Hodges JS et al. Randomized effectiveness study of four therapeutic strategies for TMJ closed lock. J Dent Res 2007; 86: 58–63.

Schiffman E, Ohrbach R, Truelove E et al. Diagnostic Criteria for Temporomandibular Disorders (DC/TMD) for Clinical and Research Applications: Recommendations of the International RDC/TMD Consortium Network and Orofacial Pain Special Interest Group. J Oral Facial Pain Headache 2014; 28: 6–27.

Sessle BJ. Neural mechanisms and pathways in craniofacial pain. Can J Neurol Sci 1999; 26: S7-S11.

Sharma NK, Ryals JM, Gajewski BJ, Wright DE. Aerobic exercise alters analgesia and neurotrophin-3 synthesis in an animal model of chronic widespread pain. Phys Ther 2010; 90: 714–725.

Stegenga B, de Bont LG, Dijkstra PU, Boering G. Short-term outcome of arthroscopic surgery of temporomandibular joint osteoarthrosis and internal derangement: a randomized controlled clinical trial. Br J Oral Maxillofac Surg 1993; 31: 3–14.

Tavera AT, Montoya MCP, Calderón EFGG, Gorodezky G, Wixtrom RN. Approaching temporomandibular disorders from a new direction: a randomized controlled clinical trial of the TMDes ear system. Cranio J Craniomandib Pract 2012; 30: 172–182.

Taylor NF, Dodd KJ, Shields N, Bruder A. Therapeutic exercise in physiotherapy practice is beneficial: a summary of systematic reviews 2002–2005. Aust J Physiother 2007; 53: 7–16.

Tegelberg A, Kopp S. Short-term effect of physical training on temporomandibular joint disorder in individuals with rheumatoid arthritis and ankylosing spondylitis. Acta Odontol Scand 1988; 46: 49–56.

Tegelberg A, Kopp S. A 3-year follow-up of temporomandibular disorders in rheumatoid arthritis and ankylosing spondylitis. Acta Odontol Scand 1996; 54: 14–18.

Truelove E, Huggins KH, Mancl L, Dworkin SF. The efficacy of traditional, low-cost and nonsplint therapies for temporomandibular disorder: a randomized controlled trial. J Am Dent Assoc 1939 2006; 137: 1099–1107.

Tuncer AB, Ergun N, Karahan S. Temporomandibular disorders treatment: Comparison of home exercise and manual therapy. Fiz Rehabil 2013a; 24: 9–16.

Tuncer AB, Ergun N, Tuncer AH, Karahan S. Effectiveness of manual therapy and home physical therapy in patients with temporomandibular disorders: a randomized controlled trial. J Bodyw Mov Ther 2013b; 17: 302–308.

von Piekartz H, Hall T. Orofacial manual therapy improves cervical movement impairment associated with headache and features of temporomandibular dysfunction: a randomized controlled trial. Man Ther 2013; 18: 345–350.

von Piekartz H, Lüdtke K. Effect of treatment of temporomandibular disorders (TMD) in patients with cervicogenic headache: a single-blind, randomized controlled study. Cranio 2011; 29: 43–56.

Wright EF, Domenech MA, Fischer JR. Usefulness of posture training for patients with temporomandibular disorders. J Am Dent Assoc 2000; 131: 202–210.

Ylinen J, Takala E-P, Kautiainen H et al. Effect of long-term neck muscle training on pressure pain threshold: a randomized controlled trial. Eur J Pain 2005; 9: 673–681.

Yoda T, Sakamoto I, Imai H et al. A randomized controlled trial of therapeutic exercise for clicking due to disk anterior displacement with reduction in the temporomandibular joint. Cranio 2003; 21: 10–16.

Yoshida H, Fukumura Y, Suzuki S et al. Simple manipulation therapy for temporo-mandibular joint internal derangement with closed lock. Asian J Oral Maxillofac Surg 2005; 17: 256–260.

Yoshida H, Sakata T, Hayashi T, Shirao K, Oshiro N, Morita S. Evaluation of mandibular condylar movement exercise for patients with internal derangement of the temporomandibular joint on initial presentation. Br J Oral Maxillofac Surg 2011; 49: 310–313.

Yuasa H, Kurita K, Treatment Group on Temporomandibular Disorders. Randomized clinical trial of primary treatment for temporomandibular joint disk displacement without reduction and without osseous changes: a combination of NSAIDs and mouth-opening exercise versus no treatment. Oral Surg Oral Med Oral Pathol Oral Radiol Endod 2001; 91: 671–675.

第11章

颈椎与颞下颌关节的关节松动术及关节推拿术

César Fernández-de-las-Peñas, Juan Mesa-Jiménez, Joshua A. Cleland

关节松动术和关节推拿术的证据支持

关节松动术通常被定义为通过低速度、高振幅的被动运动诱发不同振幅下的关节囊内运动，而关节推拿术是使用高速度、低振幅运动促进关节滑动的附属运动（Hengeveld et al.，2005；Maitland，1986）。由于术语不一致，建议在物理治疗实践中使用标准化的推拿术语（Mintken et al.，2008）。

Maitland（1986）最先根据运动振幅和周围组织阻力将关节松动术划分为 5 个强度等级（Hengeveld et al.，2005）。Ⅰ级和Ⅳ级手法在阻力产生的起始端和终末端做小幅度的振动，Ⅱ级和Ⅲ级手法在阻力范围中段做大幅度的振动。临床上，主要症状为疼痛和日常功能障碍激惹性比较高的患者（疼痛为主）通常使用Ⅰ～Ⅱ级手法；而主要症状为与疼痛相关的关节活动受限的患者（运动受限为主）通常使用Ⅲ～Ⅳ级手法。Ⅴ级手法是高速度、低振幅的推力关节推拿术（Hengeveld et al.，2005；Maitland，1986）。

治疗医师需要在关节受限范围操作关节松动术后评估疼痛反应，正常情况疼痛应该立即或在操作后几秒内消失。现有的临床实践中，很少使用Ⅰ级松动术，因为诱发少量疼痛的大振幅关节松动术（Ⅱ级或Ⅲ级）具有增加患者关节活动度并减少其疼痛的优势。

临床上重要的是要考虑到 TMJ 有紧密的韧带（Cuccia et al.，2011）和许多支撑关节的肌肉；因此，医师在操作关节松动术过程中会感受到明显的阻力。事实上，根据患者的临床表现决定治疗剂量（次数，持续时间）对 TMJ 是很重要的。我们的临床经验是，由于 TMD 患者的 TMJ 通常极其僵硬，松动术通常需要重复 2~3 次，每次持续 120~180 秒。最近的研究表明，基于周围神经、脊髓和棘上机制，操作 TMJ 关节松动术可以改善非收缩组织的延展性，增加关节活动度，减少疼痛和相关的功能障碍（Butts et al.，2017）。

正如本书第 10 章所讨论的，有足够的证据支持使用手法治疗控制 TMD。大多数研究通过使用包括关节和软组织松动术在内的手法治疗控制 TMD。简而言之，对于偏向关节的干预,Calixtre 等（2015）提供的中度证据支持对 TMD 患者操作上颈椎关节推拿术和（或）关节松动术。Armijo-Olivo 等（2016）发现，单独对 TMD 患者的 TMJ 和（或）颈椎进行包括关节推拿术和（或）关节松动术在内的手法治疗或联合运动疗法时是有效的，但效应量为低至中 et al.，且与 TMD 类型有关。Martins 等（2016）的荟萃分析发现，有适度的证据和较大的临床效果支持 TMJ 关节松动术，尤其是与多模式治疗联合使用时，可以改善患者的疼痛和主动开口度。然而，发现仅有两个试验（Alves et al.，2013）支持关节松动术对不可复性关节盘移位的患者有治疗效果，其他的综述研究没有相关发现。这说明针对关节的治疗很可能并不适用于所有类型的 TMD，而仅对关节源性类型有效。

同时，由于 TMD 的疼痛是一种多维的功能紊乱，需采用手法治疗（应用于关节和软组织）、运动、药物治疗、夹板治疗、基于神经科学的疼痛教育进行综合治疗（Shaffer et al.，2014；Miernik & Więckiewicz，2015）。事实上，针对颞下颌关节的手法治疗应该结合颈椎和胸椎的关节松动术和（或）关节推拿术（Jayaseelan & Tow，2016；Sault et al.，2016）。虽然单独应用胸椎手法对女性患者的压痛敏感度（Packer et al.，2014）或主动张口（Packer et al.，2015）没有直接影响，但是将颈胸椎关节推拿术纳入多模式治疗方法仍很重要。此外，每个治疗阶段都应该基于临床医师对患者症状相关结构损伤的诊断采用个体化治疗方案。事实上，有证据证明针对确定的 TMD 损伤采用手法治疗等临床治疗技术是有效的（Nicolakis et al.，2001；Furto et al.，2006）。本章描述了在临床实践中最常用的颈椎和 TMJ 的关节松动术及关节推拿术。

颈椎的关节松动术与关节推拿术

上颈段后向前关节松动术（C1–C2）

与安慰剂治疗相比，应用后向前（posterior-to-anterior，PA）上颈段非推力关节松动术已被证明可以有效降低患有肌源性 TMD 的受试对象的疼痛强度和压痛敏感度（La Touche et al.，2013）。

操作时，患者采取俯卧位，医师站在桌前，身体向前倾斜越过患者上方，手臂伸直，使胸骨超过自己的大拇指。对于中央 PA 技术，医师以双手拇指指腹接触患者 C2 棘突（图 11.1），而对于单侧 PA 技术，接触点位于寰枢关节的关节突关节上方（图 11.2）。基于治疗干预时反馈的疼痛循序渐进地调整 PA 关节松动术强度等级。

上颈段屈曲关节松动术（C0~C2）

观察一系列病例后发现，应用包括上颈段屈曲和 PA 非推力关节松动术在内的多种模式手法治疗可以减少肌源性 TMD 患者的疼痛，增加其开口度（La Touche et al.，2009）。

操作时，患者采取仰卧位，颈椎处于中立状态，然后医师施以枕部牵引，并使头部屈曲，直到触诊到阻力感时，将上颈段关节松动至颅颈屈曲动作（图 11.3）。

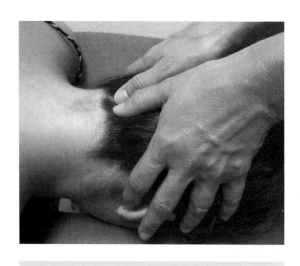

图 11.1　中央上颈段后向前关节松动术（C1~C2）

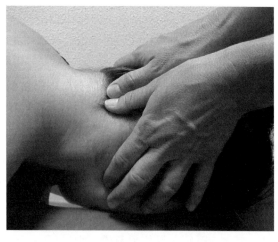

图 11.2　单侧上颈段后向前关节松动术（C1~C2）

上颈段侧屈关节松动术（C0~C1）

患者采取仰卧位，颈椎处于中立位。操作时医师单手用示指近端指骨接触颞骨乳突。另一只手托着患者的头部，在完成头部轻微位移的同时，操作枕骨做相对于寰椎的侧向弯曲运动（图11.4）。

上颈段推力关节推拿术（C1~C2）

Mansilla-Ferragut 等（2009）发现应用上颈段推力关节推拿术有助于增加女性机械性颈痛患者的主动张口度，降低其三叉神经分布区域（蝶骨）的压痛敏感度。OliveiraCampelo 等（2010）也报道了应用上颈段推力关节推拿术可以立刻增加咬肌和颞肌潜在触发点的压痛阈值，并且增加最大主动张口度。Bortolazzo 等（2015）发现与安慰剂相比，上颈段关节推拿术，在恢复女性肌源性 TMD 患者咀嚼肌功能和增加其开口度方面更有效。Nielsen 等（2017）在系统综述中总结的所有具有较高标准质量的综述都有较高的可能性，表明上颈段关节推拿术似乎是安全的，然而良好的临床推断是非常必要的（Puentedura et al., 2012）。同样非常重要的是查阅患者资料，确保没有明确的上颈段关节推拿术后不良事件风险的记录（Kranenburg et al., 2017）。

操作时，患者采取仰卧位，医师用一只手接触目标侧的寰枢关节（C1~C2）关节突的后外侧，另一只手托住患者的下颌和头部的侧方，使上颈段屈曲，将颈椎向对侧旋转并轻微侧屈，直到接触点的组织感觉到轻微的张力。逐渐引入 C1~C2 关节的侧向滑动来增加张力。在患者对侧眼睛的方向上水平进行高速度、低振幅的上颈段推力关节推拿术（图11.5）。

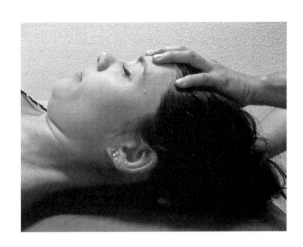

图 11.3　上颈段屈曲关节松动术（C0~C2）

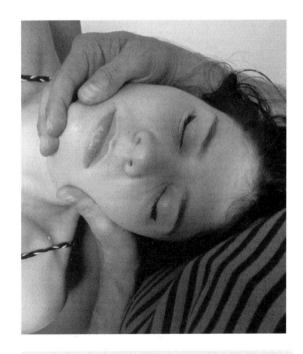

图 11.4　上颈段侧屈关节松动术（C0~C1）

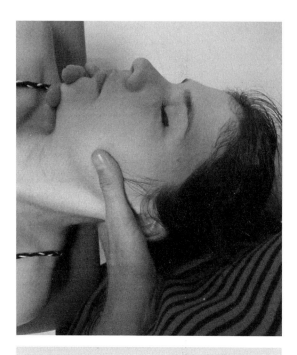

图 11.5 上颈段推力关节推拿术（C1~C2）

颞下颌关节的关节松动术与关节推拿术

下颌骨分离牵引关节松动术

TMJ 关节盘的正常活动需要低摩擦系数，而 TMD 患者因摩擦系数升高而经常出现关节变紧和关节僵硬。因此，这项技术的目的是使 TMJ 产生分离牵引（向下滑动）（图 11.6）。Taylor 等（1994）报告称，与进行虚假治疗的对照组相比，在有症状人群中对下颌骨进行Ⅳ级振动分离牵引可以有效增加下颌活动度、减少双侧咬肌肌电活动。Carmeli 等（2001）发现对于关节盘前移位的患者，逐步应用从Ⅰ级到Ⅳ级 TMJ 关节松动术结合下颌主动运动训练，比软性再定位夹板治疗更有效。Ismail 等（2007）也观察到对于关节源性 TMD 患者，下颌骨平移关节松动术结合 Michigan 夹板在改善主动张口活动度和疼痛强度方面比单独使用 Michigan 夹板更有效。有学者提出这种干预也可以应用于 TMJ 关节盘的复位，但没有证据支持该假说（Yabe et al., 2014）。

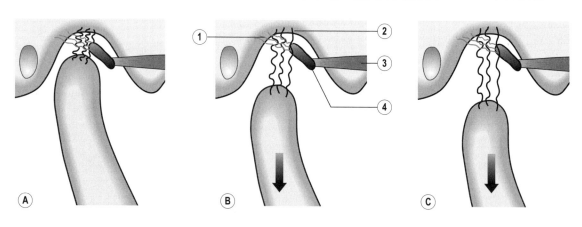

图 11.6 中立位 TMJ 分离牵引（向下滑动）。（A）未分离牵引；（B）Ⅰ~Ⅱ级；（C）Ⅲ~Ⅳ级。①盘后区组织；②TMJ 关节囊；③翼外肌；④TMJ 关节盘

操作时，患者采取仰卧位，医师将一只手的拇指放在下颌磨牙后区的上方，示指放在下颌骨的下方，另一只手稳定患者的头部，用置于下颌骨下方的示指和中指触摸 TMJ（图11.7）。医师伸直肘关节或腕关节尺偏做关节松动术，并通过拇指施加一个向下的力（分离牵引）（图11.8）。治疗过程中，患者应放松，如果患者主动张口，会感觉到 TMJ 变得更僵硬，降低疗效。

前向后平移关节松动术

做完 TMJ 分离牵引后，关节摩擦系数降低，就可以做关节前向后平移关节松动术（图11.9），通过挤压和（或）分离牵引将力量集中

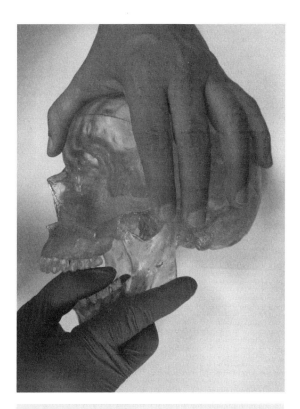

图 11.7　TMJ 关节松动术口腔内手指摆放

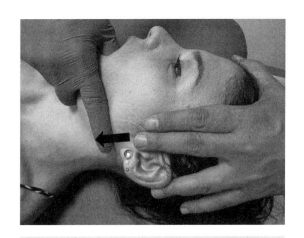

图 11.8　下颌骨关节松动术并进行分离牵引

在关节上腔或关节下腔改善 TMJ 滑动。此外，考虑到翼外肌的上下头与 TMJ 关节囊关系更密切，下颌骨前向后平移关节松动术会对其产生更大的影响。

操作时，患者采取仰卧位，操作固定方式和下颌骨分离牵引关节松动术一样（图11.7），医师通过拇指接触下颌磨牙后区的上方前向后平移关节松动术（图11.10）。

TMJ 向内横向附属运动关节松动术

最近的一个病例系列报告了 TMJ 向内横向附属运动关节松动术结合健康教育和建议对减轻关节源性 TMD 患者的头部和颈部症状是有效的（Grondin & Hall，2017）。

操作时，患者采取仰卧位，医师一只手接触髁突外侧部分和下颌支，另一只手通过对侧颞骨颧弓和（或）对侧髁突提供稳定力（图11.11）。用手在髁突上施加一个向内的力，在患者张口或闭口的状态下均可进行治疗。

移位关节盘的回复技术

TMJ 关节松动术的最终目标是使已经移位的关节盘回复。回复关节盘的技术包括将患侧

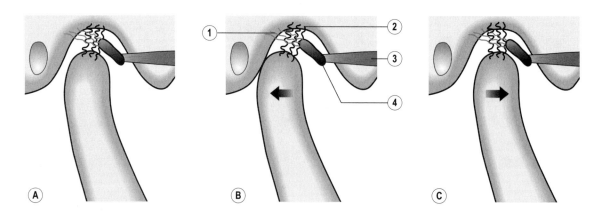

图 11.9　中立位前向后平移关节松动术。(A) 未平移；(B) 向后平移；(C) 向前平移。①盘后区组织；②TMJ 关节囊；③翼外肌；④TMJ 关节盘

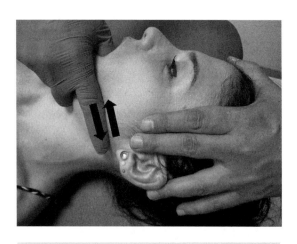

图 11.10　前向后平移关节松动术

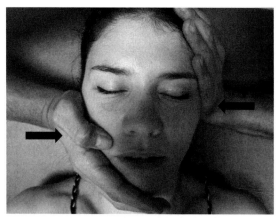

图 11.11　TMJ 向内横向附属运动关节松动术

髁突向前、向下拉而固定在向前移位的关节盘下以治疗关节盘前移位（Miernik & Więckiewicz, 2015）。但很难预测这种关节松动术的治疗效果，因为它不取决于张口受限的时间，而取决于内部紊乱的具体阶段。Pihut 等（2013）的报告称，通过自我关节盘回复训练，有 71.8% 的患者可以解开卡住 TMJ 关节盘。成功改善关盘卡住状态后，建议使用前导再定位颌垫消除

TMJ 弹响症状（Pihut et al., 2013）。

操作时，患者采取仰卧位，医师操作时的接触方式与分离牵引技术一样（图 11.7）。第一步，医师用拇指施加向下的力；第二步，将髁突向前平移；第三步，用力挤压颞窝；第四步维持挤压力将髁突向后平移滑动（图 11.12，图 11.13）。

关节盘的回复并不只有通过医师的下颌骨

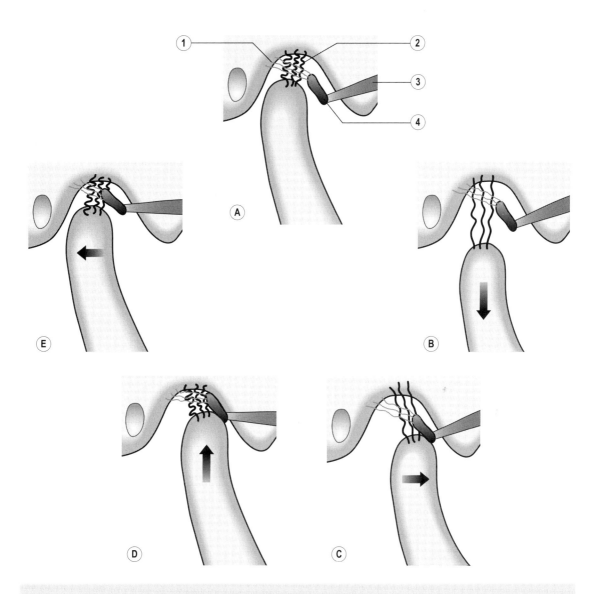

图 11.12　回复移位关节盘的步骤顺序。(A) 起始位置; (B) 向下滑动; (C) 向前平移; (D) 挤压; (E) 向后平移。①盘后区组织; ②TMJ 关节囊; ③翼外肌; ④TMJ 关节盘

关节推拿术才能获得，患者也可以自己主动做下颌骨向前平移的关节盘再定位训练，而不是通过医师进行。

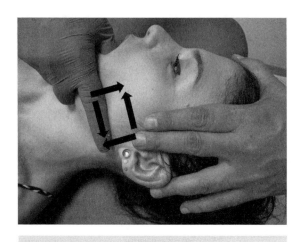

图 11.13 移位关节盘的回复技术

本章参考文献

Alves BM, Macedo CR, Januzzi E, Grossmann E, Atallah ÁN, Peccin S. Mandibular manipulation for the treatment of temporomandibular disorder. J Craniofac Surg, 2013; 24: 488–493.

Armijo-Olivo S, Pitance L, Singh V, Neto F, Thie N, Michelotti A. Effectiveness of manual therapy and therapeutic exercise for temporomandibular disorder: Systematic review and meta-analysis. Phys Ther 2016; 96: 9–25.

Bortolazzo GL, Pires PF, Dibai-Filho AV, dos Santos Berni KC, Rodrigues BM, Rodrigues-Bigaton D. Effects of upper cervical manipulation on the electromyographic activity of the masticatory muscles and the opening range of motion of the mouth in women with temporomandibular disorder: randomized and blind clinical trial. Fisioter Pesqui 2015; 22: 426–434.

Butts R, Dunning J, Pavkovich R, Mettille J, Mourad F. Conservative management of temporomandibular dysfunction: a literature review with implications for clinical practice guidelines. J Bodyw Mov Ther 2017; 21: 541–548.

Calixtre LB, Moreira RF, Franchini GH, Alburquerque-Sendín F, Oliveria AB. Manual therapy for the management of pain and limited range of motion in subjects with signs and symptoms of temporomandibular disorder: a systematic review of randomized controlled trials. J Oral Rehabil 2015; 42: 847–861.

Carmeli E, Sheklow S, Bloomenfeld I. Comparative study of repositioning splint therapy and passive manual range of motion techniques for anterior displaced temporomandibular discs with unstable excursive reduction. Physiother 2001; 87, 26–36.

Cuccia AM, Caradonna C, Caradonna D. Manual therapy of the mandibular accessory ligaments for the management of temporomandibular joint disorders. J Am Osteopath Assoc 2011; 111: 102–112.

Furto ES, Cleland JA, Whitman JM, Olson KA. Manual physical therapy interventions and exercise for patients with temporomandibular disorders. Cranio 2006; 24: 283–291.

Grondin F, Hall T. Changes in cervical movement impairment and pain following orofacial treatment in patients with chronic arthralgic temporomandibular disorder with pain: a prospective case series. Physiother Theory Pract 2017; 33: 52–61.

Hengeveld E, Banks K, Wells P. Maitland's Peripheral Manipulation, 4th ed. Elsevier Health Sciences: London; 2005.

Ismail F, Demling A, Hessling K, Fink M, Stiesch-Scholz M. Short-term efficacy of physical therapy compared to splint therapy in treatment of arthrogenous TMD. J Oral Rehabil 2007; 34: 807–813.

Jayaseelan DJ, Tow NS. Cervicothoracic junction thrust manipulation in the multimodal management of a patient with temporomandibular disorder. J Man Manip Ther 2016; 24: 90–97.

Kranenburg HA, Schmitt MA, Puentedura EJ, Luijckx GJ, van der Schans CP. Adverse events associated with the use of cervical spine manipulation or mobilization and patient characteristics: a systematic review. Musculoskelet Sci Pract 2017; 28: 32–38.

La Touche R, Fernández-de-las-Peñas C, Fernández-Carnero J et al. The effects of manual therapy and exercise directed at the cervical spine on pain and pressure pain sensitivity in patients with myofascial temporomandibular disorders. J Oral Rehabil 2009; 36: 644–652.

La Touche R, París-Alemany A, Mannheimer JS et al. Does mobilization of the upper cervical spine affect pain sensitivity and autonomic nervous system function in patients with cervico-craniofacial pain? A randomized-controlled trial. Clin J Pain 2013; 29: 205–215.

Maitland GD. Vertebral Manipulation, 5th ed. Butterworth-Heinemann Medical; 1986.

Mansilla-Ferragut P, Fernández-de-las-Peñas C, Alburquerque-Sendín F, Cleland JA, Boscá-Gancía JJ. Immediate effects of atlanto-occipital joint manipulation on active mouth opening and pressure pain sensitivity in women with mechanical neck pain. J Manipulative Physiol Ther 2009; 32: 101–106.

Martins W, Blasczyk JC, Aparecida Furlan de Oliveira M, et al. Efficacy of musculoskeletal manual approach in the treatment of temporomandibular joint disorder: a systematic review with meta-analysis. Man Ther 2016; 21: 10–17.

Miernik M, Więckiewicz W. The basic conservative treatment of temporomandibular joint anterior disc displacement without reduction – review. Adv Clin Exp Med 2015; 24: 731–735.

Mintken PE, DeRosa C, Little T, Smith B. AAOMPT clinical guidelines: a model for standardizing manipulation terminology in physical therapy practice. J Orthop Sports Phys Ther 2008; 38: A1-6.

Nicolakis P, Burak EC, Kollmitzer J, Kopf A, Piehslinger E, Wiesinger GF, Fialka-Moser V: An investigation of the effectiveness of exercise and manual therapy in treating symptoms of TMJ osteoarthritis. J Craniomandib Pract 2001; 19: 26–32.

Nielsen SM, Tarp S, Christensen R, Bliddal H, Klokker L, Henriksen M. The risk associated with spinal manipulation: an overview of reviews. Syst Rev 2017; 6: 64.

Oliveira-Campelo NM, Rubens-Rebelatto J, Martí N-Vallejo FJ, Alburquerque-Sendín F, Fernández-de-las-Peñas C. The immediate effects of atlanto-occipital joint manipulation and suboccipital muscle inhibition technique on active mouth opening and pressure pain sensitivity over latent myofascial trigger points in the masticatory muscles. J Orthop Sports Phys Ther 2010; 40: 310–317.

Packer AC, Pires PF, Dibai-Filho AV, Rodrigues-Bigaton D. Effects of upper thoracic manipulation on pressure pain sensitivity in women with temporomandibular disorder: a randomized, double-blind, clinical trial. Am J Phys Med Rehabil 2014; 93: 160–168.

Packer AC, Pires PF, Dibai-Filho AV, Rodrigues-Bigaton D. Effect of upper thoracic manipulation on mouth opening and electromyographic activity of masticatory muscles in women with temporomandibular disorder: a randomized clinical trial. J Manipulative Physiol Ther 2015; 38: 253–261.

Pihut M, Wiśniewska G, Majewski S. Active repositioning of temporomandibular disc displacement without reduction. J Stoma 2013; 66: 650–662.

Puentedura EJ, March J, Anders J, Perez A, Landers MR, Wallmann HW, Cleland JA. Safety of cervical spine manipulation: are adverse events preventable and are manipulations being performed appropriately? A review of 134 case reports. J Man Manip Ther 2012; 20: 66–74.

Sault JD, Emerson Kavchak AJ, Tow N, Courtney CA. Regional effects of orthopedic manual physical therapy in the successful management of chronic jaw pain. Cranio 2016; 34: 124–132.

Shaffer SM, Brismée JM, Sizer PS, Courtney CA. Temporomandibular disorders. Part 2: conservative management. J Man Manip Ther 2014; 22: 13–23.

Taylor M, Suvinen T, Reade P. The effect of Grade IV distraction mobilization on patients with temporomandibular pain-dysfunction disorder. Physiother Theory Pract 1994; 10: 129–136.

Yabe T, Tsuda T, Hirose S, Ozawa T, Kawai K. Treatment of acute temporomandibular joint dislocation using manipulation technique for disk displacement. J Craniofac Surg 2014; 25: 596–597.

第12章
颞下颌关节紊乱病肌筋膜触发点的手法治疗

César Fernández-de-las-Peñas, María Palacios-Ceña

手法治疗触发点有效性的证据

有多种管理触发点（trigger points，TrPs）的干预措施：干针、超声波、激光疗法、电疗法或手法治疗（Desai et al., 2013; Dommerholt & Fernández-de-las-Peñas, 2013）。其中，手法治疗最常用于治疗 TMD（Wieckiewicz et al.,2015）。

如本书前面所述，肌肉组织是引发 TMD 症状的重要因素。因此，本章将重点讨论不同的、可灭活咀嚼肌肌筋膜 TrPs 的手法治疗。本书提供了多种肌肉 TrPs 的手法治疗：缺血性压迫、TrP 压力释放、按摩、被动牵伸、肌筋膜诱导（详情请参阅本书第 13 章）、喷射及牵伸、肌肉能量技术和神经肌肉方法（Simons et al., 1999; Dommerholt & McEvoy, 2011; Shah et al., 2015）。

研究手法治疗有效性的多个系统综述均表明，有中度到强烈的证据支持使用手法压迫干预措施可立即减轻 TrPs 的疼痛，但其长期缓解疼痛的证据有限（Fernández-de-las-Peñas et al.,2005; Rickards, 2006; Vernon & Schneider, 2009），以上结论在一项荟萃分析中得到证实。与非治疗组和安慰剂组相比，肌肉手法治疗在压力 – 疼痛敏感度方面效果良好；此外，即使与其他积极治疗组相比，其效果也仍有可比性（Gay et al., 2013），该结论得到了另一项荟萃分析的进一步支持，该分析表明，通过缺血性压迫所获得的疼痛缓解效果优于通过全方位主动运动和安慰剂干预所获得的，但与其他治疗方法相似（Cagnie et al., 2015）。最近的一项荟萃分析还报告了软组织干预对张口度改善的中度效应量。然而，这种效果是基于对被诊断为咬肌潜在 TrPs 受试者进行的两项研究，并不能代

表临床上常见的患者（Webb & Rajendran, 2016）。但值得注意的是，TrP 手法治疗对重复应用不具有耐受性，因为单独或综合应用会降低 TrP 区域对压力的敏感度（Moraska et al., 2017）。

正如本书第 10 章所讨论的，对 TMD 患者使用手法治疗是有证可循的。简而言之，Calixtre 等（2015）发现低到中度的证据支持放松肌筋膜和按摩咀嚼肌等软组织干预对 TMD 的治疗效果优于安慰剂。Armijo-Olivo 等（2016）的结论虽然是低中度证据效应量，且受 TMD 类型影响，但单一手法治疗或结合运动对 TMD 有很好的疗效。最后，Martins 等（2016）的荟萃分析显示，与其他 TMD 保守治疗相比，手法治疗在改善主动张口和张口疼痛方面都表现出显著差异和较大的临床疗效。然而，很难从目前的证据中得出确切的临床结论，因为大多数研究都仅对 TMD 的单一干预手段进行论证，而临床实践中常用多模式的治疗方法。

有许多临床研究表明 TrPs 多模式手法治疗对控制某些慢性疼痛状况也有效。Kim 等（2013）表明对于斜方肌上部 TrPs，在 TrP 注射后应用缺血性压迫比单独进行 TrP 注射更有效，该假设还得到了最近的一项荟萃分析的支持，即运动在短期内对肌筋膜疼痛患者的疼痛强度有小到中等的影响，并且不同类型的运动结合似乎更有助于降低患者的疼痛强度。另外，TrP 手法治疗应该与其他干预治疗相结合，如神经科学宣教和运动。

管理 TrPs 的手法治疗

有多种类型的软组织干预可用于管理咀嚼

肌 TrPs（Miernik et al., 2012）。临床医师应根据患者的临床表现和偏好选择适当的技术。

压迫干预

据压力大小、持续时间、肌肉的姿势（缩短或拉长）或是干预中是否出现疼痛等变化因素将压迫技术分为不同类型。在临床实践中，压力水平、持续时间和肌肉姿势是基于患者的致敏机制和组织的易激惹性决定的。对于敏感度较低的患者，可采用更强烈的技术。Simons（2002）提出，以在垂直方向上直接压迫肌小节或结合受影响肌肉的主动收缩的方式，可使 TrP 肌小节长度得到平衡，从而减少疼痛。然而，这一概念尚未得到科学论证（Dommerholt & Shah，2010）。其他假设表明，直接压力引起的疼痛缓解可能是 TrP 内的反应性充血或脊髓反射机制缓解肌肉紧张所致（Hou et al., 2002）。

有一种被广泛使用于 TrPs 的名为"缺血性压迫"的技术（Simons et al., 1999），当肌肉处于拉长状态时，临床医师对 TrP 施加压力，直到受压感变成疼痛。疼痛出现后，持续加压直到患者的疼痛缓解 50%~75%，当不适或疼痛再次出现时增大压力，该过程通常重复 90s（Simons et al.,1999）。目前还没有对这种技术所应施加的压力或时长达成共识。Hou 等（2002）研究发现，低于痛阈的长时（90 秒）低压力和高于痛阈（可耐受的疼痛）的短时（30 秒）高压力，对于降低 TrPs 的压痛敏感度效果相同。Gay 等（2013）发现，在基于肌肉的技术应用中感受到的压力强度可能是积极影响的一个重要参数。这一积极作用可能与在治疗过程中产生一定程度的疼痛会激活条件性的疼痛调节有关，也称为弥漫性伤害抑制控制（Gay et al., 2013）。在临床实践中，所使用的压力大小取决于患者的致敏机制、TrP 激惹性以及患者的预期和耐受性。

一些临床医师建议使用"TrP 压力释放技术"而不是缺血性压迫（Lewit, 1999）。以下为这项技术的操作方法：对 TrP 持续施加压力，直到临床医师感觉到肌肉阻力（组织屏障）增加（Lewit, 1999）。然后，持续施压，直到临床医师感觉到紧绷肌带放松，在此阶段，增加压力直至肌肉恢复到以前的张力水平，这个过程需要重复 90s。通常，临床医师会在大多数受试者感觉到疼痛之前感觉到肌肉张力，因此被认定为一种无痛治疗（Lewit, 1999）。

按摩疗法

可以顺着紧绷肌带走向（纵向抚摩）或垂直于紧绷肌带走向（横向抚摩）进行按摩（Miernik et al.,2012）。Hong 等（1993）表示，与喷射、牵伸和其他手法治疗相比，深度的组织按摩可以更有效地降低压痛敏感度。据推测，对 TrP 进行按摩时，可能会产生类似于压迫技术的延展效果（Hong et al.,1993；Simons, 2002），例如，横向抚摩紧绷肌带进行横向松动，而纵向抚摩则可对紧绷肌带进行纵向松动。在肌肉内进行钳捏式触诊，医师的手指应该从 TrP 区域的两侧抓住紧绷肌带，离心抚摩并拉长 TrP（Simons，2002）。

牵伸干预

有许多方法应用了牵伸操作：被动牵伸（在没有患者参与的情况下牵伸肌肉）、主动牵伸（在没有临床医师参与的情况下主动伸展肌肉）、喷射及牵伸，或静力收缩后放松肌肉（Hong et al., 1993; Simons et al., 1999; Lewit, 1999）。须注意，良性的关节过度活动的患者不应该做任何牵伸运动，因为很可能会导致结缔组织和韧带松弛，且不会对肌肉、紧绷肌带和 TrPs 有任何疗效。

Hong 等（1993）表明喷射及牵伸对压痛敏

感度有直接的疗效，并且与深层压力按摩相结合更有效。Hou 等（2002）发现喷射、牵伸与其他方式相结合对抑制 TrPs 更有效。Emad 等（2012）表明，配合牵伸的 TrP 注射比单独的 TrP 注射在减少疼痛方面更有效。同样，不应单独使用牵伸干预而应将其作为综合治疗方法的一部分。

动态干预

因为 TrPs 位于活跃的肌肉组织中，所以临床医师在使用手法治疗时，如果结合动态干预，包括收缩或牵伸受影响的肌肉，可能会非常有用。例如，在对 TrP 进行手法压迫时要求患者主动收缩受影响的肌肉（Gröbli & Dejung, 2003）。在纵向抚摩过程中，也可要求患者主动活动该区域（Gröbli & Dejung, 2003）。主动收缩可增强短缩的肌小节的延展效果（Simons, 2002）。动态干预的机制尚不清楚，但可能与筋膜内机械感受器的激活有关。

TrPs 手法治疗的临床应用

本章描述了不同的 TrP 手法治疗与各种咀嚼肌的关系。特色技术不是固定的，也不是唯一的，鼓励临床医师根据既定原则开发其他技术。选择手法治疗取决于 TrPs 的激惹性、患者中枢神经系统的敏感度和患者的耐受性。

颞肌的手法治疗

对于紧张性头痛（Fernández-de-las-Peñas et al., 2007）或 TMD（Fernández-de-las-Peñas et al., 2010）患者，颞肌 TrPs 或颞肌引起的疼痛会累及头部和（或）牙齿。颞肌是负责动态控制 TMJ 的重要肌肉。在临床实践中，纵向抚摩有助于放松 TrP 紧绷肌带，而不增加 TMJ 的紧张，通常是用拇指沿着颅骨向尾侧方向进行（图 12.1）。施力的程度由患者的主观反馈或组织内张力决定。如果患者有一个明显疼痛的 TrP 或紧绷肌带，则可采用动态纵向抚摩。操作时，临床医师将拇指放置在 TrP 的两侧，顺着肌肉走向进行发散的纵向抚摩，同时让患者缓慢张口（图 12.2）。

咬肌的手法治疗

对于 TMD 患者，咬肌引起的疼痛常累及牙齿甚至深入 TMJ 内（Fernández-de-las-Peñas et al., 2010），而对于紧张性头痛患者，常累及眉毛（Simons et al., 1999）。

咬肌拥有高密度结缔组织，分为深部和浅部。因此，直接技术，如横向抚摩，可用于肌

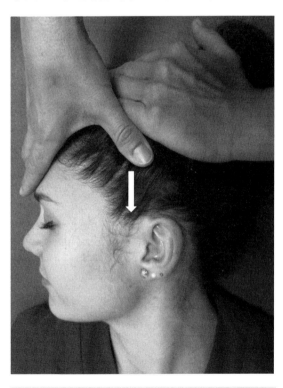

图 12.1　纵向抚摩颞肌的紧绷肌带，箭头显示抚摩的方向

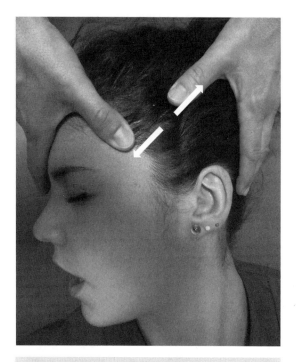

图 12.2　动态纵向抚摩颞肌的紧绷肌带，箭头显示抚摩的方向

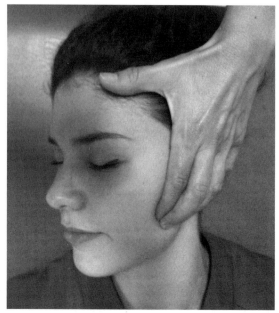

图 12.3　横向抚摩咬肌的紧绷肌带

肉的浅表部分（图 12.3）。另外，也可以口内压迫浅层咬肌 TrPs，使用钳捏式触诊（图 12.4）。咬肌的深部位于颧骨的最后部，在 TMJ 的前面，在这个位置可采用手法压迫（图 12.5）。

　　动态技术，如压迫和收缩等，也可应用于咬肌。这项技术将压迫手法与被压迫肌肉的主动收缩相结合（Gröbli & Dejung, 2003）。在咬肌的 TrP 施加压迫手法，并要求患者咬紧牙齿（图 12.6）。还可使用动态的纵向或横向抚摩。操作时，临床医师应在紧绷肌带 TrP 上用两个拇指从颅（颞）到尾（下颌）方向进行纵向或横向抚摩，同时让患者张口（图 12.7）。

翼内肌的手法治疗

　　翼内肌作为咬肌的主要协同肌，与颞肌一起协助咬肌完成闭口动作。在 TMJ、耳和口

腔的某些部位可以感知到由 TrPs 引发的疼痛（Simons et al., 1999）。这块肌肉很难手法触诊到，但在下颌角的下缘可以触及它的下部，在

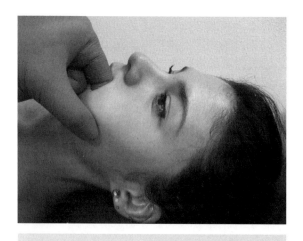

图 12.4　口内钳捏式触诊咬肌的紧绷肌带

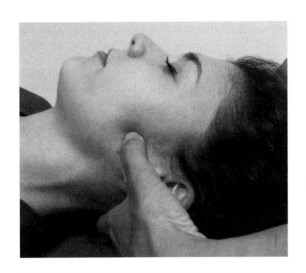

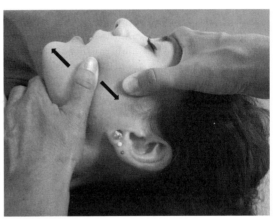

图 12.7　动态纵向抚摩咬肌的紧绷肌带，箭头显示抚摩的方向

图 12.5　压迫深层咬肌的紧绷肌带

翼外肌的手法治疗

该解剖区域，可使用两个手指进行静力压迫（图 12.8）。而中间的部分，需要进行口腔内接触。让患者张口，临床医师用示指沿牙弓之间探入末端，与翼内肌的中部接触（图 12.9），并进行静力压迫（图 12.10）。

翼外肌是控制下颌骨的重要肌肉，因为其上部（Usui et al., 2008）附着于 TMJ 关节盘，所以翼外肌 TrPs 可导致上颌窦及其周围疼痛，疼痛深入 TMJ（Simons et al.,1999）。因为其解剖位置较深，所以翼外肌的手法触诊一直存在争议（Turp & Minagi, 2001）。最近的一项研究证实，触诊翼

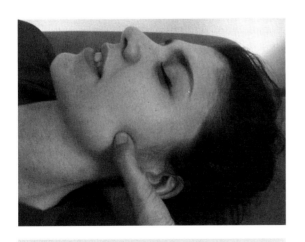

图 12.6　压迫和收缩咬肌的紧绷肌带

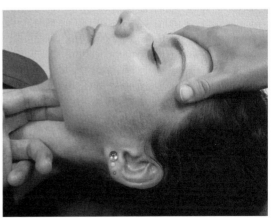

图 12.8　压迫翼内肌的下部

外肌前区是可行的（Stelzenmueller et al., 2016），可在脸颊处通过口腔内触诊翼外肌。临床医师将示指沿着口腔前庭，与上颌骨牙槽突的上半部分平行的方向，对上颌结节到翼突外侧板进行触诊（图 12.11），并施以压迫手法（图 12.12）。还可以应用一种将压迫与肌肉主动收缩结合的收缩压迫技术，触诊位置同上，可要求患者进行主动的下颌后缩，牵伸翼外肌，方便触诊。

舌骨上肌群的手法治疗

颈前部肌肉特别是颈上部肌肉负责维持颈椎的整体稳定，为吞咽提供支持，并参与咀嚼。通常舌骨上肌多部位的 TrPs，包括颈前部、喉部、舌部和面部下部，会导致疼痛。因二腹肌可能是最易被触诊的肌肉，故成为治疗的主要对象。直接压迫前部（图 12.13）或后部（图 12.14）的肌腹。触诊后部时应注意，因为后部是高度敏感的解剖区域，所以应在敏感度降低后再对舌骨上肌群进行动态的横向抚摩。操作时，临床医师应双手同时触诊二腹肌的前、后部，并抚摩下颌骨的下缘（在其与舌骨上肌的解剖附着处进行横向抚摩）（图 12.15）。

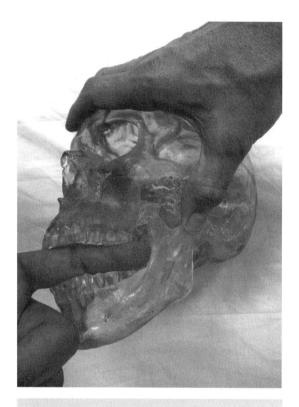

图 12.9 口腔内探查翼内肌的中部

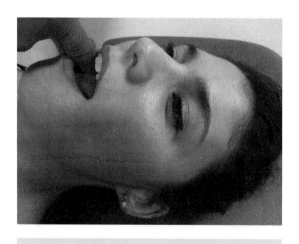

图 12.10 口腔内压迫翼内肌的中部

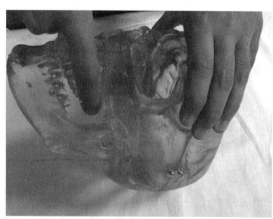

图 12.11 口腔内探查翼外肌

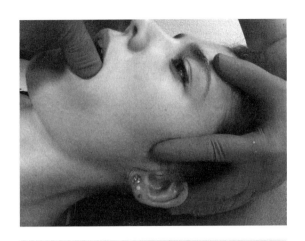

图 12.12 口腔内压迫翼外肌

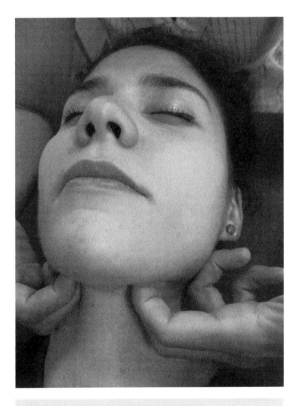

图 12.13 压迫二腹肌前部紧绷肌带

结论

有多种手法治疗可以抑制咀嚼肌的肌筋膜TrPs。目前的证据支持单独使用手法治疗，而缓解疼痛有多种方法，手法治疗只是其中之一。不少试验也证实了在不同的多模式方法中采用TrP治疗慢性疼痛的有效性，所以，临床医师应根据患者特点选择合适的治疗技术。

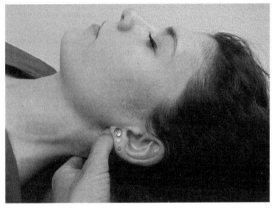

图 12.14 压迫二腹肌后部紧绷肌带

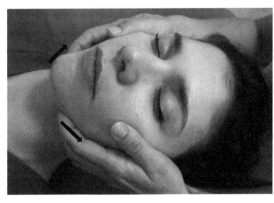

图 12.15 动态纵向抚摩舌骨上肌，箭头显示抚摩的方向

本章参考文献

Armijo-Olivo S, Pitance L, Singh V, Neto F, Thie N, Michelotti A. Effectiveness of manual therapy and therapeutic exercise for temporomandibular disorder: Systematic review and meta-analysis. Phys Ther, 2016, 96: 9–25.

Cagnie B, Castelein B, Pollie F, Steelant L, Verhoeyen H, Cools A. Evidence for the use of ischemic compression and dry needling in the management of trigger points of the upper trapezius in patients with neck pain: a systematic review. Am J Phys Med Rehabil 2015; 94: 573–583.

Calixtre LB, Moreira RF, Franchini GH, Alburquerque-Sendín F, Oliveria AB. Manual therapy for the management of pain and limited range of motion in subjects with signs and symptoms of temporomandibular disorder: a systematic review of randomized controlled trials. J Oral Rehabil 2015; 42: 847–861.

Desai MJ, Saini V, Saini S. Myofascial pain syndrome: a treatment review. Pain Ther 2013; 2: 21–36.

Dommerholt J, Fernández-de-las-Peñas C. Trigger Point Dry Needling: An Evidence and Clinical-Based Approach. 1st ed. London: Churchill Livingstone: Elsevier; 2013.

Dommerholt J, McEvoy J. Myofascial trigger point release approach. In: Wise CH (ed.). Orthopaedic Manual Physical Therapy: From Art to Evidence. Philadelphia: FA Davis; 2011.

Dommerholt J, Shah J Myofascial pain syndrome. In Ballantyne JC, Rathmell JP, Fishman SM (eds). Bonica's Management of Pain. Baltimore: Lippincott, Williams & Williams, 2010, pp. 450–471.

Emad MR, Roshanzamir S, Ghasempoor MZ, Sedghat SMP. Effectiveness of stretching after trigger point injections. J Musculoskel Res 2012; 14: 1250002.

Fernández-de-las-Peñas C, Sohrbeck-Campo M, Fernández J, Miangolarra-Page JC. Manual therapies in myofascial trigger point treatment: a systematic review. J Bodyw Mov Ther 2005; 9: 27–34.

Fernández-de-las-Peñas C, Ge H, Arendt-Nielsen L, Cuadrado ML, Pareja JA. The local and referred pain from myofascial trigger points in the temporalis muscle contributes to pain profile in chronic tension-type headache. Clin J Pain 2007; 23: 786–792.

Fernández-de-las-Peñas C, Galán-Del-Río F, Alonso-Blanco C, et al. Referred pain from muscle trigger points in the masticatory and neck-shoulder musculature in women with temporomandibular disorders. J Pain 2010; 11: 1295–1304.

Gay CW, Alappattu MJ, Coronado RA, Horn ME, Bishop MD. Effect of a single session of muscle-biased therapy on pain sensitivity: a systematic review and meta-analysis of randomized controlled trials. J Pain Res 2013; 6: 7–22.

Gröbli C, Dejung B. Nichtmedikamentöse Therapie myofaszialer Schmerze. Schmerz 2003; 17: 475–480.

Hong CZ, Chen YC, Pon CH, Yu J. Immediate effects of various physical medicine modalities on pain threshold of an active myofascial trigger point. Journal of Musculoskeletal Pain 1993; 1 (1): 37–53.

Hou CR, Tsai LC, Cheng KF et al. Immediate effects of various physical therapeutic modalities on cervical myofascial pain and trigger-point sensitivity. Arch Phys Med Rehabil 2002; 83: 1406–1414.

Kim SA, Oh KY, Choi WH, Kim IK. Ischemic compression after trigger point injection affects the treatment of myofascial trigger points. Ann Rehabil Med 2013; 37: 541–546.

Lewit K. Manipulative therapy in rehabilitation of the locomotor system. 3rd ed. Oxford: Butterworth Heinemann; 1999.

Martins W, Blasczyk JC, Aparecida Furlan de Oliveira M et al. Efficacy of musculoskeletal manual approach in the treatment of temporomandibular joint disorder: a systematic review with meta-analysis. Man Ther 2016; 21: 10–17.

Mata Díz JB, de Souza J, Leopoldino A, Oliveira V. Exercise, especially combined stretching and strengthening exercise, reduces myofascial pain: a systematic review. J Physiother 2017; 63: 17–22.

Miernik M, Wieckiewicz M, Paradowska A, Wieckiewicz W. Massage therapy in myofascial TMD pain management. Adv Clin Exp Med 2012; 21: 681–685.

Moraska AF, Schmiege SJ, Mann JD, Butryn N, Krutsch JP. Responsiveness of myofascial trigger points to single and multiple trigger point release massages: a randomized, placebo-controlled trial. Am J Phys Med Rehabil 2017; 96: 639–645.

Rickards LD. The effectiveness of non-invasive treatments for active myofascial trigger point pain: a systematic review of the literature. Int J Osteopathic Med 2006; 9: 120–136.

Shah JP, Thaker N, Heimur J, Aredo JV, Sikdar S, Gerbet L. Myofascial trigger points then and now: a historical and scientific perspective. PM R 2015; 7: 746–761.

Simons DG. Understanding effective treatments of myofascial trigger points. J Bodyw Mov Ther 2002; 6: 81–88.

Simons DG, Travell JG, Simons LS. Travell & Simons' Myofascial Pain & Dysfunction: The Trigger Point Manual. Vol. 1: Upper Half of Body. Baltimore: Williams & Wilkins; 1999.

Stelzenmueller W, Umstadt H, Weber D, Goenner-Oezkan V, Kopp S, Lisson J. Evidence - the intraoral palpability of the lateral pterygoid muscle - a prospective study. Ann Anat 2016; 206: 89–95.

Turp JC, Minagi S. Palpation of the lateral pterygoid region in TMD: where is the evidence? J Dent 2001; 29: 475–483.

Usui A, Akita K, Yamaguchi K. An anatomic study of the divisions of the lateral pterygoid muscle based on the findings of the origins and insertions. Surg Radiol Anat 2008; 30: 327–333.

Vernon H, Schneider M. Chiropractic management of myofascial trigger points and myofascial pain syndrome: a systematic review of the literature. J Manipul Physiol Ther 2009; 32: 14–24.

Webb TR, Rajendran D. Myofascial techniques: what are their effects on joint range of motion and pain? - A systematic review and meta-analysis of randomised controlled trials. J Bodyw Mov Ther 2016; 20: 682–699.

Wieckiewicz M, Boening K, Wiland P, Shiau YY, Paradowska-Stolarz A. Reported concepts for the treatment modalities and pain management of temporomandibular disorders. J Headache Pain 2015; 16: 106.

第13章

颞下颌关节紊乱病的肌筋膜导引治疗技术

Andrzej Pilat, Eduardo Castro-Martín

引言

定义

美国口面部疼痛学会（American Association of Orofacial Pain，AAOP）将 TMD 定义为"包括咀嚼肌组织、颞下颌关节及其相关结构或两者都涉及的一系列临床问题的总称"（McNeill，1990）。AAOP 分类将 TMD 大致分为 2 类综合征：一是肌肉相关 TMD（肌源性 TMD），有时称为继发于肌筋膜疼痛和功能障碍的 TMD；二是关节相关 TMD（关节源性），或继发于"真正的"关节疾病的 TMD（Schiffman & Ohrbach，2016）。然而，对于大多数患者而言，很难划清这两种症状之间的界线，两者通常共存。可参阅本书第 2 章，以获得关于 TMD 分类的详细数据。

相关解剖

准确分类的困难与 TMJ 的特殊解剖特征有关：

1. 它是人体唯一双侧对称的关节，由一块下颌骨与两侧颞骨连结而成。

2. 它位于头部两侧的耳道前方，该分布与保护听觉系统有关。事实上，在张（闭）口过程中，TMJ 运动轴并不位于关节内，而是在下颌骨髁突后方 4~6cm 处。

3. 它是一个滑膜关节，在全身运动的评估中，它的动力学通常不像其他滑膜关节那样被分析。

4. 下颌窝和髁突头的关节面是不一致的，需要关节盘以保证关节发挥正常功能。关节盘填补了两个关节面之间的空间，并且通过不断的变形，以适应关节运动的需要。

5. TMJ 及其相关结构由前 3 个颈神经根（C1~C3）和 5 对脑神经（Ⅴ、Ⅶ、Ⅸ、Ⅹ和Ⅻ）支配。很少有解剖位置得到神经系统如此多的控制以执行功能。

根据以上发现，可以得出结论，一侧 TMJ 的功能障碍会影响对侧 TMJ，引发潜在的双侧症状。即使是只有一侧关节存在轻微功能障碍，都需要对咀嚼系统的各个部分进行广泛调整，以发挥最佳的功能。

通常很难确定 TMD 的确切病因，即很难确诊，临床行为也极具挑战性。尽管如此，TMD 仍是一个常见的影响大部分人群的疾病，（Proffit et al., 1980），其症状多种多样，包括疼痛、压痛、咀嚼肌痉挛和下颌息止位的改变。普遍认为，TMD 是由副功能活动，过度活动或不同程度的错𬌗引起的肌肉功能障碍。因此，考虑到咀嚼系统的特异性，研究中枢神经系统如何协调复杂的复合体具有临床意义。本章将对关于筋膜的研究进行讨论。

对于定义的争议

在过去的 10 年里，统计了近 8000 种科学出版物（PubMed，美国国家医学图书馆，国立卫生研究院），颞下颌区域的相关研究一直在增加。一般来说，分析的重点是下颌骨 – 颈椎 – 颅骨构成的整体（包含头部、颈部和下颌）、动态的相互作用和各部分之间存在的密切关系（Rocabado，1983）。因此，正确理解患病率、潜在的病因、自然进展，TMD 的治疗重点是头部的位置和颈椎上颅骨的直立稳定性。

然而，尽管有关于 TMJ 的广泛研究，但在

TMJ 的动力学方面，如咬、咀嚼、吞咽、语言、面部表情和呼吸，还没有明显的进展。TMJ 的复杂性及其适应生物力学环境变化的能力表现在咬合上，由 6 个运动轴和 16 组肌肉共同完成，根据不同功能需求，牙齿之间的接触可产生从小到大的力量。此外，甚至可能存在无限种模式的肌肉共同激活产生一个准确的咬合（Peck，2016）。然而，TMJ 复合体在某些方面仍然存在争议：

1. 众所周知，虽然 TMJ 通常是在压力下工作（Kang & Yi，2000；Okeson，2013；Isberg，2001），但是该关节的两骨骼在同一运动过程中以不同的方式发生变形。髁突受到挤压（骨小梁垂直方向），颞骨隆突受到牵拉（骨小梁横向方向）（Herring&Liu，2001）。

2. 尽管咀嚼肌的肌电图研究已经系统化（Chaves et al.，2017；Matsuda et al.，2016），但关于咀嚼过程中最佳压缩量的定义仍不明确（Scarr & Harrison，2016）。该方法通常是分析性的，并无完整的功能结论。

3. 韧带和关节周围其他结构的功能存在差异（Bag et al.，2014；Lobbezoo et al.，2004；Koolstra，2002），被假设为制约关节动作的被动限制装置（Okeson，2013）。相反，其他作者提出了他们的动态假设（vanderWal，2009）。争论点之一是盘后区组织的行为（Coombs et al.，2017）。盘后区组织被描述为具有弹性长纤维的疏松结缔组织，且有丰富的神经支配和血管供应的结构，作为防止关节盘过度向前滑动的锚点。（Westesson et al.，1989；Langendoen et al.，1997），这意味着它仅仅只有被动动作。然而，在闭口时，韧带也参与了关节盘的重新定位，使下颌骨回到起始位置，这是一个潜在的防止脱位的关键动作。由于之前的拉伸，动能放电经常由结缔组织与收缩元件协调进行（Pilat，2015）。

4. 过度松弛对 TMJ 功能障碍的影响尚不清楚。有人认为这种松弛加剧了功能障碍的形成（Khan & Pedlar，1996；Ögren et al.，2012），但其他研究表明这种联系并不明确（Dijkstra et al.，2002；Pasinato et al.，2011）。

5. Manfredini 等（2017）建议在 TMD 病理生理学中放弃咬合范式这种假设，而其他人则支持该假设（Bilgiç & Gelgör，2017；Michelotti et al.，2016）。

颞下颌关节紊乱病和中枢敏化

疼痛是 TMD 患者咨询的主要原因和首要关注问题。伤害感受性感觉输入的错误处理是与慢性 TMD 相关的中枢神经系统功能障碍的一个重要因素（有关这一主题的进一步信息，请参阅本书第 6 章）。近年来，对慢性疼痛的研究主要集中在中枢敏化机制上（LaTouche et al.，2017），研究认为，关节中的神经肽和肿瘤坏死因子、白细胞介素或细胞因子等炎症介质可刺激周围反应，产生神经源性炎症，引起神经系统的高度兴奋和高度敏感。

这种情况可能会导致脊髓和中枢水平的过度活跃和突触性变化，包括前、后扣带回皮质、脑岛、额叶前部和颞上回的灰质体积减小。同样的，丘脑、基底神经节和初级躯体感觉皮层的功能和结构改变也会导致中枢敏化。通过这种方式，解决疼痛认知行为和情感方面的核心问题。TMD 患者的脊髓和中枢存在超兴奋性，在以前的文献中已有记载（Milam et al.，1998；Fernández-de-las-Peñas et al.，2009；Gerstner et al.，2011；Ichesco et al.，2012；Lin，2014；LaTouche et al.，2017）。

到目前为止所提出的问题，神经学的影响，以及关于中枢敏化的最新发现，使临床医师除将 TMDs 定位到 TMJ 本身之外，还将概念扩展到对系统的感知。

TMD 和系统性方法

颅下颌区域似乎代表了一个非常精确的系统，在这个系统中所有的结构和进程都是完美协调的。我们将系统定义为"一组为实现某个具体目标，而相互作用、有序集合的结构"。目标是系统存在的内因，构成整合了系统各组成部分。系统部分的改变会影响其他部分，从而改变整个系统。人体系统通过功能稳定的、不间断的、受支配的结构即筋膜的三维胶原基质，将与其他子系统相联系的各种活动（子系统）的不同类型结构组装起来。

TMJ 作为一个生物实体，表现为一个复杂的生物系统，其总和并不等于各部分之和。子单位（子系统）的通信能力对系统的发展至关重要，因为没有这些能力，就无法实现该系统的运作模式，所以建议采用生物张力完整性模型实现上述目标。

从 TMD 的角度看生物张力完整性

生物张力完整性概念

生物张力完整性是一个以前被用于分析人体结构的概念，如肩（Levin，1997）、脊柱（Levin，2002）、骨盆（Levin，2007；Pardehshenas et al., 2014）、颅骨（Scarr，2008）、肘（Scarr，2012）、膝（Hakkak et al., 2015）、足（Wilson & Kiely，2016）和 TMJ 本身（Scarr & Harrison，2017）。术语"张力完整性"以"有张力的完整性"的形式定义了一个结构组织。建筑师和哲学家 Richard Buckminster Fuller 在 20 世纪 50 年代初与雕塑家 KennethSnelson 合作，定义了这种模式。

张力完整性的一个例子是线材（受拉力作用的可拉伸元件）和杆件（受压缩作用的刚性元件）的组合，其中线材构成一个不间断的外部网络，连接内部的杆件两端（Motro，2003）。

张力完整性结构具有显著的动、静态行为稳定性，施加在任何一个顶点上的力传递给所有其他顶点，变形也是相同的（Scarr，2014；Gordon，1978）（图 13.1）。

Fuller 强调将张力完整性作为一种普遍的组织原则，引起了生物学家 Donald Ingber（1998）的注意。据 Ingber 说，细胞的结构遵循张力完整性原则，允许细胞根据其位置、功能、使命和对环境的适当适应而呈现不同的形式。当把张力完整性的概念应用于生物体，如人体时，经常使用"生物张力完整性"这个术语。

而在人体内上升到一个更高的层次，显然，受张力完整性启发所得到的模型可以用来描述关节的解剖结构如何重现这种情况，相互之间没有接触的骨头"漂浮"着、周围组织整合为

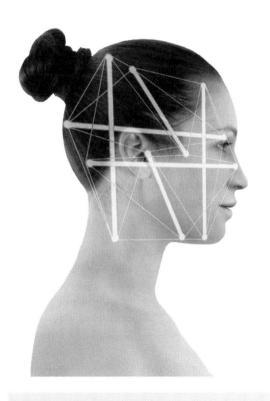

图 13.1　生物张力完整性模型

筋膜，功能单位也包括了各个器官和整个有机体（Scarr，2014；Levin，2006）。

筋膜被认为是体现人体张力完整性的器官，保证和维持了结构与功能的完整性。因此，应将其作为治疗的首要关注对象（Huijing & Baan，2003）。颅下颌区域表现出的可变形性，使其可以在受到重力作用时连续地储存能量，在对抗重力时释放能量。TMJ 的动作是在不同的轴上进行的，因此需要稳定性和很强的适应能力，强调在咀嚼或发音时需要中枢神经系统快速响应和协调，以不断寻求稳定。

在 TMJ 生物张力完整性模型中，韧带、肌肉组织、结缔组织基质、血管和关节盘具有张力反应性，确保了力量、完整性和预应力。而被压缩时是由骨头和封闭在隔间里的液体保护。因此，TMJ 生物张力完整性概念的优势如下：

1. 稳定性。与整个系统而不只是与单个元素相关联，这就可以形成一个有效的调整过程。

2. 动态连贯性。关节的动态复合体（韧带、关节囊、腱膜）处于持续的张力之下（需要去保持动作的独立性）。

3. 选择性。持续的调整过程使骨动力学独立于关节内关节盘动力学（由于肌腱和筋膜张力的需求）。通过这种方式，可以有选择地行动（例如，发声）或完成相关的整体任务（例如，颈、颅、下颌相互关联）。

4. 多功能性。功能性优化和固有稳定性。

TMJ 生物力学协同作用

生物张力完整性模型偏离了结构模型。事实上，关于颈部和 TMJ 之间动态稳定性的研究开辟了新的视角（Solow & Tallgren，1976；Higbie et al.，1999；Visscher et al.，2000；Ohmure et al.，2008；LaTouche et al.，2011；Moon & Lee，2011）。生物张力完整性的系统方法侧重基于整个系统协同作用的三维整体运动模型，而不仅仅是基于肌肉平衡的头 – 颈 – 下颌结构。1. 颈部伸展时，口趋于张开，舌骨上升（改变其行为），平面抬高，牙齿接触后移（中枢神经系统支配的咀嚼肌引起的紊乱）。如果颈椎调整为弯曲姿势（注视地面时），则会发生相反的情况。颈椎侧屈时平面倾斜，与颅颈平面和寰椎平面倾斜一致。

2. 头前伸时，张口和下颌骨后退会使关节盘位置前移。因此，导致关节盘脱位和盘后区组织的过度拉长。此外，如果采取张口的行为（例如，口呼吸），颈椎则处于伸展状态。这种现象会出现在使用口内夹板增加口腔垂直距离（使嘴张开）时，导致颈椎前凸。此类现象见于夜磨牙症患者。

3. 颈颅椎伸展（屈曲）动作与发声和咀嚼有关。这种联系是根据所表达的词的种类或食团的大小来调整的。特别是在张嘴的时候会伴有颈椎伸展（当我们想要咬一大块食物时）。颈椎动作会募集颅下颌肌（Funakoshi et al.，1976；Forsberg et al.，1985；Ballenberger et al.，2012）参与侧屈、旋转和屈伸。下颌骨的对抗重力策略使得颞肌和咬肌肌肉组织进入紧张状态。

4. 头前伸姿势（Milidonis et al.，1993；McLean，2005；Ohmure et al.，2008）会募集咬肌、颞肌、二腹肌和颏舌肌造成舌前息止位，导致说话舌音以及咀嚼和吞咽动作紊乱。

5. 下颌骨的动力学会募集颈椎肌肉（Davies，1979；Clark et al.，1993；Hochberg et al.，1995；Armijo Olivo&Magee，2007；Rodriguez et al.，2011；Hellmann et al.，2012；Häggman Henrikson et al.，2013）。咀嚼、张口、咬牙（即夜磨牙症）会激活胸锁乳突肌、夹肌、半棘肌、多裂肌和肩胛提肌。

6. TMJ 区域在发音、呼吸、吞咽和咀嚼等活动中吸引了中枢神经系统大量的注意力。为了获得这些目标功能，需要咀嚼肌与舌相互协调（Carlson et al.，1997；Takahashi et al.，2005；Kakizaki et al.，2002）。Messina（2017）提到了连接着头骨、颊部和鼻腔、咽部、舌骨和下颌骨的舌－下颌－舌骨系统，具有复杂的生物力学关系，涉及大量韧带、34块肌肉、5对脑神经（Ⅴ、Ⅶ、Ⅸ、Ⅹ和Ⅻ）和C2的神经根。这些活动同舌一样也能调动来自颅骨、TMJ、肩胛骨、椎旁、椎前、舌骨下水平的肌肉。

筋膜是一个系统

筋膜的定义和筋膜系统的特征

筋膜是保证颅下颌区域各部分结构和功能连续性的基本结构。筋膜系统除支持身体的所有组成部分，如骨骼、肌肉纤维、神经、脂质、液体、血管和各种受体群之外，还负责管理生化信号，击退病原体，在瘢痕形成中发挥动态作用，并支持细胞外基质，允许整个身体的细胞之间相互通信。筋膜作为一个协同的整体，吸收和分配局部刺激到系统的各个部分。它的传感器网络记录了热、化学、压力、振动和运动刺激，影响疼痛的体验，并参与周围神经或从更高的神经水平命令产生的纠正措施。

关于筋膜的定义存在非常大的分歧（Langevin & Huijing2009；Kumka & Bonar2012；Schleip et al., 2012；Swanson，2013）。考虑到"心血管系统"或"神经系统"这两个术语描述的是进行不同活动的不同类型细胞所形成的结构，因此"筋膜系统"是最合适的术语。

"筋膜系统是由遍布人体的柔软的、富含胶原的、疏松和致密的纤维结缔组织构成的三维连续体，包括脂肪组织、外膜和神经血管鞘、腱膜、深筋膜、浅筋膜、神经外膜、关节囊、韧带、脑脊膜、肌筋膜、骨膜、支持带、隔膜、肌腱、内脏筋膜，以及包括肌内膜、肌束膜、肌外膜在内的所有肌内和肌间结缔组织。"

——Adstrum 等，2017

这个系统代表了一个复杂的通信架构，不仅是通过身体局部解剖学分布，而且更主要的是通过与身体其他结构相互作用，接收广泛的机械感受性信息，例如肌肉，从其纤维结构看，其特点是能够调整和适应内部和外部的张力要求。在动作的生理生物力学模式之外产生的张力波的改变可以重新定位身体动力学的方向。筋膜系统的密度、分布和感官特征完全不同。然而，其连续性是基本的，并允许筋膜作为一个协同的整体，吸收和分配局部刺激到身体的其他部分。筋膜系统固有结构的协同作用保证了人体相对独立于重力的作用，并根据系统内外的要求，具有高度的适应能力。所有这些活动都与周围环境中能量和营养的可获得性有关。除了其结构功能外，筋膜还负责承担和分配身体接收到的刺激：它的感受器网络记录了热、化学、压力、振动和动作脉冲，并将这些脉冲发送到中枢神经系统，从而做出必要的纠正。因此，系统为了特定的目的而将大量的信息进行链接（Pilat，2014）。

颅下颌区相关的筋膜解剖

筋膜系统遍及人体，并且有许多变体。然而，其连续性始终存在。从颅顶开始，筋膜系统以3层的形式像"帽子"一样展开（Norton，2007）（图13.2和图13.3）。

1. 皮下的致密结缔组织除与脂肪相连接之外，还与丰富的血管，如颈内、外动脉和枕动脉有连接。导静脉把这一层和硬脑膜的静脉窦连接起来。该筋膜层由三叉神经分支、颈丛分支和颈神经后支（C2~C3）支配（图13.2）。

2. 由于在其前（额）端和后（枕）端插入了两块肌肉，因此，帽状腱膜或颅内腱膜呈紧张状态。这种筋膜关系使我们能够聚焦在一块叫作枕额肌的肌肉上。而两侧的帽状腱膜起源于耳前肌、耳上肌和耳后肌（图13.3）。

3. 网状的疏松结缔组织是最深、最薄、最

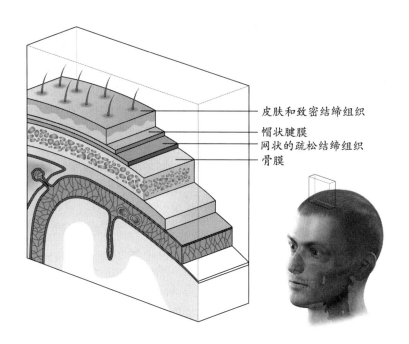

皮肤和致密结缔组织
帽状腱膜
网状的疏松结缔组织
骨膜

图 13.2　颅的筋膜分布

具流动性的结缔组织，从眉毛一直延伸到上项线和枕外隆凸，下一层是外膜或骨膜。

这顶筋膜"帽子"扩张至：

· 向后成为颈后筋膜。

· 向前继续与额肌的肌筋膜连接，然后继续覆盖鼻、眼睑和眶部结构，并转变为一个单一的肌筋膜层（浅筋膜被转化为深筋膜）连接拟态肌肉和皮肤，到达颊部和下颌部的面部筋膜或面部肌肉筋膜系统，在那里它将继续与颈浅筋膜和颈阔肌相连。颈阔肌和颈筋膜向三角肌、胸肌筋膜和胸骨筋膜方向扩张。

· 向外转变为颞顶筋膜（Demirdover et al.，2011）。我们发现颞肌（也称颞顶肌）的筋膜为纤维状，双叶（浅叶和深叶）有弹性，浅叶起于颞线，向上至颧弓，并在颧弓处转变为腮腺咬肌筋膜。深叶与颞肌有连接。两叶之间，就在颧弓上方的是可以扩展为口腔脂肪的颞部脂肪垫（Lam & Carlson，2014）（图 13.4）。

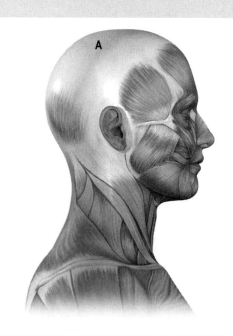

图 13.3　帽状腱膜。A—筋膜系统从颅骨顶端像"帽子"一样扩展开

颞浅筋膜向下延伸至面部并连接咬肌、腮腺和鼓膜区域。在外耳道前建立复杂的筋膜连接。在深部，该系统包含咬肌（咬肌筋膜），它包裹着腮腺（腮腺筋膜），并向鼓室乳突裂扩展，形成鼓膜腮腺筋膜（Hwang et al., 2008）。有趣的是笑肌起于腮腺筋膜。咬肌筋膜与颈阔肌和颈筋膜相连，止于胸腔。

有趣的是咀嚼系统里不同单位之间的关系。例如，翼内肌的腱膜连续至下颌角的骨膜后成为咬肌的腱膜，所以筋膜系统包括2块与下颌骨相关的肌肉，并使其像马镫一样工作，通过悬吊下颌来承受压力（Pilat，2003）。另一个是连接翼窝内翼外肌和翼内肌的腱膜套的叶间筋膜，包含蝶下颌韧带（Perlemuter & Waligora，1971）。

韧带是筋膜系统的组成部分（Pilat，2003；

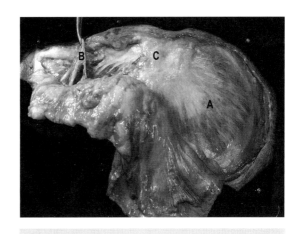

图13.4 颞肌筋膜。A—颞肌筋膜；B—咬肌筋膜；C—颧弓

表13.1 深层颈筋膜组织的构成

构成部分	部位	附着点	注释
颈深筋膜浅层			
颈深筋膜浅层，又称颈筋膜	颈部周围深至浅筋膜及颈阔肌	前方：下颌，舌骨和胸骨 后方：颈棘突，项韧带，肩胛冈 上方：枕骨，乳突，颧弓，下颌角和下颌骨水平支 下方：胸骨，锁骨和肩峰	包括胸锁乳突肌和斜方肌移行成腮腺咬肌筋膜
颈深筋膜中层			
舌骨下筋膜	舌骨下空间周围	上方：甲状软骨和舌骨 下方：胸骨	包括舌骨下肌
内脏筋膜和气管前筋膜	深至咽后的舌骨下筋膜	上方：颅底 下方：纵隔	含有甲状腺、食管和气管
颈深筋膜深层			
翼状筋膜	深至内脏和气管前筋膜	上方：颅底 下方：至T2	分隔咽后间隙
椎前筋膜	深至椎前和椎旁肌周边的翼状筋膜	上方：颅底 下方：尾骨	包括椎前和椎旁肌肉组织

van der Wal，2009）。由于颈深筋膜密度的增加而形成茎突下颌韧带就是这样一个例子（Norton，2007）。

回到面部，颊肌腱膜起于翼突下颌缝后方，当其与咽的括约肌相连时构成了咽颊肌筋膜。从枕骨基底部出来的咽颅底筋膜在咽和头骨区域之间的此位置整合在一起（Sobotta，2000）。

颅颈部的筋膜与舌骨上肌和舌骨下肌相关，形成一系列空间（主要为纵向方向），分隔、包裹、支撑和连接肌肉、骨骼、内脏、血管和周围神经系统，形成了一条允许其他结构通过的管道，并管理着其他结构产生动作的数量和质量。颈部的筋膜系统承担了头部和躯干之间的动态联系（Pilat，2009）（表13.1，图13.5~13.9）。

肌筋膜力学传导

肌筋膜肌节单位的超微结构和机械生物学的发现形成了一种新的肌原纤维模型，它嵌入细胞外基质中，同时（从其自身的动力学）参与收缩现象（Yucesoy，2010）。肌原纤维在肌筋膜结构（肌内膜、肌束膜和肌外膜）内部缩短施加力量，更类似于张力完整性模型的原理（Gillies & Lieber，2011），而不是简单的线性分析（运动按顺序排列）。这种新的"外膜"传播途径与腱性传播途径共存（Huijing，2007）。在这个模型中，肌肉并不是一个独立的实体。相反，那些相邻肌肉之间的胶原连接，如神经血管束，提供了间接的肌肉间连接。

筋膜是一个敏感器官

筋膜表现出机械敏感性（Vaticón，2009；Langevin，2011）。神经解剖学的研究主要通常集中在椎间盘、关节突关节、肌纤维、肌腱或韧带，而与筋膜的神经支配的相关信息却很有限。我们的关注点在功能连接上，这主要涉及通过其独特的机械感受器网络在整个疏松结缔

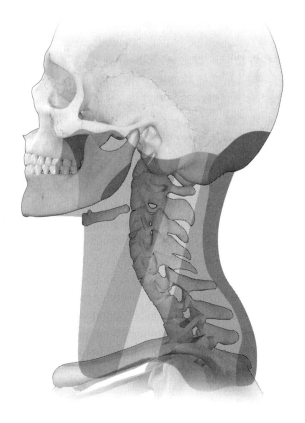

图 13.5 颈筋膜分布

组织结构中的沟通，特别是所谓的间质机械感受器（Ⅲ型和Ⅳ型自由神经末梢）（Taguchi et al., 2008；Corey et al., 2011）。与筋膜的神经支配相关的主要发现包括：

· 筋膜是一种遍布全身的通过大量的肌肉扩张来维持其基础张力的结构。
· 在肌肉收缩时，筋膜扩张将效应传递到筋膜的特定区域，刺激该区域的本体感受器（Tesarz et al., 2011）。
· 机械感受器的存在表明筋膜主动参与了本体感觉、力的传递和运动控制（Mense & Hoheisel，2016）。

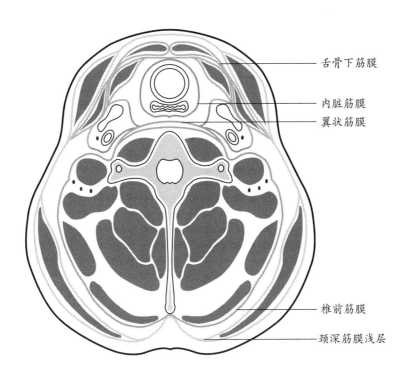

舌骨下筋膜

内脏筋膜

翼状筋膜

椎前筋膜

颈深筋膜浅层

图 13.6 颈筋膜分布

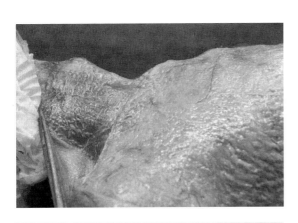

图 13.7 颈、胸、臂区域浅筋膜。注意其结构的连续性和高脂肪含量

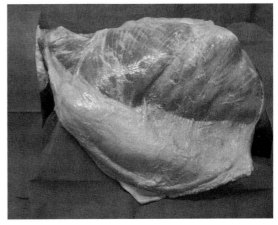

图 13.8 颈、胸、臂区域深筋膜。注意其结构和纤维外观的连续性

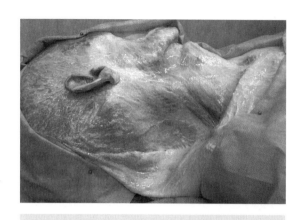

图 13.9　头、颈、锁骨区域浅层筋膜。注意结构的连续性

- 筋膜网络对本体感觉的作用意味着它具有在机械压力下更新中枢神经系统的能力，可以在适当的时间、速度和力量操作运动单位。
- 组织微创伤、炎症和纤维化不仅会改变软组织固有的生物力学特性（例如使它们更僵硬），还会改变来自受影响组织的感觉输入。
- 伤害感受器的持续激活会加重纤维化和炎症，导致组织僵硬，使动作发生改变（Schidler et al., 2014）。
- 微创伤和对游离神经末梢的重复刺激可产生持续的警报反应。组织因损伤、可动性降低或超负荷而产生的变形可以模拟本体感受反应，提高警报反应（Chou & Shekelle, 2010）。
- 与筋膜共享同一节段神经支配的其他组织的刺激可以改变敏感度阈值，产生疼痛反应。

肌筋膜导引治疗（Myofascial Induction Therapy，MIT®）在 TMD 中的应用

MIT 的定义

MIT 是一种专注于恢复筋膜系统功能的手法治疗方法，包括评估和治疗流程。临床医师将温和的徒手机械应力传导（牵引或压迫）至目标功能障碍组织，其结果源于体内的相互反应，包括生化、信号传递、代谢和最后的生理反应，其过程旨在重建组织基质的反应性，以促进和优化信息传递，并遍及筋膜系统。"导引"一词指的是恢复运动促通，而不是被动拉伸筋膜系统。这主要是一个在寻找恢复自我平衡水平的过程中，恢复活动度，使适当的张力、肌力以及最重要的运动协调性得以恢复正常的学习过程。MIT 主要应用于恢复筋膜系统的内部平衡，并改善肌肉骨骼系统、神经系统、血管系统、颅脑和内脏各部分的身体运动能力。这是一个通过中枢神经系统控制的专注过程，在这个过程中，临床医师扮演协助者的角色。治疗行为的重点是为调节体内平衡提供资源。治疗过程的最终目标不是解决稳定的层次结构，而是促进对环境和个人需求的最佳适应（Pilat, 2014）。疗效（体相的改变，功能技能的提高）需要医师和患者共同评估。MIT 旨在进行以患者为中心的个性化的治疗（Pilat, 2017）。

以下 MIT® 应用建议基于临床经验（Pilat, 2003）和上述讨论的理论框架。MIT 疗法可以与其他治疗相结合，或当作单一干预措施。

肌筋膜功能障碍的定义

筋膜系统功能障碍的定义是一种高度组织分类的特殊运动的改变和信息经矩阵时的错误传递（Pilat, 2003）。如果适当的筋膜动力学（筋膜内纤维和筋膜间的滑动）受损或适当的液体交换出现问题，可能会影响完成最佳的身体动作。

评估过程

建议临床评估方案见图 13.10、表 13.2 和表 13.3。特别注意的是需对患者类似日常活动的综合性动作进行全身性的功能评估。MIT® 疗法是以患者为中心，因此对患者评估结果的个

性化解读是非常重要的。与 TMD 相关的症状和
体征见图 13.11。

治疗目标

MIT® 的目标如下。
· 松动受压的浅筋膜。
· 改变胶原蛋白结构的"静止姿态"。
· 促进细胞外基质滑动特性恢复。
· 刺激成纤维细胞力学的生理定位。
· 避免组织粘连形成。
· 在基质中获得更有效的抗体循环。
· 改善受限区域的血供（释放组胺）。

· 改善神经系统的血液供应。

MIT 的禁忌证

MIT 的主要禁忌证包括动脉瘤、系统性疾
病、急性炎症期、急性循环系统缺陷、晚期糖
尿病、抗凝血治疗及所有手法治疗的一般禁
忌证。

临床应用基础（Pilat，2003，2009，2014，2015，2017）

操作时，医师需向筋膜系统施加小强度 /
长时间手法负荷，以帮助恢复筋膜组织（细胞

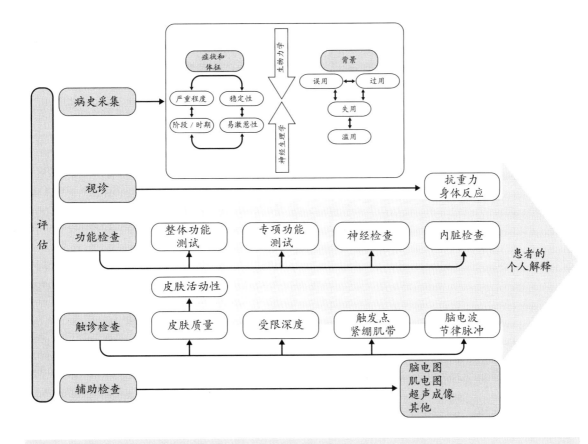

图 13.10　MIT® 评估过程示意图

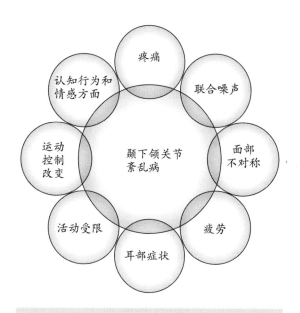

图 13.11　与 TMD 相关的症状和体征

外基质）的特性。该过程是与分子生物机制调节、中枢神经系统调节和细胞的机械转导、压电效应及黏弹性有关。本质为"引导"过程，通过恢复活动度及适当的张力、力量和协调性来寻求新的自我平衡水平，最终以较低的能量消耗得到更好的功能进行传输。关于该过程的细节总结，请参阅本书图 13.12。

临床操作原则（Pilat 2003，2009，2014，2015，2017）

1. 所有的治疗过程都必须根据患者的年龄、身体和情绪状况、文化和性别等方面的个人特征进行个体化定制。具体技术的选择取决于医师所掌握的技能。

2. 在生物力学上，压迫力和牵引力会使肌筋膜系统做出反应，为应用 MIT 时使用的两种力学策略。

3. 松解动作应向着促进改善的方向，故临床医师应避免执行动作时随意的选择方向。

4. 临床医师选择受肌筋膜功能障碍影响的身体区域时，可能要与疼痛和（或）功能障碍相联系（活动减少 / 过动、不协调、缺乏力量等）。应在上述讨论的初步评估过程中确定筋膜功能障碍的区域。

5. 每个受功能障碍影响的区域都需要使用特定的治疗程序（Pilat，2003）。

6. 临床医师通过三维的、缓慢的、渐进的压迫和（或）牵引来拉紧作为第一道限制屏障的组织。压力至少持续 60~90 秒，为松解第一道限制屏障（开始发生黏弹性反应）所需要的时间。

7. 在第一阶段的治疗中，临床医师几乎不引起组织移动。

8. 在解决第一道限制屏障后，临床医师会朝着改善的方向进行治疗，在每一个新的屏障处停留一下。

9. 对于每个技术，必须排除至少 3~6 道连续屏障，最短治疗时间为 3~5 分钟。

10. 组织张力必须是恒定的，但临床医师在解决第一个屏障后，可对施加的压力做相应的调整。当感觉到充足的活动和（或）疼痛时，应减少压力。

MIT 的应用举例

以下是 MIT 应用于肌筋膜限制治疗的例子，这些都是临床常见的与 TMD 有关的功能障碍和疼痛。

枕下区肌筋膜导引治疗

这项技术的目的是松解位于头后小直肌、头后大直肌与硬脑膜之间的结缔组织的受限（Hack et al., 1995；Kahkeshani&Ward，2012）。Palomeque-del-Cerro 等（2017）在最近的系统综述中指出，"颈部肌肉和硬脑膜之间存在软组织连续性"，提示其可能具有生理学、病理生理学

表13.2 建议的临床评估

姿势和面部视诊	敏感度筛查	口腔内视诊	被动关节测试	主动活动	关节声音
■面部线条间的平行度 ■面部垂直中线 ■面部距离的不对称 ■头的位置	■疼痛 ■触摸 ■温度 ■振动	■牙齿磨损 ■舌头压痕 ■口腔壁的压痕	■下颌滑动和牵引 ■韧带和关节囊测试 ■双板区测试 ■末端感觉	■下颌骨下降 ■下颌骨上抬 ■研磨运动 ■下颌骨前伸 ■下颌骨后缩	■听诊 ■触诊 ■弹响声 ■捻发音 ■爆破声

表13.3 建议的临床评价

肌肉状态	运动控制	筋膜不对称	神经机械敏感度	颈椎检查	胸椎检查
■触诊 ■肥大 ■疼痛 ■长度和强度的评估	■张口轨迹先歪后正 ■张口轨迹侧向偏歪 ■研磨运动时面肌联动运动 ■开口时头前伸 ■开口时颅颈椎伸展 ■吞咽时的舌骨动力学 ■咀嚼的动力学 ■疲劳	■在点和面的层面上视诊和触诊筋膜系统	■Slump 试验 ■颅颈椎屈曲测试 ■下颌神经测试	■姿势 ■被动活动 ■主动活动 ■运动控制 ■肌肉状态	■姿势 ■被动活动 ■主动活动 ■呼吸模式 ■肌肉状态

和治疗意义，并在一定程度上解释了某些治疗技术在颅颈部障碍中的作用。

操作时让患者仰卧，医师坐于治疗床的床头处，前臂牢牢地贴在床表面，把双手放在患者的头下。然后，用第2~4指置于枕骨下，并尝试将手指垂直放置。随后，临床医师用上述手指的指尖朝患者头顶方向持续施加压力（图13.13）。施加的压力应该在无痛范围内，并至少保持4分钟，直到筋膜松解。

舌骨区肌筋膜导引治疗

该技术旨在松解舌骨上区和舌骨下区的筋膜（Pilat，2003）。舌骨被固定在椎前筋膜和浅筋膜上，其解剖关系是独特的，因为它与附近

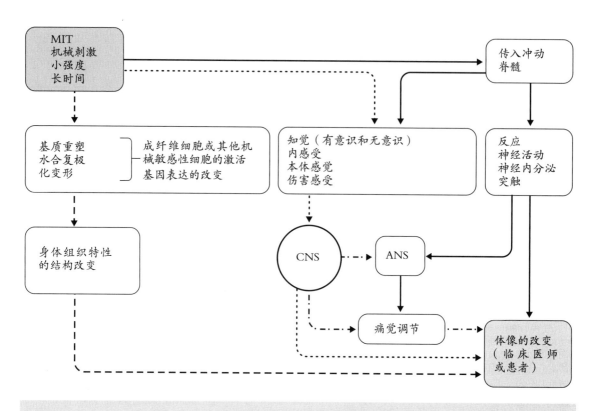

图 13.12　MIT 的处理机制。ANS—自主神经系统；CNS—中枢神经系统

的骨骼没有相连接的软骨，但是，舌骨在颈椎
和口面部结构的筋膜系统的生物力学平衡中起
着重要的作用。舌骨对舌肌起着支持作用，如
颏舌肌、舌骨舌肌和小角舌肌，通过协调收缩
来控制舌头的运动。舌骨连接着 14 对肌肉和其
他连接结构（图 13.14），参与吞咽、说话、咀
嚼和吹气等活动。舌骨控制着 3 个肌筋膜系统：

· 舌骨上肌：舌骨向上移动。
· 舌骨下肌：舌骨向下移动。
· 舌骨后肌：舌骨向后移动。

A. 二腹肌筋膜导引治疗（舌骨上步骤）

患者仰卧，临床医师坐于治疗床的床头，
用一只手的中指和环指接触下颌骨的下方。另
一只手固定患者的头部。此时，临床医师将

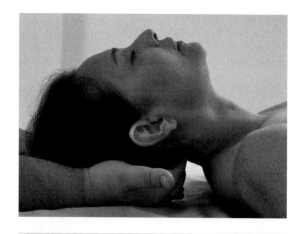

图 13.13　枕下区肌筋膜导引治疗

指尖移动（在皮肤上滑动）到下颌角处（图
13.15），重复7次。如果临床医师触到一个受
限点，需施加7秒轻柔和平缓的压力以松解筋
膜的受限（图13.16）。如果筋膜受限严重，临
床医师应将手放在患者的头上，以防止头部无
意识的动作。须注意避免对下颌腺体施加压力。

　　B. 舌骨下肌筋膜导引治疗（双手交叉技术）

　　患者仰卧，临床医师站在治疗床一侧患者
肩膀处，采用双手交叉的姿势，近颅侧的手握
住舌骨，而另一只手放在锁骨和舌骨之间。此
时，近颅侧的手轻柔地向下牵引，另一只手将
舌骨向颅侧拉（图13.17）。临床医师要维持该
姿势60~90秒以等待组织产生初步反应。在整
个过程中，压力应该是恒定的。

咀嚼肌的肌筋膜导引治疗

　　接下来，处理3块最重要的咀嚼肌。颞肌
作用于顶骨、颞骨、额骨、蝶骨和下颌骨。完
全咬合时，颞肌长期过度紧张会对关节盘的运
动产生负面影响。咬肌（外侧）与翼内肌（内
侧）共同作用，悬吊着下颌。翼外肌在翼内肌
的两个肌腹之间，路径几乎是水平的。张口时，
翼外肌引导髁突向前移动。而闭口时，颞肌后
束做拮抗运动，引导髁突向后回位。

　　A. 颞肌筋膜导引技术（图13.18）

　　患者仰卧，临床医师坐在治疗床的床
头，用双手指尖接触两侧颞肌（图13.19，图
13.20）。随后双手轻轻地滑动（双手沿着头部
皮肤一起移动），以2~2.5cm的间隔沿横向筋
膜纤维方向滑动（图13.18）。在临床中，通常
在每个接触点进行15个滑动循环，该过程应
无痛。

　　B. 翼状肌筋膜导引技术

　　临床医师将（惯用手）一只手的示指置于
第三磨牙上方的翼窝内。另一只手的示指、中
指和环指置于上颌骨颞区（图13.21）。在各个

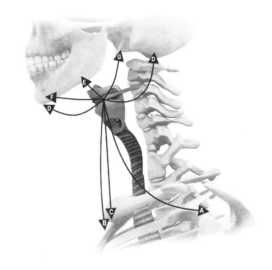

图13.14　舌骨区域的动力学，显示了骨骼和肌
肉之间的肌筋膜关系（A—肩胛舌骨肌；B—胸
骨舌骨；C—胸骨甲状肌；D—二腹肌；E—下颌
舌骨肌；F—颏舌骨肌；G—茎突）

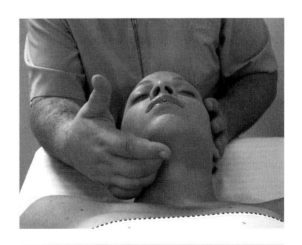

图13.15　二腹肌筋膜的导引治疗

方向上施加持续的压力，直到感觉到肌筋膜放松为止。操作时需特别当心，因为该区域通常是非常敏感的。

　　C. 咬肌筋膜导引治疗

　　临床医师将双手的中指指尖和环指对称地置于两侧颧弓咬肌的止点上（图 13.22）。随后

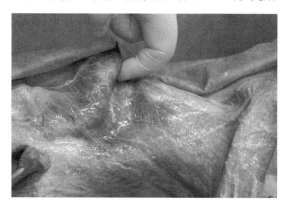

图 13.16　二腹肌导引治疗过程中的手指位置。为了避免遮挡解剖部位，图片显示的是一根手指的接触

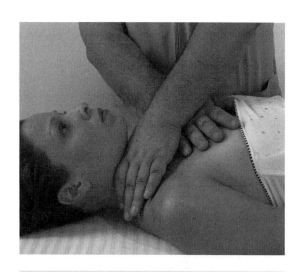

图 13.17　舌骨下筋膜的双手交叉技术

向患者身体的中线方向施加持续的压力。遵循导引治疗的原则。

TMJ 减压程序（图 13.23~13.25）

　　建议在手法治疗的最后阶段应用此程序，以寻求最佳的动态稳定性。患者仰卧，临床医师坐在治疗床的床头，用中指沿着下颌滑动并置于 TMJ 下方。该手贴着患者头部。随后，临床医师施加且维持一个轻柔的向下的张力（在筋膜水平），直到慢慢放松。在治疗结束时，患

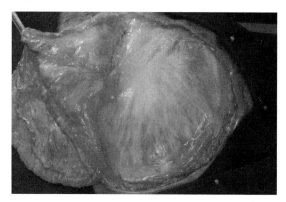

图 13.18　颞肌筋膜

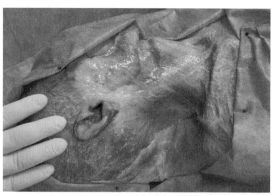

图 13.19　采取颞肌筋膜导引时手的位置

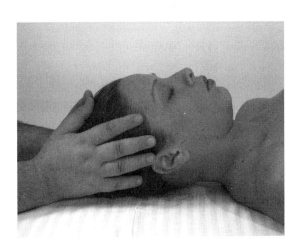

图 13.20　颞肌筋膜导引技术

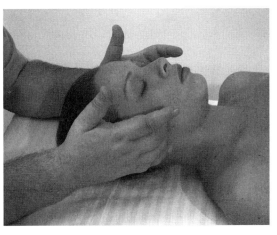

图 13.22　咬肌筋膜导引治疗

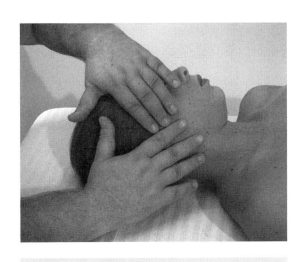

图 13.21　翼状肌筋膜导引技术

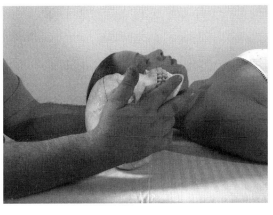

图 13.23　TMJ 减压程序（手在颅骨模型上的位置）

者应做几次张、闭口练习。

结论

应用 MIT 可能有助于治疗 TMJ 疾病。我们建议将 MIT 纳入多元化治疗程序。MIT 现有相关研究科学依据虽然较少，但在逐步增多，临床证据仍然有限，需要统一包括更客观的评价流程，分类策略（局部和整体方法），治疗时间、强度和频率的参数在内的研究标准，鉴别和分析在不同的身体系统的反应，鉴别和分类有反应者与无反应者，分析长期疗效（Pilat，2017）。事实上，仅一个因素难以适当地量化疗效。或许开发新的评估方法（例如超声弹性成像）能解决这一难题。

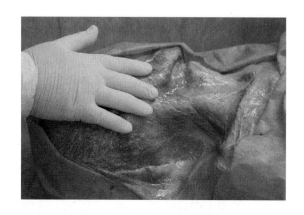

图13.24　TMJ减压程序（手在尸体头部的位置）

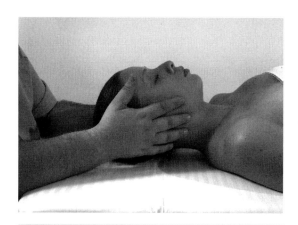

图13.25　TMJ减压程序（手在患者头部的位置）

临床医师熟悉其他肌筋膜治疗方法，如肌筋膜松解，Robert Ward（2003），由 Andrew Taylor Still 发明，而 Carol Manheim（2008）和 JohnF.Barnes（1990）及其他人也广泛地描述过）与 MIT® 虽有相似之处，但每个都有不同的细节，需基于相似的临床推理概念，并互相补充。

本章参考文献

Adstrum S, Hedley G, Schleip R, Stecco C, Yucesoy CA. Defining the fascial system. J Bodywork Mov Ther; 2017, 21: 173–177.

Armijo-Olivo S, Magee DJ. Electromyographic activity of the masticatory and cervicalmuscles during resisted jaw opening movement. J Oral Rehabil 2007; 34: 184–194.

Bag AK, Gaddıkeri S, Singhal A, Hardin S, Tran BD, Medina JA, Curé JK. Imaging of the temporomandibular joint: An update. World J Radiol 2014; 6; 567–582.

Ballenberger N, von Piekartz H, Paris-Alemany A, La Touche R, Angulo-Diaz-Parreño S. Influence of different upper cervical positions electromyography activity of the masticatory muscles. J Manipulative Physiol Ther 2012; 35:308–318.

Barnes J. Myofascial Release MFR. Seminars: Paoli. Eastern Myofascial Release Treatment Center, Malvern. 1990.

Bılgıç F, Gelgör E. Prevalence of temporo-mandibular dysfunction and its association with malocclusion in children: An epide-miologic study. J Clin Pediatr Dent 2017; 41:161–165.

Carlson CR, Sherman JJ, Studts JL, Bertrand PM. The effects of tongue position on mandibular muscle activity. J Orofacial Pain 1997; 11: 291–297.

Chaves TC, Dos Santos Aguiar A, Felicio LR, Greghi SM, Hallak Regalo SC, Bevilaqua-Grossi D. Electromyographic ratio of masseter and anterior temporalis muscles in children with and without temporomandibular disorders. Int J Pediatr Otorhinolaryngol 2017; 97: 35–41.

Chou R, Shekelle P. Will this patient develop persistent disabling low back pain? JAMA 2010; 303: 1295–1302.

Clark GT, Browne PA, Nakano M, Yang Q. Co-activation of sternocleidomastoid muscles during maximum clenching. J Dental Res 1993; 72: 1499–1502.

Coombs MC, Petersen JM, Wright GJ, Lu SH, Damon BJ, Yao H. Structure-function relationships of temporomandibular retrodiscal tissue. J Dental Res 2017; 96: 647–653.

Corey SM, Vizzard MA, Badger GJ, Langevin HM. Sensory innervation of the non-specialized connective tissues in the low back of the rat. Cells Tissues Organs 2011; 194: 521–530.

Davies PL. Electromyographic study of superficial neck muscles in mandibular function. J Dental Res 1979; 58: 537–538.

Demirdover C, Sahin B, Vayvada H, Oztan HY. The versatile use of temporoparietal fascial flap. Int J Medical Sci 2011; 8: 362–368.

Dijkstra PU, Kropmans TJ, Stegenga B. The association between generalized joint hypermobility and temporomandibular joint disorders: a systematic review. J Dent Res 2002; 81: 158–163.

Fernández-de-las-Peñas C, Galán-del-Río F, Fernández-Carnero J, Pesquera J, Arendt-Nielsen L, Svensson P. Bilateral widespread mechanical pain sensitivity in women with myofascial temporomandibular disorder: evidence of impairment in central nociceptive processing. J Pain 2009; 10:1170–1178.

Forsberg CM, Hellsing E, Linder-Aronson S, Sheikholeslam A. EMG activity in neck and masticatory muscles in relation to extension and flexion of the head. Eur J Orthodont 1985; 7:177–184.

Funakoshi M, Fujita N, Takehana S. Relations between occlusal interference and jaw muscle activities in response to changes in head position. J Dental Res 1976; 55: 684–690.

Gerstner G, Ichesco E, Quintero A, Schmidt-Wilcke T. Changes in regional gray and white matter volume in patients with myofascial-type temporomandibular disorders: a voxel-based morphometry study. J Orofacial Pain 2011; 25: 99–106.

Gillies A, Lieber R. Structure and function of the skeletal muscle extracellular matrix. Muscle Nerve 2011; 44:318–331.

Gordon J E. Structures, or why things don't fall down. London: Penguin Books Ltd. 1978.

Hack GD, Koritzer RT, Robinson WL, Hallgren RC, Greenman PE. Anatomic relation between the rectus capitis posterior minor muscle and the dura mater. Spine 1995; 20: 2484–2486.

Häggman-Henrikson B, Nordh E, Eriksson PO. Increased sternocleidomastoid, but not trapezius, muscle activity in response to increased chewing load. Eur J Oral Sci 2013; 121: 443–449.

Hakkak F, Jabalameli M, Rostami M, Parnianpour M. The tibiofemoral joint gaps: an arthroscopic study. SDRP Journal of Biomedical Engineering. 2015 [online] Available at: http://www.openaccessjournals.siftdesk.org/articles/pdf/The-Tibiofemoral-Joint-Gaps20151112000118.pdf [Accessed 03/6/2017].

Hellmann D, Giannakopoulos NN, Schmitter M, Lenz J, Schindler HJ. Anterior and posterior neck muscle activation during a variety of biting tasks. Eur J Oral Sci 2012; 120: 326–334.

Herring SW, Liu ZJ. Loading of the temporo-mandibular joint: anatomical and in vivo evidence from the bones. Cells Tissue Organs 2001; 169: 193–200.

Higbie EJ, Seidel-Cobb D, Taylor LF, Cummings GS. Effect of head position on vertical mandibular opening. J Orthop Sports Phys Ther 1999; 29: 127–130.

Hochberg MC, Altman RD, Brandt KD, et al. Guidelines for the medical management of osteoarthritis. Part I. Osteoarthritis of the hip. American College of Rheumatology. Arthr Rheumatol 1995; 38:1535–1540.

Huijing PA. Epimuscular myofascial force transmission between antagonistic and synergistic muscles can explain movement limitation in spastic paresis. J Electromyogr Kinesiol 2007; 17: 708–724.

Huijing PA, Baan GC. Myofascial force transmission: muscle relative position and length determine agonist and synergist muscle force. J Appl Physiol 2003; 94: 1092–1107.

Hwang K, Nam YS, Kim DJ, Han SH. Anatomy of tympanoparotid fascia relating to neck lift. J Craniofacial Surg 2008; 19:648–651.

Ichesco E, Quintero A, Clauw DJ, Peltier S, Sundgren PM, Gerstner GE, Schmidt-Wilcke T. Altered functional connectivity between the insula and the cingulate cortex in patients with temporomandibular disorder: a pilot study. Headache 2012; 52: 441–454.

Ingber DE. The architecture of life. Scientific American 1998; 278: 48–57.

Isberg A. Temporomandibular joint dysfunction: a practitioner's guide. London: Isis Medical Media Ltd, 2001.

Kahkeshani K, Ward PJ. Connection between the spinal dura mater and suboccipital musculature: evidence for the myodural bridge and a route for its dissection: a review. Clin Anat 2012; 25: 415–422.

Kakizaki Y, Uchida K, Yamamura K, Yamada Y. Coordination between the masticatory and tongue muscles as seen with different foods in consistency and in reflex activities during natural chewing. Brain Res 2002; 929: 210–217.

Kang H, Yi X. Biomechanics of temporomandibular joint. Sheng Wu Yi Xue Gong Cheng Xue Za Zhi 2000; 17:324–327.

Khan FA, Pedlar J. Generalized joint hypermobility as a factor in clicking of the temporomandibular joint. Int J Oral Maxillofacial Surg 1996; 25: 101–104.

Koolstra JH. Dynamics of the human masticatory system. Crit Rev Oral Biol Med 2002; 13: 366–376.

Kumka M, Bonar J. Fascia: a morphological description and classification system based on a literature review. J Can Chiropr Assoc 2012; 56: 179–191.

Lam D, Carlson ER. The temporalis muscle flap and temporoparietal fascial flap. Oral Maxillofac Surg Clin North Am 2014; 26: 359–369.

Langendoen J, Müller J, Jull GA. Retrodiscal tissue of the temporomandibular joint: clinical anatomy and its role in diagnosis and treatment of arthropathies. Man Ther 1997; 2: 191–198.

Langevin HM. Fibroblast cytoskeletal remodeling contributes to connective tissue tension. J Cell Physiol 2011; 226: 1166–1175.

Langevin HM, Huijing PA. Communicating about fascia: history, pitfalls, and recommendations. Int J Ther Massage Bodywork 2009; 2: 3–8.

La Touche R, París-Alemany A, von Piekartz H et al. The influence of cranio-cervical posture on maximal mouth opening and pressure pain threshold in patients with myofascial temporomandibular pain disorders. Clin J Pain 2011; 27: 48–55.

La Touche R, Paris-Alemany A, Hidalgo-Pérez A et al. Evidence for central sensitization in patients with temporomandibular disorders: a systematic review and meta-analysis of observational studies. Pain Practice 2017; May 29. [Epub ahead of print]

Levin SM. Putting the shoulder to the wheel: a new biomechanical model for the shoulder girdle. Biomed Sci Instrument 1997; 33: 412–417.

Levin SM. The tensegrity truss as a model for spine mechanics: biotensegrity. J Mecha Med Biol 2002; 2: 375–388.

Levin SM. Tensegrity: the new biomechanics. In: Hutson M, Ellis R (eds). Texbook of musculoskeletal medicine. Oxford: Oxford University Press, 2006.

Levin SM. A suspensory system for the sacrum in pelvic mechanics: biotensegrity. In: Vleeming A, Mooney V, Stoeckart R (eds). Movement, Stability and Lumbopelvic Pain.

Edinburgh: Churchill Livingstone, Elsevier. 2007, 229–237.

Lin CS. Brain signature of chronic orofacial pain: a systematic review and meta-analysis on neuroimaging research of trigeminal neuropathic pain and temporo-mandibular joint disorders. PLoS One 2014; 9: e94300.

Lobbezoo F, Drangsholt M, Peck C, Sato H, Kopp S, Svensson P. Topical review: new insights into the pathology and diagnosis of disorders of the temporomandibular joint. J Orofacial Pain 2004; 18: 181–191.

Manfredini D, Lombardo L, Siciliani G. Dental angle class asymmetry and temporo-mandibular disorders. J Orofacial Orthop 2017; 78: 253–258.

Manheim C. The Myofascial Release Manual. Thorofare: Slack Incorporation. 2008.

Matsuda S, Yamaguchi T, Mikami S, Okada K, Gotouda A, Sano K. Rhythm and amplitude of rhythmic masticatory muscle activity during sleep in bruxers - comparison with gum chewing. Cranio 2016; 34: 234–241.

McLean L. The effect of postural correction on muscle activation amplitudes recorded from the cervicobrachial region. J Electromyogr Kinesiol 2005; 15: 527–535.

McNeill C. Temporomandibular Disorders. Guidelines for Classification, Assessment and Management. Chicago, IL: Quintessence. 1990.

Mense S, Hoheisel U. Evidence for the existence of nociceptors in rat thoracolumbar fascia. J Bodywork Mov Ther 2016; 20: 623–628.

Messina G. The tongue, mandible, hyoid system. Eur J Translational Myol 2017; 27: 6363.

Michelotti A, Iodice G, Piergentili M, Farella M, Martina R. Incidence of temporo-mandibular joint clicking in adolescents with and without unilateral posterior cross-bite: a 10-year follow-up study. J Oral Rehabil 2016; 43:16–22.

Milam SB, Zardeneta G, Schmitz JP. Oxidative stress and degenerative temporo-mandibular

joint disease: a proposed hypothesis. J Oral Maxillofacial Surg 1998; 56: 214–223.

Milidonis MK, Kraus SL, Segal RL, Widmer CG. Genioglossi muscle activity in response to changes in anterior/neutral head posture. Am J Orthodo Dentofacial Orthop 1993; 103: 39–44.

Moon HJ, Lee YK. The relationship between dental occlusion/temporomandibular joint status and general body health: part 1. Dental occlusion and TMJ status exert an influence on general body health. J Altern Complem Med 2011; 17: 995–1000.

Motro R. Tensegrity, Structural Systems for the future. London: Kogan Page Limited. 2003.

Norton NS. Netter. Anatomía de cabeza y cuello para odontólogos. Barcelona: Elsevier Masson. 2007.

Ögren M, Fältmars C, Lund B, Holmlund A. Hypermobility and trauma as etiologic factors in patients with disc derangements of the temporomandibular joint. Int J Oral Maxillofacial Surg 2012; 41: 1046–1050.

Ohmure H, Miyawaki S, Nagata J, Ikeda K, Yamasaki K, Al-Kalaly A. Influence of forward head posture on condylar position. J Oral Rehabil 2008; 35: 795–800.

Okeson JP. Tratamiento de oclusión y afecciones temporoman-dibulares. 7th ed. Barcelona: Elsevier. 2013.

Palomeque-del-Cerro L, Arráez-Aybar LA, Rodríguez-Blanco C, Guzmán-García R, Menendez-Aparicio M, Oliva-Pascual-Vaca A. A systematic review of the soft-tissue connections between neck muscles and dura mater: The myodural bridge. Spine 2017; 42: 49–54.

Pardehshenas H, Maroufi N, Sanjari MA, Parnianpour M, Levin SM. Lumbopelvic muscle activation patterns in three stances under graded loading conditions: Proposing a tensegrity model for load transfer through the sacroiliac joints. J Bodywork Mov Ther 2014; 18: 633–642.

Pasinato F, Souza JA, Corrêa EC, Silva AM. Temporomandibular disorder and generalized joint hypermobility: application of diagnostic criteria. Braz J Otorhinolaryngol 2011; 77: 418–425.

Peck C. Biomechanics of occlusion-implications for oral rehabilitation. Review. J Oral Rehabil 2016; 43: 205–214.

Perlemuter L, Waligora J. Cahiers d´anatomie. Préparation aux concours. Tête et cou. Paris: Masson & Cie. 1971.

Pilat A. Inducción Miofascial. Madrid: MacGraw-Hill. 2003.

Pilat A. Myofascial induction approaches for patients with headache. In: Fernández-de-las-Peñas C, Arendt-Nielsen L, Gerwin RD (eds). Tension type and cervicogenic headache: patho-physiology, diagnosis and treatment. Baltimore: Jones and Bartlett, Sudbury, MA. 2009.

Pilat A. Myofascial Induction Approach. In: Chaitow L (ed). Fascial Dysfunction. Manual Therapy Approaches. Edinburgh: Handspring Publishing, 2014.

Pilat A. Myofascial induction approaches. In: Fernández-de-las-Peñas C, Cleland J, Dommerholt J (eds). Manual therapy for musculoskeletal pain syndromes of the upper and lower quadrants: An evidence and clinical informed approach. London: Elsevier, 2015.

Pilat A. Myofascial Induction Therapy. In: Liem T, Tozzi P, Chila A (eds). Fascia in Orthopaedic Field. Edinburgh: Handspring Publishing. 2017.

Proffit WR, Epker BN, Ackerman JL. Systematic description of dentofacial deformities: the database. In: Bell WH, Profitt WR, White RP (eds). Surgical correction of dentofacial deformities. Philadelphia: W.B. Saunders. 1980, 105–154.

PubMed. US National Library of Medicine National Institutes of Health. [online] Available at: < https://www.ncbi.nlm.nih.gov/pubmed> [Accessed 10 June 2017].

Rocabado M. Biomechanical relationship of the cranial, cervical and hyoid regions. J Cranio-Mandibular Pract 1983; 1: 61–66.

Rodríguez K, Miralles R, Gutiérrez MF et al. Influence of jaw clenching and tooth grinding on bilateral sternocleidomastoid EMG activity. Cranio 2011; 29: 14–22.

Scarr G. A model of the cranial vault as a tensegrity structure and its significance to normal and abnormal cranial development. Int J Osteop Med 2008; 11: 80–89.

Scarr G. A consideration of the elbow as a tensegrity structure. Int J Osteop Med 2012; 16: 114–120.

Scarr G. Biotensegrity, the structural basis of life. Edinburgh: Handspring Publishing. 2014.

Scarr G, Harrison H. Resolving the problems and controversies surrounding temporo-mandibular mechanics. J Appl Biomed 2016; 14: 177–185.

Scarr G, Harrison H. Examining the temporo-mandibular joint from a biotensegrity perspective: A change in thinking. J Appl Biomed 2017; 15: 55–62.

Schiffman E, Ohrbach R. Executive summary of the diagnostic criteria for temporo-mandibular disorders for clinical and research applications. J Am Dental Assoc 2016; 147: 438–445.

Schilder A, Hoheisel U, Magerl W, Benrath J, Klein T, Treede RD. Sensory findings after stimulation of the thoracolumbar fascia with hypertonic saline suggest its contribution to low back pain. Pain 2014; 155: 222–231.

Schleip R, Jäger H, Klingler W. What is 'fascia'? A review of different nomenclatures. J Bodywork Mov Ther 2012; 16: 496–502.

Sobotta J. Atlas de Anatomía Humana. Tomo 1. 21a ed. Madrid: Editorial Médica Panamericana. 2000.

Solow B, Tallgren A. Head posture and craniofacial morphology. Am J Phys Anthropol 1976; 44: 417–435.

Swanson RL. Biotensegrity: A unifying theory of biological architecture with applications to osteopathic practice, education, and research. J Am Osteop Assoc 2013; 113: 34–52.

Taguchi T, Hoheisel U, Mense S. Dorsal horn neurons having input from low back structures in rats. Pain 2008; 138: 119–129.

Takahashi S, Kuribayash i G, Ono T, Ishiwata Y, Kuroda T. Modulation of masticatory muscle activity by tongue position. Angle Orthod 2005; 75: 35–39.

Tesarz J, Hoheisel U, Wiedenhöfer B, Mense S. Sensory innervation of the thoraco-lumbar fascia in rats and humans. Neuroscience 2011; 194: 302–308.

van der Wal J. The architecture of the connective tissue in the musculoskeletal system -an often overlooked functional parameter as to proprioception in the locomotor apparatus. Int J Ther Massage Bodywork 2009; 2: 9–23.

Vaticón D. Sensibilidad Miofascial: El Sistema Craneosacro como la unidad biodinámica. ed. In: Libro de Ponencias XIX Jornadas de Fisioterapia. Madrid: EUF ONCE Universidad Autónoma de Madrid. 2009.

Visscher CM, Huddleston Slater JJ, Lobbezoo F, Naeije M. Kinematics of the human mandible for different head postures. J Oral Rehabil 2000; 27: 299–305.

Ward R. Foundations for Osteopathic Medicine. Philadelphia: Lippincott Williams & Wilkins. 2003.

Westesson PL, Kurita K, Eriksson L, Katzberg RW. Cryosectional observations of functional anatomy of the temporomandibular joint. Oral Surg Oral Med Oral Pathol 1989; 68: 247–251.

Wilson J, Kiely J. The multi-functional foot in athletic movement: extraordinary feats by our extraordinary feet. Human Mov Sci 2016; 17: 15–20.

Yucesoy C. Epimuscular myofascial force transmission implies novel principles for muscular mechanics. Exerc Sport Scienc Rev 2010; 38: 128–134.

第14章

脑神经疾病的临床分型

Harry von Piekartz, Toby Hall

脑神经组织：周围神经系统的组成部分

周围神经组织的分类包括所有传入纤维和神经系统而产生由远端传至后角或脑干核的过程（Merskey & Bogduk, 1994; Bereiter et al., 2000）。因此，所有的脑神经组织包括硬脑膜均可以归入周围神经系统中。神经根、脊神经节、脑神经节以及硬脊膜和硬脑膜的解剖结构几乎相同。因此，从解剖学角度来看，不能将脑神经和脊髓神经组织分开（Murzin & Goriunov, 1979）。从功能上来说，脑神经组织与周围神经系统的其余部分是一个连续体，具有相同的生理和机制特性（Breig, 1978）。脑神经系统对机械和化学刺激物的反应与周围神经系统的其余部分一样，具有类似的神经生物学方式，包括炎症反应、传导改变、血管化以及结缔组织的变化（Cruccu et al., 2014）。

脑伤害感受性疼痛与周围神经性疼痛

脑周围神经系统功能障碍是包括 TMDs 在内的肌骨疼痛需要考虑的一个重要因素，也是本章的基础。神经障碍的典型形式是周围神经病变，如神经根病或周围神经压迫，可能导致周围神经性疼痛。IASP 已经将该疼痛定义为由躯体感觉系统的损伤或疾病引发（Jensen et al., 2011）。

造成周围神经性疼痛的根本原因是神经系统本身的损伤，但 Zusman（2008）指出，神经损伤不一定总会引起疼痛，小于 10% 的周围神经损伤与明显的疼痛有关（Marchettini et al.,

2006）。例如，口面部区域的舌下神经损伤与正在扩张的肿瘤逐步侵入舌下神经管有关。相比于疼痛而言，其主要特征是舌运动控制功能障碍（耐力、协调性和力量改变）（Gursoy et al., 2014）。但是，令人困惑的是轻微的神经损伤便会引起剧烈的疼痛（Bove et al., 2003; Dilley et al., 2005; Greening et al., 2005）。

典型的口面部区域周围神经性疼痛包括三叉神经、下颌、上颌、舌咽和喉上神经痛（Sommer, 2007）。在临床中，IASP 已出版了关于诊断神经性疼痛的指南（Treede et al., 2008），并于最近更新了该指南（Finnerup et al., 2016）。

本书的其他章讨论了由骨骼肌结构损伤引起的伤害感受性疼痛，如口面部区域的肌肉和关节。尽管在临床（Markman et al., 2004）及在理论上（Bennett, 2006）很难区分伤害感受性疼痛与脑周围神经性疼痛，但鉴别两者仍很重要。当神经性疼痛和伤害感受性疼痛并存时会出现并发症。但是，区分周围神经性疼痛和伤害感受性疼痛非常重要，因为针对两者有不同的治疗方案和不同的预后（Hans et al., 2007）。例如，下牙槽神经（下颌神经的分支）受损导致神经性疼痛，需要用不同的治疗方法治疗 TMJ 内侧关节囊炎合并关节盘炎症。Forssell 等（2015）表示国际头痛协会（International Headache Society，IHS）对于脑神经性疼痛的诊断标准定义不清，使得我们对其潜在的病理生理机制的理解也有限，故对于这些疼痛的诊断和处理也是艰难而不充分的（Woda, 2009; Forssell et al., 2015）。与手法治疗师尤其相关的是一些具有神经性疼痛特征的患者对手法治疗的反应不佳（Jull et al., 2007），特别是神经松动术（Nee et al., 2013）强调了神经性疼痛分类的重要性。

神经疾病

在治疗口面部和其他肌肉骨骼疼痛时，还有一种复杂的情况是疼痛可能与神经障碍有关，但不伴随神经传导障碍（Dilley et al., 2005），该疼痛通常称为外周神经敏化（peripheral nerve sensitization，PNS），可以用炎症进程影响到周围神经的邻近组织或其轴突本身来解释（Hall & Elvey, 1999）。这种问题伴随着神经周围交界组织的功能障碍，从而引发炎症反应，使神经组织敏化。因此，疼痛可能会受到某些姿势和动作的影响（Nee & Butler, 2006），它们产生的机械压力会使神经组织敏化。例如，患者在日常生活中活动的时候可能会产生疼痛，像口面部的活动，如咀嚼、交谈或唱歌，或是典型的头部运动，如剃腋毛、穿鞋，以及其他需要持续屈颈时的动作。这些动作和姿势对脑神经系统的机械敏感性构成了机械性的挑战（von Piekartz, 2015）。

神经疼痛疾病的管理包括使用神经松动术来减少与 PNS 相关的疼痛。但是更多的证据表明并非所有的周围神经疾病经此类治疗有效（Schäfer et al., 2014; Su & Lim, 2016）。腕管综合征（carpal tunnel syndrome，CTS）是最常见的周围神经病变，但之前的系统综述未能找到可信服的证据证明神经松动术对其有显著的治疗作用（Medina McKeon & Yancosek 2008）。根据现有证据，似乎神经运动对于 CTS 并不适用。但是这些临床试验由于实验对象选择不当而导致其方法学薄弱，即有些患者并不适合采取这种形式进行干预治疗，从而降低了治疗的整体效果。事实上，最近的一项随机临床试验发现，利用正中神经松动术结合多种手法治疗腕管综合征，其长期治疗效果与手术治疗效果

等同（Fernández-de-las-Peñas et al., 2015）。此外，相比于"保持主动的治疗"（Nee et al., 2012; Ferreira et al., 2016），近来更多地显示出神经松动术对于患有颈臂痛和有 PNS 特征的年轻人具有积极的治疗效果。最近的一篇综述得出结论：在某些情况下，神经松动术可能是有效的，但并非对所有患者都有效（Basson et al., 2017）。

脑神经松动术是较新的技术，尽管有临床证据支持脑神经松动术的效果，但很少有物理治疗师使用其进行治疗。例如，脑膜炎患者可因颈部和面部的疼痛而减少颈部弯曲（Curtis et al., 2010）。在扩张小脑脑桥角（cerebellopontine angle，CPA）做枕下减压时（Jannetta et al., 2005），神经外科医师将患者头部固定在适当位置，以减少这些结构的压力。在枕下手术后，做颈部屈曲运动可以减少颅内枕骨区域硬脑膜纤维的压力（Barba & Alksne, 1984; Bohman et al., 2014）。在研究一个案例时，Geerse 和 von Piekartz（2015）指出一位慢性单侧偏头痛的年轻女性患者被误诊为 TMJ 关节病，但实际上是下颌神经耳郭颞支神经障碍。通过上颈段的屈曲对受累神经和瘢痕组织进行特定神经松动术可以缓解其头痛（Geerse & von Piekartz, 2015）。

对这种治疗差异的解释，需要了解基本的潜在神经性疼痛和伤害感受性疼痛的机制。从本质上讲，神经疼痛障碍基于治疗的有效性可以大致分为 3 个亚组（Schäfer et al., 2009b）。细致的临床检查可以分辨出每种类型，每种类型需要不同的治疗方法，分别是神经性疼痛伴感觉过敏；压迫性神经病；PNS。

脑神经性疼痛伴感觉过敏

多种损害会导致周围神经损伤，包括物理性神经创伤、代谢和血管疾病、感染、神经毒素、自身免疫损害和辐射，可能会导致神经性疼痛加剧（Treede et al., 2008）。尽管有神经损伤，但慢性疼痛并不总是发生在神经损伤之

后（Costigan et al., 2009）。根据流行病调查，估计中度至重度的神经性疼痛在一般人群中可高达5%（Bouhassira et al., 2008）。具有这些特征的患者似乎对任何形式的手法（Schafer et al., 2011），包括运动（O'Connell et al., 2013）甚至是药物干预（Finnerup et al., 2007）的反馈都不理想，因此早期识别是采取适宜治疗的基础。

面部感觉过敏性神经痛在日常生活中一般不常见，因此也不易被医师诊断出（Evers, 2017）。该疾病包括喉、耳郭、舌咽或特发性三叉神经痛。最典型的表现是刺痛、酸痛、抽痛或闪痛，持续时间短至数秒或数分钟。这种疼痛与活动没有直接关系，早期识别对采取适宜治疗至关重要（Sommer, 2007）。

神经性疼痛源于中枢和周围神经系统的多种病理生理变化。在周围神经系统中，基因表达和离子通道的改变导致了异位活动。实际上，与刺激无关自发性疼痛是这类疼痛的共同特征。外周输入在神经系统的多个层面引起突触易化和抑制减少，最终诱导中枢放大（Decosterd et al., 2002）。随着时间的推移，可能导致神经细胞死亡和异常的突触连接，为包括伤害感受性传入和无害性传入在内的持续变异加工提供了结构基础。通过改变基因转录的过程，使A纤维的行为表现更像C纤维，无害性输入驱使中枢敏化。（Decosterd et al., 2002）。一旦发生这些变化，通常由无害活动引起的输入，如轻触、关节运动或肌肉收缩，会使患者感到疼痛，可能产生和（或）保持中枢敏化和感觉超敏反应（Campbell & Meyer, 2006）。这些广泛而深刻的变化使中枢和周围神经系统处于慢性神经性疼痛的极端状态，为了分类的目的，将其定义为神经性疼痛伴感觉过敏（neuropathic pain with sensory hypersensitivity, NPSH）。

诊断神经性疼痛依据关键的临床特征。以下4个标准可以提高诊断的置信度（Treede et al., 2008）。

1. 在明显的神经解剖学分布范围内的疼痛，例如刮胡子时的面部感觉障碍或在下颌骨上沿着下颌神经由近端到远端的放射痛；

2. 有影响躯体感觉系统的病史并伴有损伤或疾病，例如几年前拔牙后有挥鞭样损伤相关功能障碍；

3. 有床旁神经功能改变的现象，如面部皮肤传导改变伴单侧感觉缺失、下颌骨肌肉缺乏力量或耐力或有"干燥的嘴"。

4. 通过验证性试验证实存在相关病变或疾病，例如下颌神经传导缺失或MRI提示存在神经损伤。

这种形式的疼痛通常是致残的，其特性是一组特定的阳性特征，以应对中枢和周围神经系统兴奋性增加（机械性痛觉超敏和异常不适的感觉，如灼痛或电击痛）伴神经传导缺失的阴性的体征和症状，这可以将这种形式的疼痛与其他类型的慢性疼痛区分开（Attal et al., 2008; Baron, 2009; Baron et al., 2009）。阳性特征（即在下颌骨区域剃须时感觉迟钝、痛觉超敏或痛觉过敏）发生在受损神经支配区内。而阴性特征通常与受损神经的轴突传导性降低有关，如下颌区域的麻木和肌耐力缺乏。神经传导损伤测试包括感觉和运动功能（力量、耐力和协调性）对确认神经性疼痛很重要。在出现典型的更严重的神经障碍的情况下，可能不宜采取会激惹疼痛的神经测试，包括那些对周围神经产生负荷的运动及神经触诊和神经动力学试验。

也可以通过使用筛查工具确认NPSH是否存在，如利兹神经病理性症状和体征评分（leeds assessment of neuropathic symptoms and signs, LANSS）问卷（Bennett, 2001），见表14.1。其他问卷包括神经性疼痛问卷（Galer & Jensen, 1997）、Douleur神经性疼痛量表4（Douleur Neuropathique 4, DN4）（Bouhassira et al., 2005）、ID疼痛量表（Portenoy, 2006）和疼痛标准化评估（Standardized Evaluation of Pain,

StEP）（Scholz et al., 2009）。每一种工具都以所存在的阳性和阴性的症状和体征描述神经性疼痛，尝试用不同的方式确定神经性疼痛的存在。例如，ID 疼痛量表纯粹是主观问卷（Portenoy, 2006），而 LANSS 和 DN4 是包含疼痛描述的问卷，以及与神经检查相关的项目。每份问卷的敏感度和特异性已在其他地方做了总结（Hall & Elvey 2009）。每种工具略有不同基于略有不同的神经性疼痛的项目，因此不能被互换使用，每个工具为神经性疼痛提供了不同的解读（Walsh et al., 2012）。

理解 NPSH 的基本过程有助于我们理解如何更好地处理这些加重的状况。因为症状与中枢神经系统的感觉信息异常传入处理有关，所以管理应直接针对传入性输入的异常处理，而不是松动神经系统。

压迫性神经病

如前面提到的，由压迫导致的周围神经系统损伤不一定会引起症状。即使在头面部区域，也可能有神经传导减少，只有轻微疼痛或没有

疼痛的证据，比如构音障碍、单侧面部痉挛、面瘫和复视（Haller et al., 2016）。炎症介质同时伴有压迫似乎是使症状发展的重要因素。已经调查了在颅面区域无症状小脑脑桥角神经损害的患病率。例如，有证据表明，健康人群的小脑脑桥角三叉神经的微血管压迫发生率与有三叉神经痛症状的患者的发生率相同（Peker et al., 2009）。另一个例子是在一些下面部无疼痛的人群中，精神压力或下牙槽神经压迫导致了颏麻木综合征（numb chin syndrome, NCS）（Smith et al., 2015）。因此，对身体任何部位的影像学证据提示有神经压迫时应谨慎解释，且应在影像学发现与临床评估一致的情况下。

但是在临床上，我们发现一些患者有明显的压迫性神经病（compression neuropathy, CN）的影像学证据和临床症状，有明显的疼痛但却没有阳性的体征，以上类型患者在神经性疼痛筛查工具，例如 LANSS 评分量表，检测呈阴性（Schäfer et al., 2011; Moloney et al., 2013; Schäfer et al., 2014; Tampin et al., 2013）。这些患者符合神经性疼痛的 IASP 标准，并且根据其他已

表 14.1 LANSS 问卷（项目分数）

1.疼痛是否具有刺痛、麻刺感、针扎感和针刺感？（是 =5）
2.疼痛区域的皮肤是否看起来有所不同，有斑驳杂色，呈红色 / 粉红色吗？（是 =5）
3.疼痛是否导致碰触患处时感觉异常敏感？（是 =3）
4.你的疼痛是否会突然爆发，如电击痛、放射痛或爆裂痛？（是 =2）
5.疼痛部位是否感觉到皮肤温度的变化，如发热或灼热？（是 =1）
6.有无机械性痛觉超敏的证据？（是 =5）
7.是否有针刺痛觉过敏或痛觉减退的证据？（是 =3）

注：结果高于 12 分提示有神经性疼痛存在。

发表的指南，归于"明确的神经性疼痛"范畴（Treede et al., 2008）。然而与 NPSH 的患者相比，CN 患者对物理干预如手法治疗的反应似乎不同，大概是因为潜在疼痛机制的差异。

具有 CN 特征的患者有典型的神经传导缺失的征象。在身体其他部位，神经传导缺失可以通过深腱反射、肌力、皮肤感觉试验和振动觉的临床评估证实。但是，在颅面部区域这种深度的分析不是那么容易，需要更多、更全面的检查。除了这些典型的临床发现，如果有条件的话，可以应用 CN 的放射学和电诊断，如结果与临床表现一致的话可以提供有效信息。在诊断上影像本身没那么有用，只有将所有的这些因素结合起来，才有可能提高诊断的准确性（Haig et al., 2007）。

CN 在口面部的典型例子是三叉神经痛，其特点是阵发性的休克样疼痛，定位于三叉神经的一个或多个分支，往往与由动脉或静脉的异常环路引起的三叉神经的感觉支被血管压迫有关（Marinkovic et al., 2007; Marinkovic et al., 2009）。减压术后的良好效果是存在压迫的证据（Lovely & Jannetta, 1997）。此外，三叉神经萎缩的严重程度与减压术后的临床结果有关（Leal et al., 2014）。血管接触并逐渐压迫三叉神经根，随着时间的推移症状逐渐发展，引起三叉神经根变形、脱髓鞘或髓鞘再生（Marinkovic et al., 2009）。尽管疼痛并不总是三叉神经根受压的特征，疼痛患者的三叉神经根的超微结构和免疫组织化学的明显改变，提示有压迫性神经病变的证据（Marinkovic et al., 2009）。在这种情况下，在延长神经的临床测试中可能很少有轴突机械敏感性的证据（Olmarker et al., 1989; Amundsen et al., 1995）及阳性症状（Schäfer et al., 2009a）。

伴有周围神经或神经根受压疼痛的患者，通常表现出与活动或姿势有关的增加受累神经结构压迫的症状。典型的例子是颈椎锥孔狭窄，颈部伸展并同侧侧屈或旋转，单一或多联合进行都会产生典型的刺激，这些动作减少了神经根的周围空间（Takasaki et al., 2009）。脑神经组织也有这样的现象。例如，脑神经组织在枕下部位被压迫，那么伸展上颈段就会诱发刺激（Barba & Alksne, 1984）。另一个例子是当下颌骨向患侧做同侧反𬌗或侧向移动时会压迫三叉神经分支（Assaf et al., 2014）。要使这些动作压迫神经结构，首先必须缩小神经所在的空间，通常由一些退行变或占位性病变引起的。

对于三叉神经 CN，很难对神经传导缺失进行诊断，因为目前尚未有明确的临床诊断试验以确定三叉神经是否受压，所以诊断要基于其他典型的临床表现，包括疼痛描述、位置和分布，以及 CN 的影像学证据。不幸的是，简单的筛查工具，例如神经性疼痛筛查工具和疼痛检测问卷（pain detect questionnaire, PD-Q）并不适用于面部疼痛的诊断检查（Elias et al., 2014）。专门的电诊断试验可能有助于鉴别诊断（Jaaskelainen, 2004），以及瞬间反射、角膜反射、颌反射、三叉神经的躯体感觉诱发电位和感觉神经造影对有髓感觉纤维损伤的记录。定量感觉测试也可用于检测三叉神经小纤维功能障碍，但在实践中耗时且设备相对昂贵。

表 14.2 概述了一个基于循证指南的分级系统，用于识别具有 CN 特征的神经性疼痛（Treede et al., 2008）。如果符合所有标准，就可以对神经性疼痛做出明确的诊断，并确定是肌肉骨骼起源的神经压迫，以排除其他形式的神经损伤，例如糖尿病神经病变。不幸的是，临床医师在检查大多数患者时无法获得标准 4。例如核磁共振是确定脑神经压迫的金标准，特别是对于颅外的关键区域以及多脑神经吻合的情况，但并非总是有效。一个神经压迫的典型例子是茎突过长综合征，由舌咽神经（Ⅸ）受

到压迫所导致，常被误诊。在下面的案例中会描述临床表现，一位 38 岁的女性口干，吞咽困难且在下颌 – 胸锁乳突肌三角区域有钝痛，符合标准 1。这个问题在两个月前呼吸道感染后缓慢加重。在此之前的 6 个月有智齿拔牙史，符合标准 2。检查发现，在吞咽过程中右侧软腭（在腭舌弓上方）活动减弱以及舌后部有感觉障碍。舌运动时的耐力缺失和肌力减弱符合标准 3。侧位 X 线片显示右侧茎突过长，可能导致压迫舌咽神经（Ⅸ），为标准 4 提供证据。因此，茎突切除手术后，口干、舌感觉障碍症状以及软腭活动减弱的情况都改善了。

周围神经敏化

在某些情况下周围神经损伤或疾病不会造成非常严重的导致传导缺失的神经损伤，但神经会发炎。在这种情况下，神经干的结缔组织变得敏感，这也许能解释为何轻微的神经损伤能引起疼痛（Zusman, 2008）。虽然这种功能障碍波及神经干，但这种疼痛仍属于伤害感受性的，因为传导元素本身并没有受到损害。这是很重要的区别，特别是在考虑使用神经松动术的时候，在本章的后面会详细地表述清楚。

在这种情况下，疼痛的一种解释是神经鞘神经给感觉神经提供了散在的血管、淋巴、神经丛等，支配神经干的结缔组织层（Bove & Light 1995; Bove & Light, 1997）。神经鞘神经的基本功能是保护其免受过度的机械张力，因其会对过度的拉伸和其支配的神经受压有反应（Zochodne, 1993; Bove & Light, 1997）。在正常情况下，神经组织的延长会引起最小的反应（Dilley et al., 2005）。但是，炎症介质会使神经鞘神经敏感，成为疼痛的可能来源，即使是日常活动中很小的动作也可能引发疼痛。例如，三叉神经或下颌神经的敏化可能会在进食、清洁牙齿和打哈欠等动作中诱发疼痛。最近，一篇高质量的综述提到慢性口面部疼痛可能是由颅骨 PNS 对大脑的传入输入的长期变化以及大脑结构和调节途径的变化所致。总而言之，这些变化使伤害感受性疼痛放大，从而导致持续性的颅面慢性疼痛状态（Chichorro et al., 2017）。

除了神经鞘神经敏化，邻近组织的炎症可能浸润神经结缔组织层至其轴突也可以被用于解释神经干疼痛（Eliav et al., 1999）。这些炎症介质会导致神经细胞因子产生生理变化（Eliav et al., 2009），并引发疼痛（Bennett, 2006; Zusman,

表 14.2 鉴别压迫性神经病的分级系统（Treede et al., 2008）

标准	说明
1. 疼痛在神经解剖学上有清晰合理的分布	CNS 中与周围神经支配区相对应的区域
2. 影响外周或中枢躯体感觉系统的病变或相关损伤的病史	怀疑病变与疼痛有着相一致的关系
3. 至少通过一个验证性测试证明有清晰合理的神经解剖学分布特征	神经学征象与疼痛的分布一致，可以将实验室和客观测试作为亚临床异常情况的补充
4. 至少通过一个验证性测试证明有相关损伤或疾病	确认可疑病变的存在，例如影像学检查（MRI 等）

2008）。该过程解释了发炎神经的机械敏感性（Eliav et al., 1999; Bove et al., 2003; Dilley et al., 2005）。尽管神经的机械敏感性引起生理变化，但是轴突的传导功能是正常的（Dilley et al., 2005）。因此，这种情况不符合神经病变，例如轴突传导的改变和神经功能缺损的基本体征。当出现更极端形式的伴随神经肿胀缺氧炎症，神经结构性损伤会引起神经传导变化（Gazda etal.,2001;Kleinschnitz et al.,2005）。而神经损伤的程度与神经炎症是相互对应的。慢性局灶性神经炎症引起的 C 纤维持续放电也解释了复杂区域疼痛综合征的情况（Bove,2009）。

在动物实验模型中，已经被证明只有部分 Aδ 和 C 纤维具有轴突的机械敏感性。在这些模型中，机械敏感性纤维仅被拉伸 3% 就被激惹了（Dilley et al., 2005）。如果口面部神经敏化，那么很小的口面部动作就足以诱发疼痛反应。在发炎神经部位，干扰轴浆流和轴突运输被认为是潜在的轴突机械敏感性的主要机制（Dilley & Bove, 2008a; Dilley & Bove, 2008b）。此外，细胞内离子通道表达的改变会导致离子通道的类型和密度发生改变（Costigan & Woolf, 2000; Campbell & Meyer, 2006）。结果是一些轴突异常地产生冲动引发机械性刺激。继发于神经炎症的轴突和神经鞘神经的机械敏化称为周围神经敏化（peripheral nerve sensitization，PNS）。通过临床神经动力学试验和神经干触诊的仔细检查可以发现 PNS 的存在。

邻近周围神经的非神经组织的病理变化可能会引起神经的生理和物理变化并发展为 PNS，以上可以通过仔细的评估确认（Hall & Elvey 1999; Nee & Butler, 2006）。由于脑神经组织与脑非神经结构的独特关系，脑神经必然易受到异常的神经动力学及其炎症结果的影响。下面列举一些例子。

1. 硬脑膜组织与脑神经连接。硬脑膜具有保护大脑的作用，由丰富的血管和来自三叉神经和上颈段的背根神经节的感觉神经支配（Zhao et al., 2016）。内部各层与枕骨以及穿过颅底的神经紧密相连，包括动眼神经（Ⅲ）、三叉神经（Ⅴ），前庭蜗神经（Ⅷ）、舌咽神经（Ⅸ）、迷走神经（Ⅹ）和舌下神经（Ⅻ）（Wilson-Pauwels et al., 2013）。

2. 脑干地形图。脑干位于头 / 颈屈伸轴背侧，12 对脑神经中有 10 对源于脑干背外侧（Breig, 1978）。上颈段屈曲时，脑干呈 6°~32° 夹角向颅背侧方向移动，这意味着头部运动（特别是上颈段屈曲和侧屈）会导致颅内神经组织伸长并使颅内神经组织受到机械性压迫（Doursounian et al., 1989）。

3. 易受动力变化影响的颅内区域：

（1）神经传入区。脑神经源自脑干的背侧面，有许多吻合支，埋藏在脑动脉中，其中一些通过结缔组织相互连接。如三叉神经、动眼神经、前庭蜗神经和面神经的分支（Demski, 1993; Brown et al., 2000）。

（2）桥小脑角（cerebellopontine angle，CPA）。该区域充满脑脊液，包括以脑桥、小脑和颞骨为界的神经传入区。该区域易受压力增加的影响，如动脉瘤、小的良性肿瘤或纤维结缔组织。

（3）海绵窦。此腔隙形成于颅腹外侧，从蝶骨 - 颞骨延伸至硬膜组织周围。腔隙内有颈动脉、动眼神经、滑车神经、视神经以及三叉神经的上颌支（Wilson-Pauwels et al.,2013）。

4. 易受动力变化影响的颅外区域：脑神经组织的颅外部分具有很大的变异性和吻合性，可能是对患者头面部疼痛误诊的原因（Shoja et al., 2014, 2014b）。例如，来自脑干的三叉神经穿过小脑脑桥角、梅克尔憩室、海绵窦，穿入外周分支，其分布具有广泛变异性（Graff-Radford et al., 2015）。眼的眶上孔和眶下孔、上颌神经分裂的变异性以及下颌头和 TMJ 关节盘距离的变化会引起相关脑神经组织的异常运动，使个体易患 PNS 和神经性疼痛（Pedulla et al., 2009）。

评估和治疗的临床推理

神经干炎症和继发的 PNS 可能与一系列包括 TMD 和口面部疼痛在内的肌肉骨骼障碍有关，需将肌肉骨骼障碍作为常规的临床检查进行评估（Nee & Butler, 2006）。在没有严重的束状损伤时，神经炎症可能是神经疼痛的原因。神经机械敏感性的存在对神经动力学试验引起的疼痛具有重要意义。神经损伤本身并不一定会引起阳性反应。事实上，神经动力学试验未得到阳性结果可能与更严重的神经纤维功能障碍和脱髓鞘有关（Baselgia et al., 2017）。因此，神经动力学试验有助于识别神经束损伤的可能性很小，但应该有助于评估与炎症变化有关的神经机械敏感性。

对于颅 PNS 的诊断是通过增加给予脑神经系统的机械负荷的神经动力学全面检查来确定的。我们建议进行如下 3 类测试，施加负荷于不同部分（包括神经干），以确定是否有颅 PNS 障碍。

第一类：大多数最基本的测试是通过上颈段的屈曲 / 伸展，机械性地测试脑干、神经传入区以及小脑脑桥角的组织。

第二类：这些测试相对简单，可用于筛选患有脑功能障碍和脑神经相关性疼痛的广大患者。关键的神经包括三叉神经（Ⅴ）、面神经（Ⅶ）、前庭蜗神经（Ⅷ）、副神经（Ⅺ）和舌下神经（Ⅻ）（von Piekartz, 2007）。

第三类：这些测试评估了剩余的同样重要的会出现在某些特定的疾病和体征中的脑神经，包括嗅神经（Ⅰ）、视神经（Ⅱ）、动眼神经（Ⅲ）、滑车神经（Ⅳ）、展神经（Ⅵ）、舌咽神经（Ⅸ）和迷走神经（Ⅹ）（von Piekartz, 2007）。

值得注意的是该分类系统区分不同类型神经问题的信度和初步效度已被证明在腰腿痛患者（Schafer et al., 2008, 2009a, 2009b, 2011, 2014）以及上肢痛患者（Moloney et al.,2015）中是良好的。到目前为止，还没有研究证实口面部疼痛障碍的临床效用的可靠性，因此仍需要进一步验证。

图 14.1 显示了检测颅面部疼痛患者脑神经组织机械敏感性的决策过程。以下是一个检测脑 PNS 的临床案例。一位 32 岁的女性患者在下颌下区肿瘤切除术后出现瘢痕增生，可能导致与舌咽和（或）迷走神经（Ⅹ）的分支粘连（图 14.2）。主诉是谈话超过 15 分钟就非常困难，并引起了喉前的钝痛，感觉咽喉越来越"紧"，且合并有吞咽困难和构音障碍。没有证据显示有神经传导改变（CN 为阴性）且 LANSS 评分量表的结果是阴性。一位神经科医师表示没有证据证明是神经性疾病。轻触右边喉前及右下颌区域的皮肤，评估显示皮肤具有高敏感性。该区域的皮肤相对于皮下筋膜不易移动。迷走神经的咽支在触诊时比另一侧更粗厚，与触摸左侧（VAS 2/10）相比触摸右侧（VAS 8/10）更敏感，且再现了颈前区疼痛（VAS 4/10）和喉部感觉改变（图 14.3）。迷走神经的神经动力学检查呈阳性，且伴随右侧症状再现，在测试中，左右侧之间的范围和末梢感觉不对称（图 14.4）。神经动力学试验包括上颈段屈曲和颈部伸展时对侧侧屈及胸骨的前后运动（吸气和呼气）。在以上案例中，有足够的临床特征支持 PNS 影响了脑神经组织的诊断，主要是影响了迷走神经。治疗方法包括神经松动术的神经滑动术和神经运动。这种治疗与针对相关肌肉骨骼组织的技术一起联合使用，进行干预的目的是使神经组织的机械敏感性逐渐脱敏到正常水平，从而减轻疼痛、改善功能。

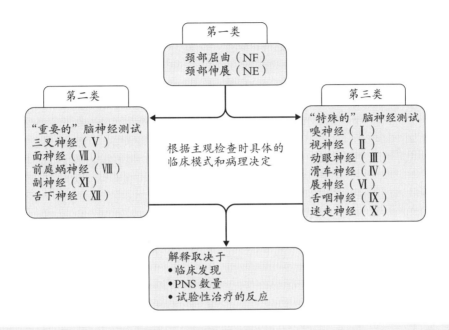

图14.1 对伴颅面部疼痛、PNS 的患者的脑神经组织机械敏感性检测概览

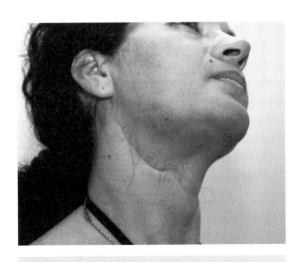

图14.2 一名32岁女性在接受颌下区肿瘤切除后出现迷走神经 PNS

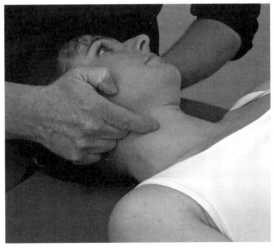

图14.3 触诊迷走神经的咽支

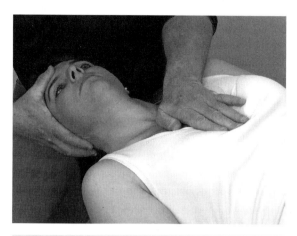

图 14.4 迷走神经的神经动力学检查

评估和管理的总结

尽管脑神经疾病的治疗不在本章的讨论范围之内，但本书希望为在肌肉骨骼疾病（如口面部疼痛）治疗中使用神经松动术提供一些评论性的意见。神经松动术是成熟的手法治疗技术，但必须仔细考虑具体实施后是否有效，无差别地应用于疼痛治疗可能是无效的（Salt et al., 2016），但对仔细挑选的患者是有效的（Nee et al., 2012）。基于神经生理学和伤害感受性机制将神经组织疼痛障碍进行分类，分成不同的亚组，旨在确定适合接受神经松动术治疗的潜在患者（图 14.5）。需要全面检查以确定患者属于哪一类。尽管口面部疼痛患者有一些可被归入所有类别的特征，但分类系统是逐层分级的，因此组别间可以相互排除。诊断顺序应为 NPSH、CN、PNS 和肌肉骨骼疼痛。在 LANSS 评分测试未呈现阳性的情况下（图 14.1；阳性分数大于或等于 12），优先用 CN。PNS 的诊断是基于缺乏 NPSH 和 CN，以及存在神经组织机械敏感性的迹象，该组别是最有可能对神经松动术有所反应的。最后，在没有任何神经障碍的特征时，患者会被归类为肌肉骨骼疼痛。本书非常支持针对影响头面部区域的神经障碍患者的分类策略，尽管仍需进一步的研究以确定该策略的有效性。

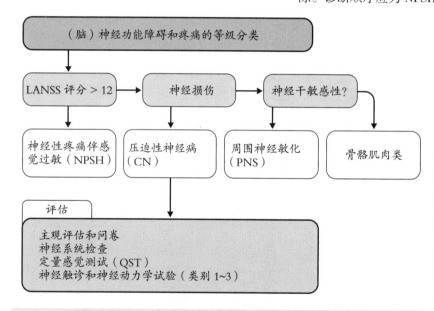

图 14.5 使用 LANSS 评分评估神经性疼痛的症状和体征后，将脑神经疼痛障碍归入特定神经性亚组的等级分类（Schäfer 等修改，2009b）

本章参考文献

Amundsen T, Weber H, Lilleas F et al. Lumbar spinal stenosis: Clinical and radiologic features. Spine 1995; 20: 1178–1186.

Assaf AT, Jurgens TP, Benecke AW et al. Numb chin syndrome: a rare and often overlooked symptom. J Oral Facial Pain Headache 2014; 28: 80–90.

Attal N, Fermanian C, Fermanian J et al. Neuropathic pain: are there distinct subtypes depending on the aetiology or anatomical lesion? Pain 2008; 138: 343–353.

Barba D, Alksne JF. Success of microvascular decompression with and without prior surgical therapy for trigeminal neuralgia. J Neurosurg 1984; 60: 104–107.

Baron R. Neuropathic pain: a clinical perspective. Handb Exp Pharmacol 2009; 194: 3–30.

Baron R, Tolle TR, Gockel U, Brosz M, Freynhagen R. A cross-sectional cohort survey in 2100 patients with painful diabetic neuropathy and postherpetic neuralgia: Differences in demographic data and sensory symptoms. Pain 2009; 146: 34–40.

Baselgia LT, Bennett DL, Silbiger RM, Schmid AB. Negative neurodynamic tests do not exclude neural dysfunction in patients with entrapment neuropathies. Arch Phys Med Rehabil 2017; 98: 480–486.

Basson A, Olivier B, Ellis R, Coppieters M, Stewart A, Mudzi W. The effectiveness of neural mobilization for neuro-musculoskeletal conditions: A systematic review and meta-analysis. J Orthop Sports Phys Ther 2017 doi: 10.2519/jospt.2017.7117.

Bennett GJ. Can we distinguish between inflammatory and neuropathic pain. Pain Res Manage 2006; 11: S11A–S15A.

Bennett M. The LANSS Pain Scale: the Leeds assessment of neuropathic symptoms and signs. Pain 2001; 92: 147–157.

Bereiter DA, Hirata H, Hu JW. Trigeminal subnucleus caudalis: beyond homologies with the spinal dorsal horn. Pain 2000; 88: 221–224.

Bohman LE, Pierce J, Stephen JH, Sandhu S, Lee JY. Fully endoscopic microvascular decompression for trigeminal neuralgia: technique review and early outcomes. Neurosurg Focus 2014; 3: E18.

Bouhassira D, Attal N, Alchaar H et al. Comparison of pain syndromes associated with nervous or somatic lesions and development of a new neuropathic pain diagnostic questionnaire (DN4). Pain 2005; 114: 29–36.

Bouhassira D, Lanteri-Minet M, Attal N, Laurent B, Touboul C. Prevalence of chronic pain with neuropathic characteristics in the general population. Pain 2008; 136: 380–387.

Bove G, Light A. Unmyelinated nociceptors of rat paraspinal tissues. Journal of Neurophysiology 1995; 73: 1752–1762.

Bove G, Light A. The nervi nervorum: Missing link for neuropathic pain? Pain forum 1997; 6: 181–190.

Bove GM. Focal nerve inflammation induces neuronal signs consistent with symptoms of early complex regional pain syndromes. Exp Neurol 2009; 219: 223–227.

Bove GM, Ransil BJ, Lin HC, Leem JG. Inflammation induces ectopic mechanical sensitivity in axons of nociceptors innervating deep tissues. J Neurophysiol 2003; 90: 1949–1955.

Breig A. Adverse mechanical tension in the central nervous system: Relief by functional neurosurgery. Stockholm, Almquist and Wiksell; 1978.

Brown H, Hidden G, Ledroux N, Poitevan L. Anatomy and blood supply of the lower four cranial and cervical nerves: relevance to surgical neck dissection. Proc Soc Exp Biol Med 2000; 223: 352–361.

Campbell JN, Meyer RA. Mechanisms of neuropathic pain. Neuron 2006; 52: 77–92.

Chichorro JG, Porreca F, Sessle B. Mechanisms of craniofacial pain. Cephalalgia 2017; 37: 613–626.

Costigan M, Woolf CJ. Pain: molecular mechanisms. J Pain 2000; 1: 35–44.

Costigan M, Scholz J, Woolf CJ. Neuropathic pain: a maladaptive response of the nervous system to damage. Annu Rev Neurosci 2009; 32: 1–32.

Cruccu G, Pennisi EM, Antonini G et al. Trigeminal isolated sensory neuropathy (TISN) and FOSMN syndrome: despite a dissimilar disease course do they share common pathophysiological mechanisms? BMC Neurol 2014; 14: 248.

Curtis S, Stobart K, Vandermeer B, Simel DL, Klassen T. Clinical features suggestive of meningitis in children: a systematic review of prospective data. Pediatrics 2010; 126: 952–960.

Decosterd I, Allchorne A, Woolf CJ. Progressive tactile hypersensitivity after a peripheral nerve crush: non-noxious mechanical stimulus-induced neuropathic pain. Pain 2002; 100: 155–162.

Demski LS. Terminal nerve complex. Acta Anat 1993; 148: 81–95.

Dilley A, Bove GM. Disruption of axoplasmic transport induces mechanical sensitivity in intact rat C-fibre nociceptor axons. J Physiol 2008a; 586: 593–604.

Dilley A, Bove GM. Resolution of inflammation-induced axonal mechanical sensitivity and conduction slowing in C-fiber nociceptors. J Pain 2008b; 9: 185–192.

Dilley A, Lynn B, Pang SJ. Pressure and stretch mechanosensitivity of peripheral nerve fibres following local inflammation of the nerve trunk. Pain 2005; 117: 462–472.

Doursounian L, Alfonso JM, Iba-Zizen MT et al. Dynamics of the junction between the medulla and the cervical spinal cord: an in vivo study in the sagittal plane by magnetic resonance imaging. Surg Radiol Anat 1989; 11: 313–322.

Elias L, Yilmaz Z, Smith J et al. PainDETECT: a suitable screening tool for neuropathic pain in patients with painful post-traumatic trigeminal nerve injuries? Int J Oral Maxillofac Surg 2014; 43: 120–126.

Eliav E, Herzberg U, Ruda MA, Bennett JG. Neuropathic pain from an experimental neuritis of the rat sciatic nerve. Pain 1999; 83: 169–182.

Eliav E, Benoliel R, Herzberg U, Kalladka M, Tal M. The role of IL-6 and IL-1beta in painful perineural inflammatory neuritis. Brain Behav Immun 2009; 23: 474–484.

Evers S. Facial pain: Overlapping syndromes. Cephalalgia 2017; 37: 705–713.

Fernández-de-las-Peñas C, Ortega-Santiago R, de la Llave-Rincón AI et al. Manual physical therapy versus surgery for carpal tunnel syndrome: A randomized parallel-group trial. J Pain 2015; 16: 1087–1094.

Ferreira G, Stieven F, Araujo F, Wiebusch M, Rosa C, Plentz R, Silva M. Neurodynamic treatment did not improve pain and disability at two weeks in patients with chronic nerve-related leg pain: a randomised trial. J Physiother 2016; 62: 197–202.

Finnerup NB, Otto M, Jensen TS, Sindrup SH. An evidence-based algorithm for the treatment of neuropathic pain. MedGenMed 2007; 9: 36.

Finnerup NB, Haroutounian S, Kamerman P et al. Neuropathic pain: an updated grading system for research and clinical practice. Pain 2016; 157: 1599–1606.

Forssell H, Jaaskelainen S, List T, Svensson P, Baad-Hansen L. An update on pathophysiological mechanisms related to idiopathic oro-facial pain conditions with implications for management. J Oral Rehabil 2015; 42: 300–322.

Galer BS, Jensen MP. Development and preliminary validation of a pain measure specific to neuropathic pain: the Neuropathic Pain Scale. Neurology 1997; 48: 332–338.

Gazda LS, Milligan ED, Hansen M et al. Sciatic inflammatory neuritis (SIN):

behavioral allodynia is paralleled by peri-sciatic proinflammatory cytokine and superoxide production. J Peripher Nerv Syst 2001; 6: 111–129.

Geerse WK, von Piekartz HJ. Ear pain following temporomandibular surgery originating from the temporomandibular joint or the cranial nervous tissue? A case report. Man Ther 2015; 20: 212–215.

Graff-Radford S, Gordon R, Ganal J, Tetradis S. Trigeminal neuralgia and facial pain imaging. Curr Pain Headache Rep 2015; 19: 19.

Greening J, Dilley A, Lynn B. In vivo study of nerve movement and mechanosensitivity of the median nerve in whiplash and non-specific arm pain patients. Pain 2005; 115: 248–253.

Gursoy M, Orru E, Blitz AM, Carey JP, Olivi A, Yousem D. Hypoglossal canal invasion by glomus jugulare tumors: clinico-radiological correlation. Clin Imaging 2014; 38: 655–658.

Haig AJ, Geisser ME, Tong H et al. Electromyographic and magnetic resonance imaging to predict lumbar stenosis, low-back pain, and no back symptoms. J Bone Joint Surg Am 2007; 89: 358–366.

Hall T, Elvey RL. Nerve trunk pain: physical diagnosis and treatment. Man Ther 1999; 4: 63–73.

Hall T, Elvey RL. Evaluation and treatment of neural tissue pain disorders. In: Donatelli R, Wooden M (ed). Orthopaedic physical therapy. New York, Churchill Livingstone; 2009.

Haller S, Etienne L, Kovari E, Varoquaux AD, Urbach H, Becker M. Imaging of neurovascular compression syndromes: Trigeminal neuralgia, hemifacial spasm, vestibular paroxysmia, and glossopharyngeal neuralgia. AJNR Am J Neuroradiol 2016; 37: 1384–1392.

Hans G, Masquelier E, De Cock P. The diagnosis and management of neuropathic pain in daily practice in Belgium: an

observational study. BMC Public Health 2007; 7: 170.

Jaaskelainen SK. Clinical neurophysiology and quantitative sensory testing in the investigation of orofacial pain and sensory function. J Orofac Pain 2004; 18: 85–107.

Jannetta PJ, McLaughlin MR, Casey KF. Technique of microvascular decompression. Technical note. Neurosurg Focus 2005; 18: E5.

Jensen TS, Baron R, Haanpaa M et al. A new definition of neuropathic pain. Pain 2011; 152: 2204–2205.

Jull G, Sterling M, Kenardy J, Beller E. Does the presence of sensory hypersensitivity influence outcomes of physical rehabilitation for chronic whiplash?: A preliminary RCT. Pain 2007; 129: 28–34.

Kleinschnitz C, Brinkhoff J, Sommer C, Stoll G. Contralateral cytokine gene induction after peripheral nerve lesions: dependence on the mode of injury and NMDA receptor signaling. Brain Res Mol Brain Res 2005; 136: 23–28.

Koperer H, Weinsberger D, Jodicke A, Boker D. Postoperative headache after the lateral suboccipital approach: craniotomy versus craniectomy. Minim Invasive Neurosurg 1999; 42: 175–178.

Leal PR, Barbier C, Hermier M, Souza M, Cristino-Filho G, Sindou M. Atrophic changes in the trigeminal nerves of patients with trigeminal neuralgia due to neurovascular compression and their association with the severity of compression and clinical outcomes. J Neurosurg 2014; 120: 1484–1495.

Lovely TJ, Jannetta PJ. Microvascular decompression for trigeminal neuralgia. Surgical technique and long-term results. Neurosurg Clin N Am 1997; 8: 11–29.

Marchettini P, Lacerenza M, Mauri E, Marangoni C. Painful peripheral neuropathies. Curr Neuropharmacol 2006; 4: 175–181.

Marinkovic S, Todorovic V, Gibo H et al. The trigeminal vasculature pathology in patient with neuralgia. Headache 2007; 47: 1334–1339.

Marinkovic S, Gibo H, Todorovic V, Antic B, Kovacevic D, Milisavljevic M, Cetkovic M. Ultrastructure and immunohistochemistry of the trigeminal peripheral myelinated axons in patients with neuralgia. Clin Neurol Neurosurg 2009; 111: 795–800.

Markman J, Dukes E, Siffert J, Griesing T. Patient flow in neuropathic pain management: Understanding existing patterns of care. Eur J Neurol 2004; 11: 135–136.

Medina McKeon JM, Yancosek KE. Neural gliding techniques for the treatment of carpal tunnel syndrome: a systematic review. J Sport Rehabil 2008; 17: 324–341.

Merskey H, Bogduk N. Classification of chronic pain: Descriptions of chronic pain syndromes and definitions of pain terms. Seattle, IASP; 1994.

Moloney N, Hall T, Doody C. Sensory hyperalgesia is characteristic of nonspecific arm pain: a comparison with cervical radiculopathy and pain-free controls. Clin J Pain 2013; 29: 948–956.

Moloney NA, Hall TM, Leaver AM, Doody CM. The clinical utility of pain classification in non-specific arm pain. Man Ther 2015; 20: 157–165.

Murzin VE, Goriunov VN. [Study of the strength of the adherence of the dura mater to the bones of the skull]. Zh Vopr Neirokhir Im N N Burdenko 1979; 4: 43–47.

Nee R, Butler DS. Management of peripheral neuropathic pain: Integrating neurobiology, neurodynamics, and clinical evidence. Phys Ther Sport 2006; 7: 36–49.

Nee RJ, Vicenzino B, Jull GA, Cleland JA, Coppieters MW. Neural tissue management provides immediate clinically relevant benefits without harmful effects for patients with nerve-related neck and arm pain: a randomised trial. J Physiother 2012; 58: 23–31.

Nee RJ, Vicenzino B, Jull GA, Cleland JA, Coppieters MW. Baseline characteristics of patients with nerve-related neck and arm pain predict the likely response to neural tissue management. J Orthop Sports Phys Ther 2013; 43: 379–391.

O'Connell NE, Wand BM, McAuley J, Marston L, Moseley GL. Interventions for treating pain and disability in adults with complex regional pain syndrome. Cochrane Database Syst Rev 2013; 4: CD009416.

Olmarker K, Rydevik B, Holm S, Bagge U. The effects of experimental graded compression on blood flow in spinal nerve roots. A vital microscopic study on porcine cauda equina. J Orthop Res 1989; 7: 817–823.

Pedulla E, Meli GA, Garufi A, Mandala ML, Blandino A, Cascone P. Neuropathic pain in temporomandibular joint disorders: case-control analysis by MR imaging. AJNR Am J Neuroradiol 2009; 30: 1414–1418.

Peker S, Dincer A, Necmettin Pamir M. Vascular compression of the trigeminal nerve is a frequent finding in asymptomatic individuals: 3-T MR imaging of 200 trigeminal nerves using 3D CISS sequences. Acta Neurochir 2009; 151: 1081–1088.

Portenoy R. Development and testing of a neuropathic pain screening questionnaire: ID Pain. Curr Med Res Opin 2006; 22: 1555–1565.

Salt E, Kelly S, Soundy A. Randomised controlled trial for the efficacy of cervical lateral glide mobilisation in the management of cervicobrachial pain. Open J Ther Rehabil 2016; 4: 132–145.

Schäfer A, Hall T, Briffa K, Ludtke K, Mallwitz J. QST profiles of subgroups of patients with low back related leg pain – do they differ? International Association for the Study of Pain, Glasgow; 2008.

Schäfer A, Hall T, Briffa K, Ludtke K, Mallwitz J. Changes in somatosensory profiles in subgroups of patients with sciatica after 4 weeks of manual therapy: an observational cohort study. International Association for the Study of Pain, Glasgow, IASP press; 2009a.

Schäfer A, Hall T, Briffa K. Classification of low back-related leg pain: a proposed patho-mechanism-based approach. Man Ther 2009b 14: 222–230.

Schäfer A, Hall T, Muller G, Briffa K. Outcomes differ between subgroups of patients with low back and leg pain following neural manual therapy: a prospective cohort study. Eur Spine J 2011; 20: 482–490.

Schäfer A, Hall T, Rolke R, Treede R, Ludtke K, Mallwitz J, Briffa K. Low back related leg pain: an investigation of construct validity of a new classification system. J Back Musculoskelet Rehabil 2014; 27: 409–418.

Schessel DA, Rowed DW, Nedzelski JM, Feghali JG. Postoperative pain following excision of acoustic neuroma by the suboccipital approach: observations on possible cause and potential amelioration. Am J Otol 1993; 14: 491–494.

Scholz J, Mannion RJ, Hord DE et al. A novel tool for the assessment of pain: validation in low back pain. PLoS Med 2009; 6: e1000047.

Shoja MM, Oyesiku NM, Griessenauer CJ et al. Anastomoses between lower cranial and upper cervical nerves: a comprehensive review with potential significance during skull base and neck operations. Part I: trigeminal, facial, and vestibulocochlear nerves. Clin Anat 2014a; 27: 118–130.

Shoja MM, Oyesiku NM, Shokouhi G et al. A comprehensive review with potential significance during skull base and neck operations. Part II: glossopharyngeal, vagus, accessory, and hypoglossal nerves and cervical spinal nerves 1-4. Clin Anat 2014b; 27: 131–144.

Smith, RM, Hassan A, Robertson CE. Numb chin syndrome. Curr Pain Headache Rep 2015; 19: 44.

Sommer C. Neuralgic and idiopathic pain: Pathophysiology and management. In: Türp J, Sommer C, Hugger A (eds). The puzzle of orofacial pain: Integrating research into clinical management. Basel, Karger; 2007. Pp 153–165.

Su Y, Lim EC. Does evidence support the use of neural tissue management to reduce pain and disability in nerve-related chronic musculoskeletal pain?: A systematic review with meta-analysis. Clin J Pain 2016; 32: 991–1004.

Takasaki H, Hall T, Jull G, Kaneko S, Iizawa T, Ikemoto Y. The influence of cervical traction, compression, and spurling test on cervical intervertebral foramen size. Spine 2009; 34: 1658–1662.

Tampin B, Slater H, Briffa NK. Neuropathic pain components are common in patients with painful cervical radiculopathy, but not in patients with nonspecific neck-arm pain. Clin J Pain 2013; 29: 846–856.

Treede RD, Jensen TS, Campbell JN et al. Neuropathic pain: redefinition and a grading system for clinical and research purposes. Neurology 2008; 70: 1630–1635.

von Piekartz HJM. Craniofacial pain: Neuromusculoskeletal assessment, treatment and management. Edinburgh, Butterworth-Heinemann; 2007.

von Piekartz HJM. Kiefer, Gesichts- und Zervikalregion: Neuromuskuloskeletale Untersuchung, Therapie und Mangagement. Berlin, Thieme Georg Verlag; 2007.

von Piekartz HJM. Untersuchung und Behandlung des kranialen Nervengewebes. In von Piekartz HJM (ed). Kiefer, Gesichts- und Zervikalregion: Neuromuskuloskeletale Untersuchung, Therapie und Management. Georg Thieme Verlag; 2015: 392–465.

Walsh J, Raby M, Hall T. Agreement and correlation between the self-report Leeds Assessment of Neuropathic Symptoms and Signs and Douleur Neuropathique 4 questions neuropathic pain screening tools in subjects with low back-related leg pain. J Manipulative Physiol Ther 2012; 35: 196–202.

Wilson-Pauwels L, Stewart P, Akeson E, Spacey S. Cranial nerves: Function and dysfunction. PMPH-USA, PMPH; 2013.

Woda A. A dysfunctional pain group in addition to the neuropathic and nociception/inflammatory groups of orofacial pain entities? J Orofac Pain 2009; 23: 89–90.

Zhao J, Bree D, Harrington MG, Strassman AM, Levy D. Cranial dural permeability of inflammatory nociceptive mediators: Potential implications for animal models of migraine. Cephalalgia 2016; pii: 0333102416663466.

Zochodne D. Epineural peptides: A role in neuropathic pain. Can J Neurolog Sci 1993; 20: 69–72.

Zusman M. Mechanisms of peripheral neuropathic pain: Implications for musculoskeletal physiotherapy. Phys Ther Rev 2008; 13: 313–323.

第15章

颞下颌关节紊乱病的运动疗法、姿势训练及运动控制

Susan Armijo-Olivo, Cristina Lozano-López, Elisa Bizetti Pelai, Laurent Pitance, Ambra Michelotti, Blanca Codina García-Andrade

引言

运动疗法是治疗包括 TMDs 在内的骨骼肌肉疼痛和相关疾病最常用的方法之一。由于运动疗法对治疗腰痛、颈痛、颈源性头痛和骨关节炎等疾病的益处，其在物理治疗中的应用已大幅增长（Armijo-Olivo et al., 2016; Fransen et al., 2015; Gross et al., 2016）。运动疗法被认为是肌肉骨骼疾病康复的基石（Philadelphia Panel, 2001）。运动疗法旨在通过改变感觉输入、减少炎症、减少疼痛和肌肉活动，改善协调性和增强肌力、促进组织的修复和再生，以达到恢复正常功能的目的（Taylor et al., 2007）。尽管尚未完全了解运动疗法对疼痛的影响，但其仍旧被广泛应用（Armijo-Olivo et al., 2016; Fransen et al., 2015; Gross et al., 2016）。新的证据表明，对慢性肌肉骨骼疼痛的治疗，包括针对周围肌肉骨骼系统的训练和针对慢性疼痛引起的皮质神经可塑性变化，为康复提供了最大的潜力（Pelletier et al., 2015）。除了对功能和健康有影响外，运动疗法还有一些镇痛作用（Sokunbi et al., 2007, 2008），而针对颈部的特定运动控制训练可以增强 TMD 等颈部受累患者的颈椎神经控制。

须强调的是，任何锻炼计划都应旨在恢复患者的关键功能缺陷。这种以功能为导向的方法对患者很有意义，并且有助于其遵守训练。此外，运动疗法应在康复过程的早期实施，且必须没有疼痛产生，以避免症状恶化和恐惧回避行为（O'Leary et al., 2009）。

因为运动具有治疗的"自我管理特性"，可以改善患者的应对能力，因此是临床医师广泛应用于治疗 TMDs 的处方。为了正确执行任何锻炼程序，激励和仔细指导患者以达到良好的依从性是非常重要的。

在本章中，我们将描述颈部的训练和口面部的特定训练，特别是下颌，这些训练通常应用于 TMD 和口面部疼痛的患者，因为口颌系统和颈椎之间有密切关系（Armijo-Olivo et al., 2006），以及 TMD 患者可见的颈部肌肉骨骼损伤（Armijo-Olivo et al., 2010、2011、2012; Olivo et al., 2010）。希望本章能帮助临床医师与 TMD 患者一起制订治疗方案，并为使用运动疗法进行治疗时提供指导。

下颌训练

TMD 患者表现为 TMJ 运动模式异常和下颌功能受限。这些功能障碍的运动模式主要是由下颌肌肉活动重组所导致，特别是在有严重症状的慢性 TMD 患者中（Mapelli et al., 2016）。功能障碍和颅面部疼痛等导致这些患者产生心理功能障碍，而运动有助于改变 TMD 患者的疼痛体验，减少恐惧回避、运动恐惧和灾难性行为（Nijs et al., 2013 年）。运动会引起生理变化，包括：运动通过改变疼痛输出而降低对中枢神经系统的整体敏感性，同时会产生一种诱导的内源性镇痛效应（被认为是由内源性阿片类物质的释放和脊髓抑制机制的激活引起）（Littlewood et al., 2013）。尽管不同的运动疗法有不同的作用机制，但其总目标是促进愈合并防止肌肉骨骼系统的进一步损伤（Durham et al., 2016）。

下颌运动包括患者积极参与自己的管理。因此，教育、自我按摩、热疗、饮食建议和营

养、功能失调行为识别、监测和避免损伤作为TMDs自我管理程序的一部分也被包括在内。当患者进行下颌运动训练时，他们感到有积极性，并乐意对治疗负责（Durham et al.,2016年；Lindfos et al.,2017）。一项针对患者在咀嚼肌筋膜疼痛治疗中的治疗性下颌运动经验的定性研究得出如下结论，因其简单有效，故患者认为下颌运动训练是一种有用的治疗方法（Lindfos et al.,2017）。

对于运动的剂量或持续时间现在仍然缺乏共识。目前，建议进行锻炼直到"疼痛限制"为止或可耐受，也就是说，患者在锻炼时一定不要感到疼痛。然而，最近的一项调查显示，在短期内治疗慢性肌肉骨骼疼痛时使用疼痛训练方案比无疼痛训练效果更显著（Smith et al.,2017）。有证据说明运动疗法在各种物理治疗实践中都是有效的，特别是在个体化或靶向性的情况下（Taylor et al.,2007），运动主要是姿势矫正和下颌运动，尽管总体证据水平较低似乎有益于肌源性和关节源性TMDs（Armijo-Olivo et al.,2016；Medlicott & Harris，2006）。

在本章中，我们将描述 TMD 患者下颌训练的方案，该方案已用于恢复活动性、改善本体感受并减轻疼痛。此外，我们还解释了在治疗TMD 患者时临床医师应考虑的教育。

一般下颌训练

TMD 患者的下颌训练通常与其他物理治疗技术相结合，如关节松动术或关节推拿术以及物理因子治疗。这些治疗的主要目的是增加下颌的活动度和减少疼痛强度（Medlicott & Harris，2006）。对于处于急性期或剧烈疼痛中的患者，建议先进行缓慢、辅助或被动运动，当症状减轻时可进行咀嚼肌的增强运动。

TMD 患者的 TMJ 可能非常敏感。因此，患者被教导通过多组次和少重复的训练来逐步增加关节负荷（Armijo-Olivo & Gadotti，2016）。尽

管还没有对运动的剂量达成共识，但一些作者，如 Rocabado（1979）设计了一个"6 × 6 × 6"方案：共有 6 项训练，每天进行 6 组训练，每项训练每组重复 6 次。而其他临床医师则更希望患者每小时做 1~2 组练习，每组重复做几次。此外，有人建议结合已经确立的例行程序（例如刷牙）进行这些练习，以增强患者对该计划的依从性（Lindfos et al.,2017）。很重要的一点是，避免任何可能加重患者病情的动作或负功能（Bae & Park，2013；Durham et al.,2016；Nascimento et al.,2013）。

下颌训练可分为主动或被动下颌运动、牵伸训练和本体感觉训练。

下颌主动运动

有证据支持通过主动运动来减少肌肉痉挛和疼痛，改善肌力和肌耐力，重建肌肉功能和运动控制（Armijo-Olivo & Gadotti，2016）。在开始时，在镜子的帮助下进行主动下颌运动，以便获得关于下颌位置的视觉反馈并促进其执行。熟练后，患者无需镜子即可进行锻炼。

A. 不抗阻的主动口部运动

最常见的下颌运动是主动张口、侧偏运动和前伸运动（Bae & Park，2013；Niemelä et al.,2012）。为了进行这些主动训练，患者可以从下颌处于张口的中间位置范围开始并维持几秒钟，然后以一种缓慢而受控的方式进行运动。在张口运动中，舌尖应与上腭保持接触以确定张口运动的极限，特别是当患者有 TMJ 过度活动时。这些运动通常用于增强松弛的下颌肌肉，改善 TMJ 的润滑，获得受控的对称的下颌运动，以及通过刺激关节受体帮助控制疼痛（de Felício et al., 2010；Haketa et al., 2010）。这些练习很容易进行，建议患者在日常生活中每天进行（图 15.1）。此外，鼓励患者在这种姿势下进行下颌的侧偏和前伸运动。

B. 控制 TMJ 旋转

主动张口的另一种形式是在控制 TMJ 旋转的情况下进行主动张口运动（Mulet et al.，2007）。为了执行该动作，患者将示指放在 TMJ 上时张、闭口，如果感觉到关节的髁突（"球"）靠着手指向前移动则停止。患者在做运动时把舌放在软腭上。这项运动主要针对关节源性 TMD 的患者，因为有助于患者意识到执行习惯性下颌功能（如咀嚼、打哈欠或吞咽）的正确方式。该运动有益于肌源性和混合性 TMD 的患者，改善在这些情况下已减少的运动控制。

C. 抗阻的主动口部运动

主动的抗阻下颌运动可以用患者自己的手指进行，也可以由临床医师进行。要进行这些练习，患者必须将示指放在下颌的上方、下方或旁边以施加低阻力，具体位置取决于所需的运动，在这种情况下，这些练习的目的是从咀嚼肌中募集尽可能多的肌肉运动单位并提高力量。此外，长时间低负荷的分级收缩可能有助

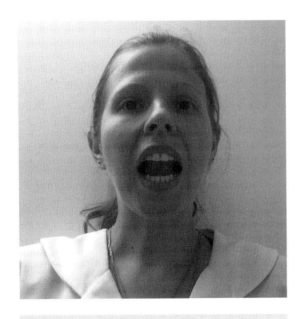

图 15.1　不抗阻的主动口部运动

于提高耐力。有证据表明，从其他病理学来看，动态抗阻训练与增强关节力量、提高神经肌肉表现和更好的功能性任务表现相关（Yadav & Attrey，2017）。

一般而言，关于剂量的信息不多。这些锻炼是根据患者的耐受和负荷管理原则制订的。Rocabado 的 "6×6×6" 方案也适用于这些练习（Rocabado，1979）。

D. 下颌体 – 髁突相对加压咀嚼技术

下颌体 – 髁突相对加压咀嚼技术是整脊技术的改进。这是一种主动的自我关节松动训练，患者将手（豌豆骨）放在同侧 TMJ 上，另一只手的掌根接触对侧的下颌。然后，受试者张口和闭口时，用手对接触部位施加压力。如果可以耐受，压力应随着每次连续张口而增加（图 15.2）。此练习双侧都可以做 5 次，目的是刺激和牵伸关节囊以及放松咀嚼肌。尽管这项技术的相关研究有限，但由于其对关节囊的影响，可能会被推荐用于所有 TMD 患者，尤其是关节源性病例（Kalamir et al.，2010，2012，2013）。

E. 使用舌作为运动的"启动键"的主动运动

这些练习可以刺激下颌的活动性，特别是在活动受限或患者害怕活动的情况下。患者可以向前或向左右两侧伸舌以诱发下颌前伸 / 张开或侧移运动。在这种情况下，医师在指导患者进行这些练习时应更多地强调舌运动而不是下颌运动。这些练习是根据患者的耐受性进行制订的。

下颌被动 – 助动运动

诸如 TheraBite® 下颌运动康复系统（Atos Medical AB，Hörby，瑞典），Dynasplint（Stubblefield et al.，2010）或压舌板等设备可用于被动地辅助下颌运动。这些设备旨在改善下颌运动的协调性并增加运动度。据报道，这些装置可有效改善关节源性和（或）肌源性 TMD

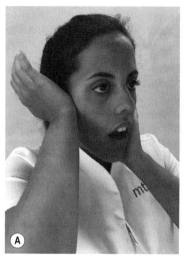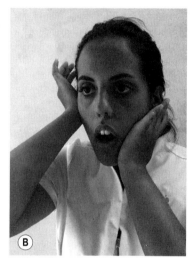

图 15.2　下颌体－髁突相对加压咀嚼技术

患者的活动度并降低疼痛强度。患有肌源性TMD 的受试者比患有关节源性 TMD 的受试者表现出更多的疼痛强度减轻（Kraaijenga et al., 2014; Maloney et al., 2002）。

A．使用 TheraBite® 设备的被动下颌运动

TheraBite 是一种被动下颌关节松动系统，患者无须医疗专业人员帮助即可使用，由两个附在塑料手柄上的垫片组成。垫片插在上下牙之间。患者可以通过按压塑料手柄来迫使垫片分离以达到张口的目的。设备必须放在患者的惯用手上。据报道，使用 TheraBite 设备可以降低疼痛强度和改善活动度。TheraBite 是一种高转矩设备，可提供短时间被动牵伸（Maloney et al., 2002）。一些研究已经确定，当用于治疗急性肌源性 TMD 时，该装置能比经典物理疗法提供更快、更好的功能改善（Satomi et al., 2013）。

该程序必须根据患者的症状进行个性化设置。常用剂量为"7×7×7"。这就是说，每天完成 7 组，每组 7 次，每次保持 7 秒。方案将根据目标而变化，例如，如果目标是引起更多

的牵伸，则每次重复保持 30 秒将是有益的。

也可以使用堆叠式压舌板来完成机械性辅助下颌关节松动术。使用方法为在患者两侧的上下牙之间放置一个压舌板。然后，患者必须添加压舌板以轻柔的力量张口并温和地牵伸。尽管很少有关于这种运动的剂量的研究，但每天进行 3 至 5 次辅助运动可能是很方便的，在最大张口位停留 2 秒（Ren et al., 2013）。该技术的主要目的是增加下颌的活动度。

B．动态关节松动术（mobilization with movement,MWM）

Brian Mulligan 推出了 MWM，这是一种手法治疗技术，结合了临床医师对关节的被动附属运动关节松动和患者的主动运动。这项技术的原理已经被应用于 TMJ，用于受疼痛限制的下颌下降或下颌闭合（González-Iglesias et al., 2013；Vicenzino et al., 2011 年）。如果手法治疗技术有效，临床医师会教患者自我 MWM 练习。患者用手或手指在治疗平面被动地松动 TMJ，并主动地进行先前感觉疼痛或受限的运动。在

动作终末段可以进行轻微的被动加压。该技术因在无痛的情况下进行，故适用于因疼痛或阻力而受限的下颌运动，推荐的剂量是重复 3 组，每组 6~10 次。

牵伸

牵伸的目的是使关节周围结构运动以恢复胶原纤维之间的润滑效率并刺激二醇 – 氨基聚糖的合成（Carmeli et al., 2001）。牵伸有益于关节源性和肌源性 TMD。受试者可以缓慢张口以自我牵伸下颌肌肉，直到感受到有紧张感为止。然后，患者借助拇指和中指张开下颌（图 15.3）。如果可以耐受，受试者需保持这种牵伸至少 30 秒以引起软组织的形变（Michelotti et al., 2004；Niemelä et al., 2012）。

收缩原动肌 – 放松拮抗肌技术可以有助于下颌肌肉的牵伸。该技术基于交互抑制的原理，当一块肌肉主动收缩时，其拮抗肌会放松。该技术的目的是放松下颌肌肉。例如，为了促进张口，要求受试者在低负荷抵抗下颌张开运

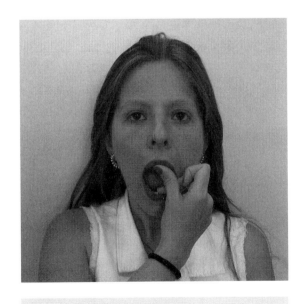

图 15.3 张口的自我牵伸

动 5~10 秒，这种运动可使下颌闭合肌肉放松（Kalamir et al., 2010、2012、2013）。在下颌张开肌肉收缩之后，指示对象张口并使用自牵伸技术来改善张口，如果可耐受则维持牵伸 30 秒，同样的原理也适用于下颌的侧向运动。根据每个患者的耐受性，这项技术可以采用每组治疗进行 3~5 次。

本体感觉训练

下颌的本体感觉提供 TMJ 在空间中的位置和运动信息。本体感觉从肌肉传入后，关节机械感受器和皮肤受体收集信息。当存在 TMJ 疾病时，本体感觉受损影响正常的下颌生物力学。本体感觉训练旨在改善运动控制，提高机械感受器的敏感性。此外，这些锻炼有助于恢复肌肉组织的黏弹性，增强氧合作用，并提高体温。TMJ 在特定空间位置的重复定位也会引起大脑皮层的变化（Ju et al., 2011）。

本体感觉训练的目的是改善协调性并重新训练受损的咀嚼肌，使其收缩模式恢复正常，模式受损可能导致 TMJ 负荷分布异常并加剧肌肉群之间的平衡异常（Armijo-Olivo & Gadotti, 2016）。

A. 引导下的张口训练

引导下的张口和闭口训练可以帮助改善下颌的协调性。患者必须在镜子前用纸遮住一半的脸或在镜子上画一条垂直线进行锻炼，以保持运动轨迹与下牙中线平行，并避免异常的收缩模式。此外，为增强肌肉和口颌功能的协调性，患者可以进行舌、唇和脸颊的活动性锻炼（Michelotti et al., 2004），以上练习也可以用舌顶着上颚进行（图 15.4）。

B. 节律性稳定

节律性稳定是一项众所周知的基于本体感觉神经肌肉促通技术的训练。该技术的功能之一是控制肌肉的完整性。该技术基于将肌梭的活动降低到最低水平的那些练习。练习包括将

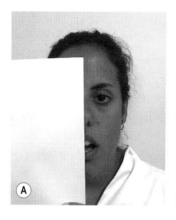
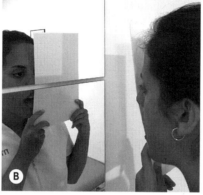

图15.4　引导下的张口训练。
（A）正面观；（B）侧面观

示指放在下颌上方，将拇指放在下颌下方并保持不动，同时舌保持在休息位。然后，患者必须对下颌张开、闭合及侧向运动施加阻力，使下颌无法移动。每次收缩必须保持6秒，完成5次原动肌和拮抗肌的交替收缩，由于该技术主要针对肌肉系统，因此应针对肌源性和混合性TMD患者使用（Mulet et al., 2007）。

　　C. Hyperboloid

　　Hyperboloid是巴西牙医发明的咀嚼装置（专利号8901216-0），并注册于美国国家专利局，形状为双曲面，由柔软、无毒、无嗅、无味的硅酮制成，硬度和质地与咀嚼时施加的理想力量相适配。Hyperboloid被认为会在牙槽神经、纺锤体和高尔基体腱器中产生本体感觉兴奋。该装置旨在改善下颌运动和运动过程中肌力的协调性（Armijo-Olivo & Gadotti，2016；Giannasi et al., 2014）。患者可以将器械保持在中切牙之间并进行前伸和侧偏（图15.5）。研究文献中支持Hyperboloid的证据是有限的。显然有必要开展更多关于其对TMD患者的影响的研究。

　　教育和咨询

　　自我照顾或自我管理通常被用作TMD患者的初始治疗。最近，11名TMD领域的国际专家组成的小组进行了Delphi研究，旨在确定TMD自我管理的组成部分。他们发现，标准的自我管理计划应包括教育、自我运动疗法、热疗、自我按摩、饮食和营养建议以及关于副功能行

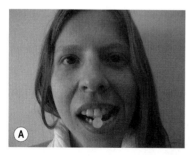
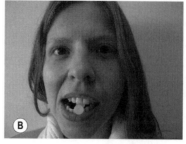
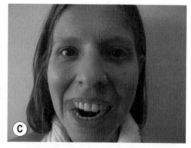

图15.5　使用Hyperboloid的练习。（A）向左侧偏；（B）向右侧偏；（C）在侧方

为的教育（Durham et al., 2016）。

有证据表明，咨询和自我管理可有效改善 TMD 患者的自发性疼痛、触诊时的肌肉压痛以及在有疼痛或无疼痛的情况下的最大张口度（de Freitas et al., 2013）。据报道，当这些项目与姿势训练和物理疗法相结合时，可以得到与单独使用相比更好的结果。

教育除应注重 TMD 的诊断和良好的预后之外，还包括 TMD 病因的生物 - 心理 - 社会方面、保守治疗的重要性以及侵入性和不可逆治疗的风险、解释 TMJ 的解剖和功能、向患者提供有关睡眠实践和限制使用镇痛药的建议以及营养建议。与推荐软性饮食相比，无疼痛咀嚼的概念更可取。此外，鼓励这些患者双侧咀嚼（Armijo-Olivo & Gadotti, 2016；Orlando et al., 2007）。此外，临床医师可以解释正常的下颌肌肉功能，并告知主诉可能与过度使用这些肌肉有关。因此，患者必须注意下颌肌肉活动和加剧疼痛的副功能行为。患者必须识别、监测并避免功能紊乱和口颌系统过度负荷，如咬牙和磨牙、嚼口香糖、将下颌放在手上休息和过度的下颌运动。临床医师应该教患者在没有牙齿接触的情况下，放松下颌和咀嚼肌并保持在息止位。当用鼻子呼吸时，口最好闭合。应鼓励患者在清醒时保持下颌的息止位。对一些患者来说，生物反馈有助于采用咀嚼肌放松的新姿势（Craane et al., 2012；Gavish et al., 2006；Kalamir et al., 2012，2013）。有关神经科学教育的详细信息请参阅本书第18章。

对于 TMD 患者也应建议积极的生活习惯，例如避免摄入咖啡因并进行体育锻炼。患者在治疗期间和之后必须练习并保持责任感。

颈椎运动

文献表明，颈部失能和下颌功能障碍之间存在着密切关系（Olivo et al., 2010），被认定为是由颈部和口颌系统之间紧密的解剖、生物力学和神经联系造成的，特别是三叉颈神经核的层面（Armijo-Olivo et al., 2006；Sessle，1999）。此外，已经证明 TMD 与颈部疼痛、颈源性头痛和挥鞭样相关疾病高度相关（Armijo-Olivo et al., 2006）。这些肌肉骨骼疾病的特征是颈部屈肌和伸肌功能异常（Jull et al., 2008）。有几项研究特别报告了患有 TMD 的受试者存在颈部屈肌、伸肌的耐力和表现异常（Armijo-Olivo et al., 2010, 2011, 2012）。例如，据报道，与健康人相比，患有 TMD 的人在进行颈部屈肌和伸肌耐力测试时，屈肌 / 伸肌耐力降低。此外，与健康受试者相比，混合性 TMD 患者在伸肌耐力测试中出现了几次更陡的负斜率，表明其伸肌更易疲劳（Armijo-Olivo et al., 2012）。TMD 的受试者在实施颅颈屈曲测试（Craniocervical Flexion Test, CCFT）（Armijo-Olivo et al.,2011）时出现较差的状态，表现为颈浅屈肌的肌电活动增加（Armijo-Olivo et al.,2011）。以上结果强调了一个事实：在 TMD 患者中观察到的肌肉骨骼紊乱可能与颈部屈肌和伸肌耐力的改变有关。因此，在临床实践中，除针对 TMD 下颌进行治疗外，通常还应进行颈椎的治疗和运动。

虽然针对颈部的治疗方法的测试证据刚刚出现，但是却具有巨大的潜力。如第 10 章所述，只有两项研究（Calixtre et al.,2016；La Touche et al.,2009）对 TMD 受试者进行了颈部锻炼结合颈部手法治疗的测试，但其研究结果表明，针对颈椎的治疗可能有助于降低肌源性 TMD 患者咀嚼肌的疼痛强度和增加其无疼痛的张口度。这些结果表示对 TMD 患者的颈部肌肉损伤进行治疗有助于减轻症状和提高患者的生活质量。因此，对应 TMD 患者采用颈椎治疗策略。

综上所述，颈部运动控制练习似乎可以改善颈椎受累患者的疼痛和功能障碍，如 TMD、头痛和颈部疼痛（Calixtre et al.,2016；Jull et al.,2002，2004，2009；La Touche et al.,2009）。因此，颈椎动作控制练习是治疗 TMD 的最有前景的选择之一（Armijo-Olivo et al.,2016）。然而必须强调，据我们所知，文献中没有适当研究方法的随机对照试验，仅测试了针对颈椎进行训练对 TMD 患者的有效性。

在此，我们将描述一个颈部锻炼方案，该方案已被用于颈部受累的受试者的颈部运动控制。该方案的有效性已在文献中被广泛验证，并应用于颈源性头痛和颈痛等患者群体（Falla et al.,2007，2013；Jull et al.,2002，2004，2008，2009；La Touche et al.,2009），根据最近的研究结果有可能减轻 TMD 患者的症状（Calixtre et al.,2015；La Touche et al.,2009）。以上练习可以单独进行，也可以与 TMD 患者的下颌练习相结合。

颈部肌肉训练

训练颈部肌肉有两种方法（Jull et al.,2009；O'Leary et al.,2009）。一种是针对运动控制的低负荷收缩（Falla et al.,2013），另一种是针对颈部肌肉的强化和耐力训练（Berg et al.,1994；Jordan & Manniche，1996）。值得一提的是，这两种方案都对患者有积极的影响，可以在康复过程的不同阶段使用（O'Leary et al.,2009）。在受试者的疼痛和失能可能妨碍高负荷训练的初始阶段，必须进行低负荷强度训练和运动控制训练，而高强度、整体的训练会有更多肌肉参与，必须在颈深部和肌肉姿势的再教育和协调建立之后再开始。

Jull 等（2002）和 Falla 等（2013）提出了一项针对颈部受累和颈源性头痛患者颈部肌肉损伤的训练方案（Jull et al.,2002，2004，2009；La Touche et al.,2009）。该训练方案旨在锻炼颈部屈肌和伸肌，可分为几个阶段，但通常在 8 周内完成，包括每周 2 次 30~45 分钟的颈部屈肌和伸肌渐进式锻炼（Falla et al.,2007，2013）。

颈屈肌训练

颈屈肌训练的第一阶段通过位于颈后的压力生物反馈传感器，在仰卧放松的体位逐步进行颅颈弯曲运动的再教育。这项训练的目标是上颈段的深屈肌、头长肌和颈长肌（Armijo-Olivo et al.,2011），而不是浅屈肌、胸锁乳突肌和前斜角肌。

正确的颅颈屈曲运动对训练计划非常重要（Jurl et al.,2004）。临床医生必须教患者如何正确地运动，并控制和（或）消除任何代偿姿势，如颈部后缩、颈椎过度屈曲和（或）紧咬下颌。患者轻柔而缓慢地点头，好像在说"是"，这样传感器就可以测量受试者所施加的压力水平。将压力的起始水平设定为 22mmHg，然后可以进行到 30mmHg。为了治疗效果以及每个目标阶段的精确度，必须正确地进行颅颈屈曲运动（Falla, 2004; Jull et al., 2004; O'Leary et al., 2007）。其目的是不通过代偿或收缩颈浅屈肌，使压力水平达到 10mmHg 的基线以上。这个动作需要完美地进行 10 次才能进入下一个阶段（图 15.6）。如果患者在正确地做点头动作方面有困难，临床医师可以建议其在做点头动作之前向下看。此外，临床医师还可以建议患者在呼气时做点头动作（Cagnie et al.,2008）。

颈深屈肌耐力训练

在患者能够正确地进行颅颈屈曲运动之后，临床医师必须教患者如何在头部和颈部处于中立位时以受控的方式缓慢地进行颅颈屈曲运动。如上所述，在运动过程中，患者应在放置于颈后的压力生物反馈传感器的反馈指导下监测随着颈长肌的收缩而发生的颈部前凸轻微变平。只要能够正确地进行颅颈屈曲运动，患者就可以开始使用来自颈后的压力单元的反馈逐渐增加颅颈屈曲范围。由放在患者眼前的屏幕提供

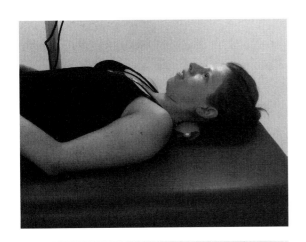

图 15.6　颅颈屈曲运动

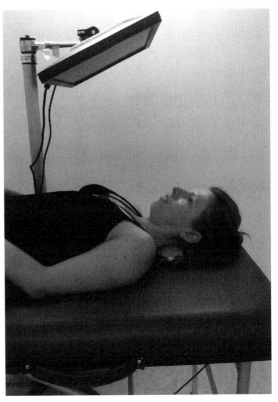

图 15.7　颈深屈肌耐力的训练

反馈，以避免代偿运动（图 15.7）。

　　每位患者必须先做颅颈屈曲动作，然后以增量从基线压力为 20~30mmHg 的最终压力水平需依次达到 5 个压力目标。临床医师应将患者可以稳定地坚持 5 秒而不后缩，不使用颈浅屈肌，并且不需要快速、急促的颅颈屈曲运动以启动程序的压力水平确定为目标水平。对于每个目标水平，收缩持续时间应增加至 10 秒，患者进行 10 次重复，每次收缩之间有短暂的休息时间（5 秒）。一旦在一个目标水平上完成一组 10 次 10 秒的重复动作，则应继续在下一个目标水平进行训练，直到在 30mmHg 下完成 10 次 10 秒的重复动作。

颈屈肌高负荷训练

　　在康复的后期，可以指导患者通过以头部重量为负荷的高负荷运动来训练屈肌。患者必须重复头部抬举动作，操作时先端坐，后背靠墙，然后尽可能地趋向仰卧位（图 15.8）。头部抬举前需要进行颅颈屈曲，然后屈曲颈椎以使头部离开支撑面，并且在整个运动过程中必须保持颅颈屈曲（一组重复 5 次，每次维持 1~2 秒）。必须根据患者对运动的反应增加重复次数和组次，并根据患者的进展情况，通过增加保持姿势的时间以增强耐力。

　　还需指导患者通过不同的体位训练颈屈肌，把练习进行到端坐位和直立位。下一阶段的第一部分是在端坐位或直立位下进行头部和颈椎后伸运动。该阶段的运动也包括颈屈肌的离心收缩。任何代偿动作，如下颌回缩或颈部回缩则应该被劝阻。之后，受试者需要回到颈椎的中立位。这个阶段是通过向心收缩颈屈肌来完成的。重要的是要检查运动是在颅颈区开始的，而不是由胸锁乳突肌主导。随着控制的增强，临床医师可以通过增加头部后伸运动的范围使运动进阶。此外，可以通过在不同体位下进行颈椎返回运动（向心收缩）增加等长维持训练，

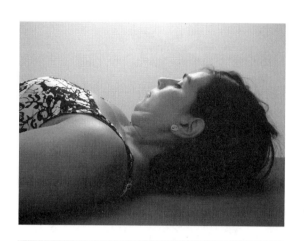

图 15.8　高负荷的颈屈肌训练

改善后伸功能范围内的颈椎屈曲协同作用（图 15.9）。

深部颈伸肌的训练

颈伸肌参与对颈部的控制，因此应训练它们以确保颈椎的适当运动。为了训练颈伸肌，患者可以端坐位或直立位开始运动，然后进入俯卧肘位和四点跪位。

针对枕下肌群，必须指导患者首先屈曲头和颈部，然后返回到起始位来训练颈伸肌的离心/向心功能。临床医师必须教患者如何做这个动作，并把注意力集中在头部、颈部以及肩胛骨的位置。例如，伸下颌是这种运动最常见的代偿方式之一，它表示通常由浅表肌肉（如

头半棘肌）支配动作引起颅颈过度伸展。

此外，由于认识到头后的大、小直肌有关键的本体感觉功能，有支持和控制上颈段关节方面的作用，以及在颈痛受累时这些肌肉会发生改变的证据，因此训练它们是很重要的。患者在进行颅颈后伸和屈曲（点头）运动时，需保持中、下颈段中立位（图 15.10）。

另一种旋转运动有利于头上斜肌和头下斜肌，旋转角度小于 40° 以聚焦旋转到上颈椎区域（每个动作应重复 10 次）。

下段深部颈伸肌的再训练

此训练是上述训练的一个进阶，应以类似的方式进行，但患者应保持四点跪位。患者必须进行以头重为负荷的高负荷运动，重点训练深部颈伸肌和颈半棘肌 / 多裂肌群。最初，患者应进行 15 次颈部后伸运动，并保持头部中立位。随着伸肌的训练颈椎后伸范围应逐渐增大。在患者对运动的反馈后允许的情况下，还必须增加重复次数和组次，并根据患者的进展情况，通过增加保持姿势的时间增强耐力（图 15.11）。

颈屈肌和伸肌的共同收缩结合手臂和腿部运动

一旦患者能够达到适当的颈椎屈伸肌收缩模式就可以开始这类运动。例如，在四点跪位时，患者首先进行上颈段屈曲，并保持下颈段中立位。这种由患者维持的排列可以鼓励患者

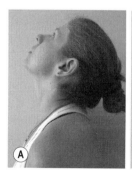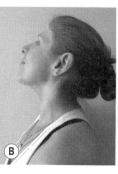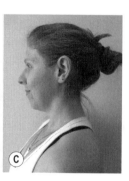

图 15.9　直立位的颈屈肌再训练。（A）后伸的开始动作；（B）中间范围；（C）运动结束

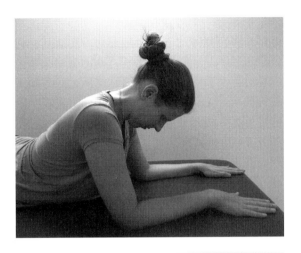

图 15.10 颈伸肌的训练和维持下颈段中立位

保持脊柱和身体其他部分的稳定。当患者能够正确地执行动作并保持姿势至少 10 秒、10 次时就可以进阶训练。例如，可以在颈部控制的同时进行手臂和腿部运动。运动时，受试者被要求举起手臂，并保持身体以及颈胸系统的稳定，然后抬起一条腿。这些部位交替进行该动作（先是右臂、左腿，然后是左臂、右腿），直到患者能够保持并执行正确的运动模式。可以在训练球上进行该练习以增加不稳定性，从而增加对脊柱稳定系统的挑战。

肩胛骨位置再训练

患有颈部疼痛和相关疾病（如 TMD）的受试者的头部、颈部和肩胛区域出现姿势改变。对临床医师而言，非常重要的是要教患者感受肩胛骨的正确位置和动作，并对肩胛肌进行再训练。因此，有必要激活控制肩胛骨位置的所有肌肉组织（即斜方肌中、下部，前锯肌，肩胛提肌和菱形肌）。然而，在可以开始再训练之前，建议拉伸和放松为维持生物力学环境而过度活跃和紧绷的肌肉，并对颈部肌肉功能进行再训练。必须进行斜方肌上部、胸锁乳突肌、

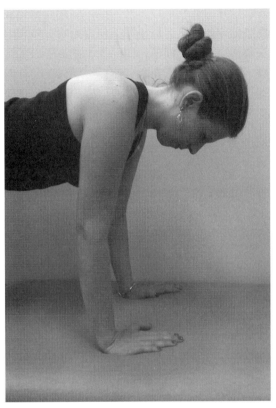

图 15.11 下段深部颈伸肌的再训练

肩胛提肌、胸小肌和胸大肌的牵伸。例如，胸肌紧张会限制肩胛骨运动，因而应在躯干肩胛肌再训练前解决。单侧角落牵伸是一种典型的胸小肌自我牵伸方法。患者采取直立位，将肱骨外展至 90°、肘部屈曲至 90°，手掌放在平面上。然后，患者通过旋转躯干而远离抬高的水平外展的手臂，从而最大限度地牵伸整个胸部（Borstad & Ludewig, 2006）。为了最大限度地牵伸斜方肌上部，患者的颈部需要倾斜到相反的一侧，头部旋转到同一侧（面向同一侧），并进行颈部弯曲运动直到患者感觉紧张但无疼痛。该姿势需要保持至少 20~30 秒，并重复 3 次，可以由临床医师辅助完成，也可以教给患

者，这样患者就可以自己完成。同样对胸锁乳突肌的牵伸，患者应将耳朵朝向对肩，然后将头部转向对侧，面部转向同侧，使鼻子以大约45°的角度朝向天花板，然后右手向下并伸向地板，以获得更多的拉伸。该姿势需要保持至少 20~30 秒，并重复 3 次。

肩胛骨稳定肌群的耐力训练

肩胛骨稳定肌群的耐力训练包括保持肩胛骨的正确位置至少 10 秒。临床医师必须确保患者获得足以保持所需肩胛骨运动和姿势的技能。为此，临床医师可以向患者提供触觉提示，以促进动作和耐力。患者学会了正确控制肩胛骨的位置和动作后，练习则应集中在重复动作上，目的是促进自动化的肩胛骨位置和动作行为新模式。进行这些运动的进阶方法是使患者从侧卧位变至俯卧位再到端坐位。患者可以将重力作为阻力以训练肩胛肌的耐力。教导患者将肩胛骨控制训练融入与其疾病相关的有问题的功能性日常活动中，例如计算机工作（Cagnie et al., 2014; Falla, 2004; Jull et al., 2004; O'Leary et al., 2007）。

手臂运动和负荷下的肩胛骨控制再训练

在手臂运动和负荷的情况下重新训练肩胛骨控制，目的是在手臂运动时保持肩胛骨的位置，通过做小范围（≤60°）的运动，同时保持肩胛骨的正确位置完成。闭链训练可以用来提高这些练习的难度。患者可以在俯卧、肘或四点跪位下对肩胛骨进行向心和离心控制练习，同时保持颈椎中立位，该运动是为了重新训练前锯肌的耐力，同时保持中间位置 10 秒，目标是完美地完成 10 次动作（Jull et al., 2004; O'Leary et al., 2007）。

姿势再训练

头颈部姿势与 TMD 的关系一直是多年来

争论的焦点。物理治疗师常用头颈部姿势再训练解决颈部受累患者的姿势异常。然而其支持证据仍然不足，TMD 与姿势之间的密切关系尚未建立。尽管存在这一争议，但最近的一项系统性研究（Armijo-Olivo et al.,2016）发现，姿势训练是恢复或优化颅下颌系统排列和减轻肌源性 TMD 患者疼痛的建议干预措施之一。此外，有人建议姿势训练应基于个人需要（Jull et al.,2004）。表示姿势会加重症状的患者，以及表示姿势矫正时症状改善的患者，可以使用姿势矫正改善症状。因此，在临床实践中，临床医师对有姿势异常的 TMD 患者进行治疗时可以考虑这些建议。一项研究发现，有一种非常简单的姿势训练有助于减少颈部浅层肌肉的活动，针对深层肌肉进行训练（Beer et al.,2012），训练时，患者采取端坐位，腰椎骨盆中立位下挺直姿势，然后通过想象从颈椎顶部抬起颅底以轻柔地延长颈椎，肩胛骨的姿势控制经常被添加到该姿势练习中。临床医师必须教患者如何正确完成动作。可以在诊所（患者保持姿势 10 秒，重复该姿势 5 次）和患者的家庭或工作环境中进行姿势练习（保持姿势 10 秒，理想情况下工作日每 15~20 分钟一次）（图 15.12）。

C1~C2 自助式骨突持续自然滑动训练

有证据表明，在 TMD 患者中颈椎屈曲旋转试验测量的上颈段（C1~C2）活动性降低（Greenbaum et al., 2017; von Piekartz et al., 2016; Grondin et al., 2015）。此外，研究显示，上颈段关节松动术对 TMD 的有效性（Calixtre et al., 2016; La Touche et al., 2009）。最近，C1~C2 自助式骨突持续自然滑动（self-sustained natural apophyseal glide，SNAG）结合其他上颈段关节松动术和训练已显示出对减少 TMD 患者疼痛影响的有效性（Calixtre et al., 提交）。在颈椎曲度旋转试验呈阳性的患者中，C1~C2 自我骨突持续自然滑动可以教会患者使用颈椎自我骨突

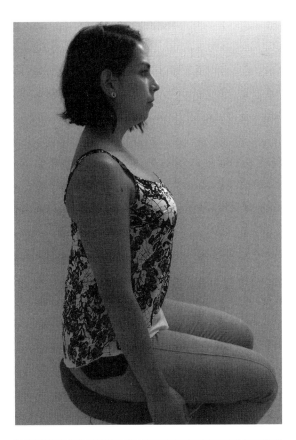

图 15.12　增加颈部深层屈肌活动并减少浅层屈肌的活动的姿势训练

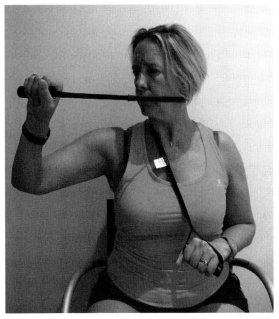

图 15.13　C1~C2 自助式骨突持续自然滑动技术。在颈椎右旋中的自我应用。力通过治疗带的水平压力施加到 C1 水平。同时，受试者主动右转

持续自然滑动带。薄橡胶带覆盖于 C1 的后弓上，并水平向前拉过面部，作用是促进 C1~C2 的旋转。当在带子上施加张力时，要求患者旋转头部，且方向与颈椎屈曲旋转试验中受限的方向相同（图 15.13）。患者在旋转末端范围保持约 3 秒后返回到头部中立位，同时维持带子的张力。该练习一天重复 3 组，每组数次。运动不应引起除拉伸感以外的其他症状（Hall et al.,2007）。关于 C1~C2 自我骨突持续自然滑动增加上颈椎旋转运动范围以治疗 TMD 患者的有效性仍需进一步研究。

本章参考文献

Armijo-Olivo S, Gadotti I. Temporomandibular Disorders. In: Magee DJ, Zachazewski JE, Quillen W, Manske RC. Pathology and Intervention in Musculoskeletal Rehabilitation. 2nd ed. London: Elsevier; 2016. Pp. 119–156.

Armijo Olivo S, Magee DJ, Parfitt M, Major P, Thie NM. The association between the cervical spine, the stomatognathic system, and craniofacial pain: a critical review. J Orofac Pain 2006; 20: 271–287.

Armijo-Olivo S, Fuentes JP, da Costa BR et al. Reduced endurance of the cervical flexor muscles in patients with concurrent temporomandibular disorders and neck disability. Man Ther 2010; 15: 586–592.

Armijo-Olivo S, Silvestre R, Fuentes J et al. Electromyographic activity of the cervical flexor muscles in patients with temporomandibular disorders while performing the craniocervical flexion test: a cross-sectional study. Phys Ther 2011; 91: 1184–1197.

Armijo-Olivo S, Silvestre RA, Fuentes JP et al. Patients with temporomandibular disorders have increased fatigability of the cervical extensor muscles. Clin J Pain 2012; 28: 55–64.

Armijo-Olivo S, Pitance L, Singh V, Neto F, Thie N, Michelotti A. Effectiveness of manual therapy and therapeutic exercise for temporomandibular disorders: Systematic review and meta-analysis. Phys Ther 2016; 96: 9–25.

Bae Y, Park Y. The effect of relaxation exercises for the masticator muscles on Temporomandibular Joint Dysfunction (TMD). J Phys Ther Sci 2013; 25: 583–586.

Beer A, Treleaven J, Jull G. Can a functional postural exercise improve performance in the cranio-cervical flexion test? A preliminary study. Man Ther 2012; 17: 219–224.

Berg HE, Berggren G, Tesch PA. Dynamic neck strength training effect on pain and function. Arch Phys Med Rehabil 1994; 75: 661–665.

Borstad JD, Ludewig PM. Comparison of three stretches for the pectoralis minor muscle. J Shoulder Elbow Surg 2006; 15: 324–330.

Cagnie B, Danneels L, Cools A, Dickx N, Cambier D. The influence of breathing type, expiration and cervical posture on the performance of the cranio-cervical flexion test in healthy subjects. Man Ther 2008; 13:232–238.

Cagnie B, Struyf F, Cools A, Castelein B, Danneels L, O'leary S. The relevance of scapular dysfunction in neck pain: a brief commentary. J Orthop Sports Phys Ther 2014; 44: 435–439.

Calixtre BL, Oliveira AB, Ramalho de Sena Rosa L, Armijo-Olivo S, Visscher C, Alburquerque Sendín F. Effects of upper cervical mobilizations and neck exercises on pain, mandibular function, and headache impact in women with TMD. A single-blinded randomized controlled trial (Submitted).

Calixtre LB, Moreira RFC, Franchini GH, Alburquerque-Sendín F, Oliveira AB. Manual therapy for the management of pain and limited range of motion in subjects with signs and symptoms of temporomandibular disorder: a systematic review of randomised controlled trials. J Oral Rehabil 2015; 42: 847–861.

Calixtre LB, Grüninger BL da S, Haik MN, Alburquerque-Sendín F, Oliveira AB. Effects of cervical mobilization and exercise on pain, movement and function in subjects with temporomandibular disorders: a single group pre-post test. J Appl Oral Sci 2016; 24: 188–197.

Carmeli E, Sheklow SL, Bloomenfeld I. Comparative study of repositioning splint therapy and passive manual range of motion techniques for anterior displaced temporomandibular discs with unstable excursive reduction. Physiotherapy 2001; 87: 26–36.

Craane B, Dijkstra PU, Stappaerts K, De Laat A. One-year evaluation of the effect of physical therapy for masticatory muscle pain: a randomized controlled trial. Eur J Pain 2012; 16: 737–747.

Durham J, Al-Baghdadi M, Baad-Hansen L et al. Self-management programmes in temporo-mandibular disorders: results from an international Delphi process. J Oral Rehabil 2016; 43: 929–936.

de Felício CM, de Oliveira MM, da Silva MAMR. Effects of orofacial myofunctional therapy on temporomandibular disorders. Cranio J Craniomandib Pract 2010; 28: 249–259.

de Freitas RFCP, Ferreira MÂF, Barbosa G a. S, Calderon PS. Counselling and self-management therapies for temporomandibular disorders: a systematic review. J Oral Rehabil 2013; 40: 864–874.

Falla D. Unravelling the complexity of muscle impairment in chronic neck pain. Man Ther 2004; 9: 125–133.

Falla D, Jull G, Russell T, Vicenzino B, Hodges P. Effect of neck exercise on sitting posture in patients with chronic neck pain. Phys Ther 2007; 87: 408–417.

Falla D, Lindstrøm R, Rechter L, Boudreau S, Petzke F. Effectiveness of an 8-week exercise programme on pain and specificity of neck muscle activity in patients with chronic neck pain: a randomized controlled study. Eur J Pain 2013; 17: 1517–1528.

Fransen M, McConnell S, Harmer AR, Van der Esch M, Simic M, Bennell KL. Exercise for osteoarthritis of the knee: a Cochrane systematic review. Br J Sports Med 2015; 49: 1554–1557.

Gavish A, Winocur E, Astandzelov-Nachmias T, Gazit E. Effect of controlled masticatory exercise on pain and muscle performance in myofascial pain patients: A pilot study. Cranio 2006; 24: 184–190.

Giannasi LC, Freitas Batista SR, Matsui MY et al. Effect of a hyperbolide mastication apparatus for the treatment of severe sleep bruxism in a child with cerebral palsy: long-term follow-up. J Bodywork Mov Ther 2014; 18: 62–67.

González-Iglesias J, Cleland JA, Neto F, Hall T, Fernández-de-las-Peñas C. Mobilization with movement, thoracic spine manipulation, and dry needling for the management of temporomandibular disorder: A prospective case series. Physiother Theory Pract 2013; 29: 586–595.

Greenbaum T, Dvir Z, Reiter S, Winocur E. Cervical flexion-rotation test and physiological range of motion – A comparative study of patients with myogenic temporomandibular disorder versus healthy subjects. Musculoskelet Sci Pract 2017; 27: 7–13.

Grondin F, Hall T, Laurentjoye M, Ella B. Upper cervical range of motion is impaired in patients with temporomandibular disorders. Cranio J Craniomandib Pract 2015; 33: 91–99.

Gross AR, Paquin JP, Dupont G et al. Exercises for mechanical neck disorders: A Cochrane review update. Man Ther 2016; 24: 25–45.

Haketa T, Kino K, Sugisaki M, Takaoka M, Ohta T. Randomized clinical trial of treatment for TMJ disc displacement. J Dent Res 2010; 89: 1259–1263.

Hall T, Chan HT, Christensen L, Odenthal B, Wells C, Robinson K. Efficacy of a C1-C2 self-sustained natural apophyseal glide (SNAG) in the management of cervicogenic headache. J Orthop Sports Phys Ther 2007; 37: 100–107.

Jordan A, Manniche C. Rehabilitation and spinal pain. J Neuromusculoskel Syst 1996; 4: 89–93.

Ju Y-Y, Liu Y-C, Cheng H-YK, Chang Y-J. Rapid repetitive passive movement improves knee proprioception. Clin Biomech 2011; 26: 188–193.

Jull G, Trott P, Potter H et al. A randomized controlled trial of exercise and manipulative therapy for cervicogenic headache. Spine 2002; 27: 1835–1843.

Jull GA, Falla DL, Treleaven JM, Sterling MM, O'Leary SP. A therapeutic exercise approach for cervical disorders. London: Churchill Livingstone-Elsevier; 2004.

Jull GA, O'Leary SP, Falla DL. Clinical assessment of the deep cervical flexor muscles: the craniocervical flexion test. J Manipulative Physiol Ther 2008; 31: 525–533.

Jull GA, Falla D, Vicenzino B, Hodges PW. The effect of therapeutic exercise on activation of the deep cervical flexor muscles in people with chronic neck pain. Man Ther 2009; 14: 696–701.

Kalamir A, Pollard H, Vitiello A, Bonello R. Intra-oral myofascial therapy for chronic myogenous temporomandibular disorders: a randomized, controlled pilot study. J Man Manip Ther 2010; 18: 139–146.

Kalamir A, Bonello R, Graham P, Vitiello AL, Pollard H. Intraoral myofascial therapy for chronic myogenous temporomandibular disorder: a randomized controlled trial. J Manipulative Physiol Ther 2012; 35: 26–37.

Kalamir A, Graham PL, Vitiello AL, Bonello R, Pollard H. Intra-oral myofascial therapy versus education and self-care in the treatment of chronic, myogenous temporomandibular disorder: a randomised, clinical trial. Chiropr Man Ther 2013; 21: 17.

Kraaijenga S, van der Molen L, van Tinteren H, Hilgers F, Smeele L. Treatment of myogenic temporomandibular disorder: a prospective randomized clinical trial, comparing a mechanical stretching device (TheraBite®) with standard physical therapy exercise. Cranio J Craniomandib Pract 2014; 32: 208–216.

La Touche R, Fernández-de-las-Peñas C, Fernández-Carnero J et al. The effects of manual therapy and exercise directed at the cervical spine on pain and pressure pain sensitivity in patients with myofascial temporomandibular disorders. J Oral Rehabil 2009; 36: 644–652.

Lindfors E, Hedman E, Magnusson T, Ernberg M, Gabre P. Patient experiences of therapeutic jaw exercises in the treatment of masticatory myofascial pain: a qualitative study. J Oral Facial Pain Headache 2017; 31: 46–54.

Littlewood C, Malliaras P, Bateman M, Stace R, May S, Walters S. The central nervous system – an additional consideration in "rotator cuff tendinopathy" and a potential basis for understanding response to loaded therapeutic exercise. Man Ther 2013; 18: 468–472.

Maloney GE, Mehta N, Forgione AG, Zawawi KH, Al-Badawi EA, Driscoll SE. Effect of a passive jaw motion device on pain and range of motion in TMD patients not responding to flat plane intraoral appliances. Cranio 2002; 20: 55–66.

Mapelli A, Zanandréa Machado BC, Giglio LD, Sforza C, De Felício CM. Reorganization of muscle activity in patients with chronic temporomandibular disorders. Arch Oral Biol 2016; 72: 164–171.

Medlicott MS, Harris SR. A systematic review of the effectiveness of exercise, manual therapy, electrotherapy, relaxation training, and biofeedback in the management of temporomandibular disorder. Phys Ther 2006; 86: 955–973.

Michelotti A, Steenks MH, Farella M, Parisini F, Cimino R, Martina R. The additional value of a home physical therapy regimen versus patient education only for the treatment of myofascial pain of the jaw muscles: short-term results of a randomized clinical trial. J Orofac Pain 2004; 18: 114–125.

Mulet M, Decker KL, Look JO, Lenton PA, Schiffman EL. A randomized clinical trial assessing the efficacy of adding 6 x 6 exercises to self-care for the treatment of masticatory myofascial pain. J Orofac Pain 2007; 21: 318–328.

Nascimento MM, Vasconcelos BC, Porto GG, Ferdinanda G, Nogueira CM, Raimundo RC. Physical therapy and anesthetic blockage for treating temporomandibular disorders: a clinical trial. Med Oral Patol Oral Cirugia Bucal 2013; 18: e81-e85.

Niemelä K, Korpela M, Raustia A, Ylöstalo P, Sipilä K. Efficacy of stabilisation splint treatment on temporomandibular disorders. J Oral Rehabil 2012; 39: 799–804.

Nijs J, Roussel N, Paul van Wilgen C, Köke A, Smeets R. Thinking beyond muscles and joints: therapists' and patients' attitudes and beliefs regarding chronic musculoskeletal pain are key to applying effective treatment. Man Ther 2013; 18: 96–102.

O'Leary S, Falla D, Hodges PW, Jull G, Vicenzino B. Specific therapeutic exercise of the neck induces immediate local hypoalgesia. J Pain 2007; 8: 832–839.

O'Leary S, Falla D, Elliott JM, Jull G. Muscle dysfunction in cervical spine pain: implications for assessment and management. J Orthop Sports Phys Ther 2009; 39: 324–333.

Olivo SA, Fuentes J, Major PW, Warren S, Thie NMR, Magee DJ. The association between neck disability and jaw disability. J Oral Rehabil 2010; 37: 670–679.

Orlando B, Manfredini D, Salvetti G, Bosco M. Evaluation of the effectiveness of biobehavioral therapy in the treatment of temporomandibular disorders: a literature review. Behav Med Wash DC 2007; 33: 101–118.

Pelletier R, Higgins J, Bourbonnais D. Is neuroplasticity in the central nervous system the missing link to our understanding of chronic musculoskeletal disorders? BMC Musculoskelet Disord 2015; 16: 25.

Philadelphia Panel. Philadelphia Panel evidence-based clinical practice guidelines on selected rehabilitation interventions: overview and methodology. Phys Ther 2001; 81: 1629–1640.

Ren W, Ao H, Lin Q, Xu Z, Zhang B. Efficacy of mouth opening exercises in treating trismus after maxillectomy. Chin Med J 2013; 126: 2666–2669.

Rocabado M. Head and Neck Biomechanics: Joint Treatment. Buenos Aires: Intermedica; 1979.

Satomi T, Tanaka T, Kobayashi T, Iino M. Developing a new appliance to dissipate mechanical load on teeth and improve limitation of vertical mouth. J Oral Maxillofac Res 2013; 4: e4.

Sessle BJ. Neural mechanisms and pathways in craniofacial pain. Can J Neurol Sci J Can Sci Neurol 1999;26: S7-S11.

Smith BE, Hendrick P, Smith TO et al. Should exercises be painful in the management of chronic musculoskeletal pain? A systematic review and meta-analysis. Br J Sports Med 2017: bjsports-2016–097383.

Sokunbi O, Watt P, Moore A. Changes in plasma concentration of serotonin in response to spinal stabilisation exercises in chronic low back pain patient. Niger Q J Hosp Med 2007; 17: 108–111.

Sokunbi O, Moore A, Watt P. Plasma levels of beta-endorphin and serotonin in response to specific spinal based exercises. South Afr J Physiother 2008; 64: 31–37.

Stubblefield MD, Manfield L, Riedel ER. A preliminary report on the efficacy of a dynamic jaw opening device (Dynasplint Trismus System) as part of the multimodal treatment of trismus in patients with head and neck cancer. Arch Phys Med Rehabil 2010; 91: 1278–1282.

Taylor NF, Dodd KJ, Shields N, Bruder A. Therapeutic exercise in physiotherapy practice is beneficial: a summary of systematic reviews 2002-2005. Aust J Physiother 2007; 53: 7–16.

Vicenzino B, Hing W, Hall T, Rivett D. Mobilisation with Movement: the Art and the Science. Elsevier Australia; 2011.

von Piekartz H, Pudelko A, Danzeisen M, Hall T, Ballenberger N. Do subjects with acute/subacute temporomandibular disorder have associated cervical impairments: A cross-sectional study. Man Ther 2016; 26: 208–215.

Yadav M, Attrey P. Effect of dynamic versus isometric resistance exercise on pain and functional ability in elderly patients with osteoarthritis of knee. Indian J Physiother Occup Ther - Int J 2017; 11: 30.

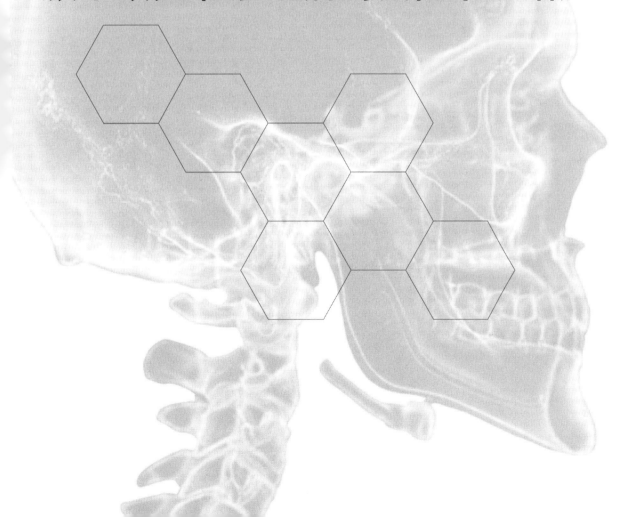

第4部分

颞下颌关节紊乱病的其他干预措施

第16章
颞下颌关节紊乱病肌筋膜触发点的干针治疗

César Fernández-de-las-Peñas, Juan Mesa-Jiménez

触发点干针治疗

干针治疗（dry needling, DN）是一种最常见的针对触发点（TrPs）的干预措施。美国物理治疗协会（American Physical Therapy Association, APTA）将干针定义为"使用细丝状针（通常是针灸针）穿透皮肤，刺激 TrPs、肌肉和结缔组织，以治疗肌肉骨骼疾病的干预技术"（APTA，2013）。根据各地区法律的不同，干针属于不同保健专业的执业范围，包括医学、物理治疗、脊椎按摩、针灸或牙科学。每一个专业按照各自的专业理论和管理方法来决定何时、如何应用该项技术。事实上，干针是否属于针灸治疗仍存在一定争议（Zhou et al.,2015）。这些干预措施之间具有差异性，例如治疗原理、基本机制、操作技术和应用理论等。针对此争论，读者可参考其他文献。需要注意的是，虽然针灸从业者将干针技术称为"TrP 针灸"，但这并不意味着干针技术是某一学科的专属领域。此外，干针也可应用于其他组织结构，如韧带、肌腱、瘢痕组织或筋膜粘连（Dunning et al.,2014）。本章将重点讨论触发点的干针治疗（TrP–DN）。

TrP-DN 可分为浅干针和深干针（Dommerholt & Fernández-de-las-Penias，2013），其中深干针是使用最广泛的干预手段，重点是"快进、快出"（Hong，1994）。这项技术是指将干针插入TrP 区域，直到出现第一次出现局部反应。该反应是指针插入紧绷肌带的短暂且突然的收缩现象（Dommerholt & Fernández-de-las-Peñas，2013）。出现第一个局部抽搐反应后，上下移动干针，但不要旋转，以此方式获得更多的局部抽搐反应。1994 年，Hong 提出，在应用该技术时，为了达到临床疗效，需要患者出现局部抽搐反应。但是，尚不清楚需要出现几次局部抽搐反应才能达到治疗效果。最近一项对于颈痛患者的研究发现，干针治疗时局部抽搐反应的次数与颈痛没有临床差异（Fernández-Carnero et al.,2017）。在这项研究中，与未发生局部抽搐组相比，局部抽搐反应发生次数最多（*n*=6）或发生直至耗竭时，受试者的临床症状显著改善（Fernández-Carnero et al.,2017）。另一项研究发现，治疗 1 周内出现和没有出现局部抽搐反应的患者之间没有差异，所以笔者认为局部抽搐反应可能不是治疗成功的必要条件（Koppenhaver et al.,2017）。由于已发表的论文研究结果不统一，部分论文作者对局部抽搐反应在 TrP-DN 期间的必要性持质疑态度（Perreault et al.,2017）。

由于操作的侵入性，存在穿透重要器官和其他身体组织的风险，如肺、肠、肾、尿道、神经和动脉等。针灸引起气胸的发病率低于1/10000，而有关 TrP-DN 引起气胸的报道只有1 例发表，所以目前尚不清楚其致气胸的发病率（Cummings et al.,2014）。应用 TrP-DN 需要医师具有广博的解剖学知识，并始终以解剖学为基础（Halle & Halle，2016）。临床医师必须遵循干针安全实践指南，包括洗手和其他防护措施（ASAP，2007；McEvoy et al.,2012；Bachmann et al.,2014）。在对 TrP-DN 不良事件风险的前瞻性研究中，8000 例干针治疗中，患者发生严重不良事件的风险低于 0.04%（Brady et al.,2014）。最常见的不良事件是针刺期间和之后的疼痛、出血和瘀伤（Brady et al.,2014 年）。对于针刺后疼痛，有学者认为是由于重复针刺造成的神经肌肉损伤（Domingo et al.,2013）。疼痛可能会导致患者不愿意接受进一步的干针治疗，造成患者不满以及治疗依从性降低。强烈建议在进行 TrP-DN 之前，告知患者存在治疗后疼痛的可能性（APTA，2012）。有一些研究探讨了减少针刺后疼痛的潜在治疗策略。与观察组相比，TrP-DN 后进行喷雾和拉伸（Martín-Pintado-Zugasti et al.,2014）、缺血性加压（Martín-Pintado-Zugasti et al.,2015）或低负荷离心运动（Salom Moreno et al.,2017），在短期内（6~24 小时）可以有效地减轻针刺后疼痛。在干针治疗后未予干预的组中发现，针刺后疼痛在 TrP-DN 后 48~72 小时趋于消失，提示针刺后疼痛可能是 TrP-DN 的一种生理性继发效应。为了让患者有良好的治疗体验，最好采取相应措施减少针刺后疼痛，以减小其拒绝接受进一步治疗的可能。事实上，针刺后疼痛可能也与患者对针的恐惧有关，常见于既往有不愉快针刺经历的患者。然而，值得注意的是，对针的恐惧不影响干针治疗的临床效果（Joseph et al.,2013）。

触发点干针治疗的科学依据

约 40 年前，Lewit 发表了第一篇使用干针治疗疼痛的报道（Lewit，1979）。已有数篇系统综述并且总结了这一干预措施疗效的证据。对干针治疗最有影响的是近 5 年的刊物，大量的系统综述和荟萃分析证实了 TrP-DN 治疗疼痛的有效性。例如，有研究发现，TrP-DN 可以改善上肢疼痛（Kietrys et al.,2013）和下肢疼痛（Morihisa et al.,2016）。其他荟萃分析得出结论，TrP-DN 对颈肩痛（Liu et al.,2015）和腰痛（Liu et al.,2017a）的治疗亦有效。一项系统综述研究了 TrP-DN 在一块肌肉中的有效性，如斜方肌（Cagnie et al.,2015）。另一项研究发现，TrP-DN 对于治疗多个身体部位都具有积极作用，表明这种治疗方法对多个肌肉群具

有广泛的适用性（Boyles et al.,2015）。根据目前的证据，加拿大卫生药物和健康技术局已允许在公共卫生系统中根据适当的临床推理使用干针疗法（CADTH，2016）。所有的综述都认为，没有证据支持 TrP-DN 的远期疗效（Kietrys et al.,2013; Boyles et al.,2015; Cagnie et al.,2015; Liu et al.,2015; Gattie et al.,2017; Liu et al.,2017a）。

应当认识到，并非所有的荟萃分析都认为干针治疗具有积极疗效。一个报道得出结论，与安慰剂组相比，干针治疗不能有效地减轻疼痛（Rodríguez Mansilla et al.,2016）。2014 年，France 等发现没有足够的证据强烈支持使用 TrP-DN 治疗头痛。这可能与操作技术、临床推理、患者群体、TrP 诊断标准，以及应用该技术的临床医师所接受的培训等原因有关。一项有趣的荟萃分析发现，在对肌肉骨骼疼痛患者的短期和中期随访中，有证据表明物理治疗师应用 TrP-DN 优于不干预或假干针治疗，但与其他物理疗法的疗效相同（Gattie et al.,2017）。

值得注意的是，TrP-DN 应与其他干预措施结合使用，而不只是作为一种单独的治疗方法。Tellez-Garcia 等针对机械性腰痛患者的研究发现，在疼痛、相关失能和运动恐惧症方面，TrP-DN 联合神经科学教育比单独的神经科学教育更有效（Tellez-Garcia et al.,2015），该结论也得到了 Liu 等的支持。中等证据支持 TrP-DN 对腰痛的疗效，尤其是与其他疗法联合使用的疗效（Liu et al.,2017a）。包括 TrP-DN 在内的多学科综合治疗 TMDs 的有效性在多项研究中被提出（GonzálezIglesias et al.,2013; Butts et al.,2017）。

多项研究表明，对于 TMD 或夜磨牙症相关的疼痛，咀嚼肌的 TrP-DN 比药物或假干针治疗更有效（Fernández-Carnero et al, 2010a; González-Perez et al, 2012; Itoh et al, 2012; González-Perez et al, 2015; Blasco Bonora et al.,2017）。在对 TMDs 的治疗中，穴位针刺比非穴位针刺能更有效地改善症状（Dıraçoğlu et al.,2012）。在比较 TrP-DN 与其他注射疗法的疗效时，颌面部是研究较多的区域。Lewit（1979）和 Hong（1994）认为注射的物质没有治疗作用，针头的机械作用才是主要的治疗机制。有2项研究表明，在头痛和面部疼痛患者中，注射肉毒毒素、利多卡因和 TrP-DN 没有显著差异（Venâncio et al.,2008, 2009）。另一项研究发现，在颞肌疼痛患者中，注射生理盐水或麻醉剂与 TrP-DN 之间没有显著差异（Sabatke et al.,2015）。事实上，Ong 和 Claydon（2014）进行的荟萃分析发现，在短期和中期的随访期间，TrP-DN 和注射利多卡因之间没有显著差异，进一步证实了治疗效果与针刺有关，与其他特定物质无关。

触发点干针治疗的机制

TrP-DN 发挥治疗作用的潜在机制尚不完全清楚，目前有人提出了机械和神经生理学机制（Dommerholt, 2011; Chou et al.,2012; Cagnie et al.,2013）。

在机械方面有几种假说，包括功能失调性终板完整性破坏、肌节长度增加、肌动蛋白丝和肌球蛋白丝重叠减少。第一种假设是基于 TrP-DN 降低了 TrP 处的终板噪声（Chen et al.,2001; Chou et al.,2009; Hsieh et al.,2011）。最近的一项研究证实，TrP-DN 可降低终板噪声以及终板的峰电位和频率（它们是 TrPs 自发电活动的典型特征），并可降低乙酰胆碱水平（Liu et al.,2017 b）。第二个假设可能与 TrP-DN 能够改善肌肉血流和氧合有关（Cagnie et al.,2012）。干针疗法可能会对 TrP 区域产生机械效应，从而启动一系列的作用机制（Cagnie et al.,2013）。

从神经生理学的观点来看，对于慢性疼痛患者，TrP-DN 可消除外周伤害性感受的来源（TrP）、调节脊髓后角的效能，以及激活中枢疼痛抑制通路，从而减少外周和中枢敏化。事实上，TrP-DN 在这个过程中可能有不同的作用。首先，将针头刺入躯体可能会引起生理效应，如释放内啡肽、痛阈改变或其他积极的预期反应。针刺和假针操作可以激活涉及感觉运动处理的大脑皮质区域，并使休息时（与其他任务相比）更活跃的大脑区域失活（Napadow et al.,2009）。一项系统综述提出，在躯体中插入一根针，可以激活岛叶、丘脑、前扣带回皮质、初级和次级躯体感觉皮层中的感觉运动皮质网，也可以使内侧前额皮质、尾状核、杏仁核、后扣带回皮质和海马旁回皮质的边缘系统新皮质网失活（Chae et al.,2013）。

其次，也有研究表明，TrP-DN 可能通过调节脊髓的节段性机制产生抗伤害感受性效应（Srbely et al.,2010）。该机制体现在 TrP-DN 的远端效应，从解剖学上看，这些效应出现在针刺肌肉的牵涉痛区域（Hsieh et al.,2007; Fernández-Carnero et al.,2010b）。事实上，Hsieh 等（2011）发现干针疗法的远端效应取决于从针刺部位到脊髓的传入通路是否完整，以及与近端受影响肌肉的神经支配水平相对应的脊髓功能是否正常。更重要的是，TrP-DN 的远端效应还涉及脊髓后角浅层 P 物质的减少，这进一步支持了这一过程中的脊髓机制（Hsieh et al.,2014）。

最后，神经生理学的变化首先出现在外周（Butts et al.,2016）。Shah 等（2005）发现针头刺入后，神经递质浓度立即下降，如降钙素基因相关肽和 P 物质，同时在 TrP 局部的细胞外液中出现了一些细胞因子和白细胞介素。Hsieh 等（2012）证实了这些发现，他们观察到 TrP-DN 调节了与疼痛和炎症相关的化学介质，如 P 物质、β - 内啡肽和肿瘤坏死因子 - α（TNF-α）。该研究也报告了这些物质对 TrP-DN 化学浓度的影响具有剂量依赖性。针刺后可即刻出现 β - 内啡肽和 TNFα 升高，P 物质降低。针刺的长期应用还引起环氧合酶 -2（cyclooxygenase-2，COX-2）、血管内皮生长因子（vascular endothelial growth factor,VEGF）、诱导型一氧化氮合酶（inducible nitric oxide synthase,iNOS）和低氧诱导因子 1-α（hypoxia-inducible factor 1-alpha,HIF-1α）水平的改变。P 物质、COX-2 和 TNF-α 水平的增加可能与更多的组织损伤有关（Hsieh et al.,2012）。因此，TrP-DN 的作用机制和临床效果似乎取决于干针治疗的位置、刺入的深度、刺激的次数、操作的针力和开展的运动，以及是否引起局部抽搐反应。

触发点干针治疗颞下颌关节紊乱病

本章为使用 TrP-DN 治疗 TMDs 患者提供了基本指导，主要涉及 TMD 患者最常受累的颈部肌肉（Fernández-de-las-Peñas et al.,2010）。需要注意的是，本章无法在临床实践中指导 TrP-DN 的使用，而是应该遵守一般的准则。一旦确定了 TrP，临床医师要从三维的角度观察其位置，并在操作前对其深度和邻近组织进行评估。如有需要，应确定和标记解剖标志，包括肌肉的边缘和任何相关的骨结构（Halle & Halle,2016）。关于是否有必要进行皮肤消毒或使用手套仍存在争议，不同的国家和地区有不同的指导方针（ASAP，2007；McEvoy et al 2012；Bachmann et al.,2014）。

针的长度取决于治疗区域和（或）患者的靶肌肉和脂肪厚度。TrP-DN 通常使用套管针。将套管放置在 TrP 所在位置的皮肤上，并将针头快速插入皮肤。移除导管，将针头拉回皮下组织并调整方向，以此将针头移入和移出 TrP（快速插入和快速退出技术）。针尖可以看作是医师的手的延伸。事实上，临床医师必须知道针头的位置以及将会遇到的组织结构。临床医师同时需要有良好的运动感知和临床技能，能够较好地了解组织结构的变化，并能准确识别针头何时穿透皮肤、皮下结缔组织和筋膜层、肌肉，以及最终的 TrP 区域（Dommerholt &

Fernández-de-las-Peñas，2013）。操作后，建议进行按压以防止或尽量减少局部出血。

咬肌的干针治疗

咬肌的浅层起源于上颌骨颧突的下缘，深层起源于下颌支和冠突。二者都止于下颌角和下颌骨侧面。咬肌浅层引起的疼痛可牵涉至眉部、上颌骨、下颌骨和牙齿，而深层则向耳朵和 TMJ 扩散（Simons et al.,1999）。在干针治疗过程中，患者采取仰卧位，医师可以使用指腹按压固定针刺部位，也可以钳状抓握。针应垂直于 TrP 平面刺入咬肌的浅层（图 16.1）和深层（图 16.2）。

颞肌的干针治疗

颞肌起源于颞窝，向远端止于下颌冠突的前缘和下颌支的前缘。该肌肉的 TrP 牵涉头的深部疼痛，可引起颞部头痛和上颌牙痛（Simons et al.,1999）。在干针治疗过程中，患者采取仰卧位，医师可以指腹按压固定针刺肌肉，针头朝向颞肌窝垂直刺入皮肤（图 16.3）。操作时，应注意颞浅动脉的解剖轨迹。

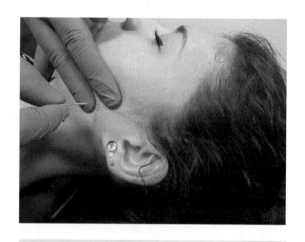

图 16.1　咬肌浅层的干针治疗

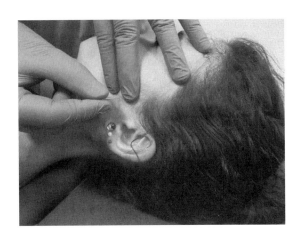

图16.2　咬肌深层的干针治疗

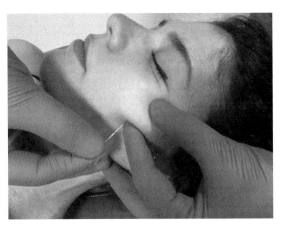

图16.4　颧肌的干针治疗（钳状抓握）

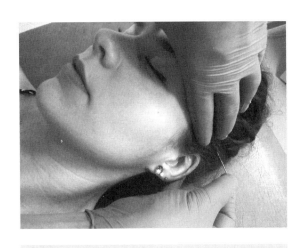

图16.3　颞肌的干针治疗

颧肌的干针治疗

颧肌起源于颧骨，向远端止于口周围肌，即口轮匝肌、提口角肌和降口角肌。该肌肉疼痛可牵涉至颧骨周围，靠近鼻部，并延伸至前额（Simons et al.,1999）。在针刺过程中，患者采取仰卧位，医师可将针刺部位钳状抓握固定或平铺按压，针垂直于皮肤刺入颧骨（图16.4）。

翼内肌的干针治疗

翼内肌起源于蝶骨翼突外侧板的内侧面、上颌结节和腭骨锥突，向远端止于下颌支内侧面和下颌角。翼内肌的 TrPs 疼痛可牵涉至上颌骨、下颌骨、牙齿、耳部和 TMJ（Simons et al.,1999）。针刺部位为下颌角内侧面的翼内肌下部。在针刺过程中，患者采取仰卧位，医师可平铺按压固定针刺部位，将针置于两指之间，以较小角度刺入皮肤，朝向下颌支和下颌角内侧面进针（图16.5）。

翼外肌的干针治疗

翼外肌的上头起源于蝶骨颞下面，而下头起源于翼外板的外侧面。两个头向远端止于下颌骨颈部内侧面和颞下颌关节盘内。该肌肉的牵涉疼痛可扩散至上颌骨，甚至深入 TMJ（Simons et al.,1999）。由于翼外肌与 TMJ 的临床相关性，制定了一种特殊的干针疗法（Mesa Jiménez et al.,2015）。在针刺过程中，患者采取侧卧位，医师采用两根 50~60mm 长的干针，一根刺在颧弓后的颞突上（翼外肌上头），另一根刺在下颌髁突和冠突之间的颞突下（翼外肌下头）（图16.6）（Mesa Jiménez et al.,2015）。

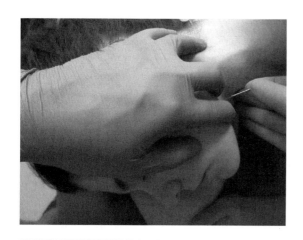

图 16.5　翼内肌的干针治疗

者采取仰卧位。对前腹部进行干针针刺时，应使患者的头和颈稍微伸展，以便干针恰当地刺入肌肉。医师可将干针固定在非针刺手的示指和中指之间，并垂直刺入患者下颌骨下部（图16.7）。对于后腹部，干针垂直于乳突切迹（颞骨乳突）向寰椎横突方向刺入（图16.8）。操作必须小心，以免刺穿肌肉。

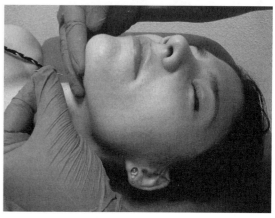

图 16.7　二腹肌前腹的干针治疗

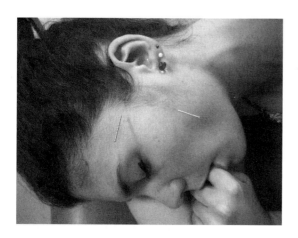

图 16.6　翼外肌的干针治疗

二腹肌的干针治疗

　　二腹肌前腹起源于下颌骨下缘，靠近下颌联合，后腹起源于二腹肌沟颞骨乳突切迹。两个肌腹以中间肌腱相连，并通过一个纤维环间接固定在舌骨上。前腹部的 TrPs 疼痛牵涉至下牙列和舌部，而后腹部疼痛牵涉至颞骨乳突上部（Simons et al.,1999）。在针刺过程中，患

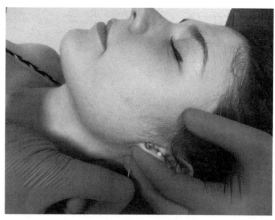

图 16.8　二腹肌后腹的干针治疗

下颌舌骨肌的干针治疗

下颌舌骨肌起源于整条下颌舌骨肌线，向远端止于舌骨前下缘和腭正中缝内侧。该肌肉的 TrPs 疼痛牵涉舌部（Simons et al.,1999）。在针刺过程中，患者采取仰卧位。医师将干针固定在非持针手的示指和中指之间，于下颌联合（二腹肌前腹针刺部位）和下颌角（翼内肌针刺部位）之间的中线垂直刺入（图 16.9）。操作必须小心，以免刺穿肌肉。

斜方肌上部的干针治疗

斜方肌上部（下行纤维）起源于枕外隆凸、枕骨上项线的内侧 1/3、项韧带和隆椎（C7）的棘突，向远端止于锁骨外侧 1/3 的后缘。斜方肌上部的 TrPs 疼痛牵涉颈后外侧、耳后和颞部。在针刺过程中，患者采取仰卧位，医师钳状抓握捏起斜方肌上部，将针垂直于皮肤刺入，向非持针手的手指方向进针。针的刺入方向可从前向后，也可从后向前（图 16.10）。最常见的严重不良事件是针刺穿透肺部，产生气胸。将干针严格地控制在捏住肌肉的手指间，以尽

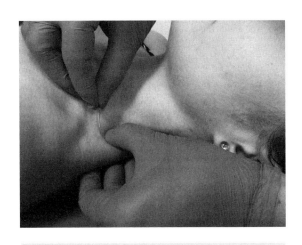

图 16.10　斜方肌上部的干针治疗

量减少气胸发生。需要注意的是，针刺的方向是向着非持针手的手指。

胸锁乳突肌的干针治疗

胸锁乳突肌的胸骨头起源于胸骨柄的前面，锁骨头起源于锁骨内 1/3 的上缘和前面。两个头向远端止于颞骨的乳突。该肌肉的 TrPs 疼痛牵涉头顶、枕部、眼部、前额和耳部深处，可引起前额头痛（Simons et al.,1999）。在针刺过程中，患者采取仰卧位，医师可捏起胸锁乳突肌，将针垂直于皮肤刺入，向非持针手的手指方向进针（图 16.11）。由于颈动脉和颈静脉位于肌肉的内侧，在操作时需将胸锁乳突肌提起远离颈动脉，把针控制在捏住肌肉的手指间，如上所述引导针头，以避免干针刺入动脉和静脉。

头下斜肌的干针治疗

头下斜肌起源于枢椎（C2）的棘突，止于寰椎（C1）的横突。该肌肉的 TrPs 的牵涉痛可出现从枕部向眼眶区扩散的深部疼痛（Simons et al.,1999）。针刺部位为 C1 横突和 C2 棘突之间的一点。在针刺过程中，患者采取侧卧位，

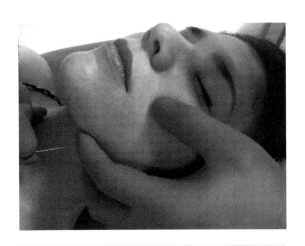

图 16.9　下颌舌骨肌的干针治疗

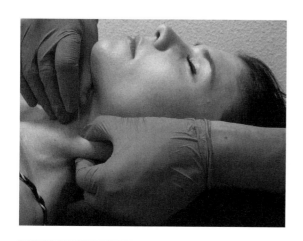

图 16.11　胸锁乳突肌的干针治疗

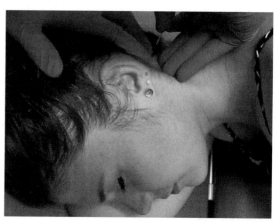

图 16.12　头下斜肌的干针治疗

医师使干针垂直于患者皮肤，直接刺入肌肉的中间部分，朝向患者对侧眼睛进针，方向略偏

于颅骨内侧（图 16.12）。操作时应绝对避免将干针指向颅侧或过于外侧，以防止误穿椎动脉。

本章参考文献

APTA – American Physical Therapy Association. Physical therapists & the performance of dry needling: An educational resource paper. Alexandria, VA: APTA Department of Practice and APTA State Government Affairs; 2012. Available: http://www.apta.org/StateIssues/DryNeedling/ResourcePaper/ [Nov 20, 2017].

APTA – American Physical Therapy Association. Description of dry needling in clinical practice: an educational resource paper. Alexandria, VA: APTA Public Policy, Practice, and Professional Affairs Unit; 2013. Available: http://www.apta.org/StateIssues/DryNeedling/ClinicalPracticeResourcePaper/ [Nov 20, 2017].

ASAP – Australian Society of Acupuncture Physiotherapists. Guidelines for safe acupuncture and dry needling practice. ASAP; 2007. Available: http://combinedhealth.com.au/webfiles/ASAP_Guidelines_2013.pdf [Nov 20, 2017].

Bachmann S, Colla F, Gröbli C, Mungo G, Gröbli L, Reilich P, Weissmann R. Swiss guidelines for safe dry needling. Dry Needling Verband Schweitz; 2014. Available: http://www.dgs-academy.com/fileadmin/documents/Swiss_Guidelines_for_safe_1.7_Dry_Needling.pdf [Nov 20, 2017].

Blasco-Bonora PM, Martín-Pintado-Zugasti A. Effects of myofascial trigger point dry needling in patients with sleep bruxism and temporomandibular disorders: a prospective case series. Acupunct Med 2017; 35: 69–74.

Boyles R, Fowler R, Ramsey D, Burrows E. Effectiveness of trigger point dry needling for multiple body regions: a systematic review. J Man Manip Ther 2015; 23: 276–293.

Brady S, McEvoy J, Dommerholt J, Doody C. Adverse events following trigger point dry needling: a prospective survey of chartered physiotherapists. J Man Manip Ther 2014: 22: 134–140.

Butts R, Dunning J, Perreault T, Mourad F, Grubb M. Peripheral and spinal mechanisms of pain and dry needling mediated analgesia: a clinical resource guide for health care professionals. Int J Phys Med Rehabil 2016; 4: 2.

Butts R, Dunning J, Pavkovich R, Mettille J, Mourad F. Conservative management of temporomandibular dysfunction: a literature review with implications for clinical practice guidelines. J Bodyw Mov Ther 2017; 21: 541–548.

CADTH – Canadian Agency for Drugs and Technologies in Health. Dry Needling and Injection for Musculoskeletal and Joint Disorders: A Review of the Clinical Effectiveness, Cost-Effectiveness, and Guidelines. Ottawa, ON: Canadian Agency for Drugs and Technologies in Health; 2016. Available: https://www.ncbi.nlm.nih.gov/books/NBK395711/ [Nov 20, 2017].

Cagnie B, Barbe T, De Ridder E et al. The influence of dry needling of the trapezius muscle on muscle blood flow and oxygenation. J Manipulative Physiol Ther 2012; 35: 685–691.

Cagnie B, Dewitte V, Barbe T, Timmermans F, Delrue N, Meeus M.

Physiologic effects of dry needling. Curr Pain Headache Rep 2013; 17: 348.

Cagnie B, Castelein B, Pollie F, Steelant L, Verhoeyen H, Cools A. Evidence for the use of ischemic compression and dry needling in the management of trigger points of the upper trapezius in patients with neck pain: a systematic review. Am J Phys Med Rehabil 2015; 94: 573–583.

Chae Y, Chang DS, Lee SH et al. Inserting needles into the body: a meta-analysis of brain activity associated with acupuncture needle stimulation. J Pain 2013; 14: 215–222.

Chen JT, Chung KC, Hou CR et al. Inhibitory effect of dry needling on the spontaneous electrical activity recorded from myofascial trigger spots of rabbit skeletal muscle. Am J Phys Med Rehabil 2001; 80: 729–735.

Chou, LW, Hsieh YL, Kao MJ, et al. Remote influences of acupuncture on the pain intensity and the amplitude changes of endplate noise in the myofascial trigger point of the upper trapezius muscle. Arch Phys Med Rehabil 2009; 90: 905–912.

Chou LW, Kao MJ, Lin JG. Probable mechanisms of needling therapies for myofascial pain control. Evid Based Complement Alternat Med 2012; 2012: 705327.

Cummings M, Ross-Marrs R, Gerwin R. Pneumothorax complication of deep dry needling demonstration. Acupunct Med 2014; 32: 517–519.

Dıraçoğlu D, Vural M, Karan A, Aksoy C. Effectiveness of dry needling for the treatment of temporomandibular myofascial pain: a double-blind, randomized, placebo controlled study. J Back Musculoskelet Rehabil 2012; 25: 285–290.

Domingo A, Mayoral O, Monterde S, Santafé MM. Neuromuscular damage and repair after dry needling in mice. Evid Based Complement Alternat Med 2013; 2013: 260806.

Dommerholt J. Dry needling: peripheral and central considerations. J Manual Manipul Ther 2011; 19: 223–237.

Dommerholt J, Fernández-de-las-Peñas C. Trigger Point Dry Needling: An Evidenced and Clinical-Based Approach. 1st ed. London: Churchill Livingstone: Elsevier; 2013.

Dunning J, Butts R, Mourad F, Young I, Flannagan S, Perreault T. Dry needling: a literature review with implications for clinical practice guidelines. Phys Ther Rev 2014; 19: 252–265.

Fernández-Carnero J, La Touche R, Ortega-Santiago R et al. Short-term effects of dry needling of active myofascial trigger points in the masseter muscle in patients with temporomandibular disorders. J Orofac Pain 2010a; 24: 106–112.

Fernández-Carnero J, Ge HY, Kimura Y, et al. Increased spontaneous electrical activity at a latent myofascial trigger point after nociceptive stimulation of another latent trigger point. Clin J Pain 2010b; 26: 138–143.

Fernández-Carnero J, Gilarranz-de-Frutos L, León-Hernández JV et al. Effectiveness of different deep dry needling dosages in the treatment of patients with cervical myofascial pain: A Pilot RCT. Am J Phys Med Rehabil 2017; 96:726–733.

Fernández-de-las-Peñas C, Galán-del-Río F, Alonso-Blanco C, Jiménez-Garcia R, Arendt-Nielsen L, Svensson P. Referred pain from muscle trigger points in the masticatory and neck-shoulder musculature in women with temporomandibular disorders. J Pain 2010; 11: 1295–1304.

France S, Bown J, Nowosilskyj M, Mott M, Rand S, Walters J. Evidence for the use of dry needling and physiotherapy in the management of cervicogenic or tension-type headache: a systematic review. Cephalalgia 2014; 34: 994–1003.

Gattie E, Cleland JA, Snodgrass S. The effectiveness of trigger point dry needling for musculoskeletal conditions by physical therapists: aa systematic review and meta-analysis. J Orthop Sports Phys Ther 2017; 47: 133–149.

González-Iglesias J, Cleland JA, Neto F et al. Mobilization with movement, thoracic spine manipulation, and dry needling for the management of temporomandibular disorder: A prospective case series. Physiother Theory Pract 2013; 29: 586–595.

González-Perez LM, Infante-Cossio P, Granados-Nuñez M, Urresti-Lopez FJ. Treatment of temporomandibular myofascial pain with deep dry needling. Med Oral Patol Oral Cir Bucal 2012; 17: 781–785.

González-Perez LM, Infante-Cossio P, Granados-Nunez M et al. Deep dry needling of trigger points located in the lateral pterygoid muscle: Efficacy and safety of treatment for management of myofascial pain and temporomandibular dysfunction. Med Oral Patol Oral Cir Bucal 2015; 20: 326–333.

Halle JS, Halle RJ. Pertinent dry needling considerations for minimizing adverse effects - part one. Int J Sports Phys Ther 2016; 11: 651–662.

Hong C. Lidocaine injection versus dry needling to myofascial trigger point. The importance of the local twitch response. Am J Phys Med Rehabil 1994; 73: 256–263.

Hsieh YL, Kao MJ, Kuan TS et al. Dry needling to a key myofascial trigger point may reduce the irritability of satellite MTrPs. Am J Phys Med Rehabil 2007; 86: 397–403.

Hsieh YL, Chou LW, Joe YS et al. Spinal cord mechanism involving the remote effects of dry needling on the irritability of myofascial trigger spots in rabbit skeletal muscle. Arch Phys Med Rehabil 2011; 92: 1098–1105.

Hsieh YL, Yang SA, Yang CC, Chou LW. Dry needling at myofascial trigger spots of rabbit skeletal muscles modulates the biochemicals associated with pain, inflammation, and hypoxia. Evid Based Complement Alternat Med 2012; 2012: 342165.

Hsieh YL, Yang SA, Liu SY, Chou LW, Honc CZ. Remote dose-dependent effects of dry needling at distant myofascial trigger spots of rabbit skeletal muscles on reduction of substance P levels of proximal muscle and spinal cords. Biomed Res Int 2014; 2014: 982121.

Itoh K, Asai S, Ohyabu H, Imai K, Kitakoji H. Effects of trigger point acupuncture treatment on temporomandibular disorders: a preliminary randomized clinical trial. J Acupunct Meridian Stud 2012; 5: 57–62.

Joseph L, Mohd Ali K, Ramli A et al. Fear of needles does not influence pain tolerance and sympathetic responses among patients during a therapeutic needling. Pol Ann Med 2013; 20: 1–7.

Kietrys DM, Palombaro KM, Azzaretto E et al. Effectiveness of dry needling for upper quarter myofascial pain: A systematic review and meta-analysis. J Orthop Sports Phys Ther 2003; 43: 620–634.

Koppenhaver SL, Walker MJ, Rettig C et al. The association between dry needling-induced twitch response and change in pain and muscle function in patients with low back pain: a quasi-experimental study. Physiotherapy 2017; 103: 131–137.

Lewit, K 1979. The needle effect in the relief of myofascial pain. Pain 6: 83–90.

Liu L, Huang QM, Liu QG, Ye G, Bo CZ, Chen MJ, Li P. Effectiveness of dry needling for myofascial trigger points associated with neck and shoulder pain: a systematic review and meta-analysis. Arch Phys Med Rehabil 2015; 96: 944–955.

Liu L, Huang QM, Liu QG, Thitham N, Li LH, Ma YT, Zhao JM. Evidence for dry needling in the management of myofascial trigger points associated with low back pain: a systematic review and meta-analysis. Arch Phys Med Rehabil 2017a; Jul 6. pii: S0003-9993(17)30452-5.

Liu QG, Liu L, Huang QM, Nguyen TT, Ma YT, Zhao JM. Decreased spontaneous electrical activity and acetylcholine at myofascial trigger spots after dry needling treatment: a pilot study. Evid Based Complement Alternat Med 2017b; 2017: 3938191.

Martín-Pintado Zugasti A, Rodríguez-Fernández ÁL, García-Muro F, et al. Effects

of spray and stretch on post-needling soreness and sensitivity after dry needling of a latent myofascial trigger point. Arch Phys Med Rehabil 2014; 95: 1925–1932.

Martín-Pintado-Zugasti A, Pecos-Martin D, Rodríguez-Fernández ÁL, et al. Ischemic compression after dry needling of a latent myofascial trigger point reduces post-needling soreness intensity and duration. PM R 2015; 7: 1026–1034.

McEvoy J, Dommerholt J, Rice D, Holmes L, Grobli C, Fernández-de-las-Penas C. Guidelines for Dry Needling Practice. Dublin: Irish Society of Chartered Physiotherapists; 2012. Available: http://www.colfisiocv.org/sites/default/files/Guidelines%20for%20Dry%20Needling%20Practice%20ISCP%202012.pdf [Nov 19, 2017].

Mesa-Jiménez JA, Sánchez-Gutiérrez J, de-la-Hoz-Aizpurua JL, Fernández-de-las-Peñas C. Cadaveric validation of dry needle placement in the lateral pterygoid muscle. J Manipulative Physiol Ther 2015; 38: 145–150.

Morihisa R, Eskew J, McNamara A, Young J. Dry needling in subjects with muscular trigger points in the lower quarter: A systematic review. Int J Sports Phys Ther 2016; 11: 1–14.

Napadow V, Dhond RP, Kim J et al. Brain encoding of acupuncture sensation - coupling on-line rating with fMRI. Neuroimage 2009; 47: 1055–1065.

Ong J, Claydon LS. The effect of dry needling for myofascial trigger points in the neck and shoulders: a systematic review and meta-analysis. J Bodyw Mov Ther 2014; 18: 390–398.

Perreault T, Dunning J, Butts R. The local twitch response during trigger point dry needling: is it necessary for successful outcomes? J Bodyw Mov Ther 2017; 21: 940–947.

Rodríguez-Mansilla J, González-Sánchez B, De Toro García A et al. Effectiveness of dry needling on reducing pain intensity in patients with myofascial pain syndrome: a meta-analysis. J Tradit Chin Med 2016; 36: 1–13.

Sabatke S, Scola RH, Paiva ES, Kowacs PA. Injecction [sic] of trigger points in the temporal muscles of patients with miofascial [sic] syndrome. Arq Neuropsiquiatr 2015; 73: 861–866.

Salom-Moreno J, Jiménez-Gómez L, Gómez-Ahufinger V et al. Effects of low-load exercise on postneedling-induced pain after dry needling of active trigger point in individuals with subacromial pain syndrome. PM R 2017 May 5; pii: S1934–1482(16)31008–5.

Shah JP, Phillips T, Danoff J, Gerber L. An in-vivo microanalytical technique for measuring the local biochemical milieu of human skeletal muscle. J Appl Physiol 2005; 99: 1977–1984.

Simons DG, Travell JG, Simons LS. Travell and Simons' Myofascial Pain and Dysfunction: The Trigger Point Manual. Vol. 1: Upper Half of Body. Baltimore, Williams & Wilkins; 1999.

Srbely JZ, Dickey JP, Lee D, Lowerison M. Dry needle stimulation of myofascial trigger points evokes segmental anti-nociceptive effects. J Rehabil Med 2010; 42: 463–468.

Téllez-García M, de-la-Llave-Rincón AI, Salom-Moreno J, Palacios-Ceña M, Ortega-Santiago R, Fernández-de-las-Peñas C. Neuroscience education in addition to trigger point dry needling for the management of patients with mechanical chronic low back pain: a preliminary clinical trial. J Bodyw Mov Ther 2015; 19: 464–472.

Venâncio Rde A, Alencar FG, Zamperini C. Different substances and dry-needling injections in patients with myofascial pain and headaches. Cranio 2008; 26: 96–103.

Venâncio Rde A, Alencar FG Jr, Zamperini C. Botulinum toxin, lidocaine, and dry-needling injections in patients with myofascial pain and headaches. Cranio 2009; 27: 46–53.

Zhou K, Ma Y, Brogan MS. Dry needling versus acupuncture: the ongoing debate. Acupunct Med 2015; 33: 485–490.

第17章

颞下颌关节紊乱病的针灸治疗

Tom Mark Thayer, Mike Cummings

引言

针灸疗法是一种传统的治疗方法，具有悠久的历史，与中国有着深厚的文化渊源，最早见于《黄帝内经》一书。在观察医学的基础上，经过人们不断的努力，针灸疗法得到了进一步发展。根据详尽的历史记载和观察，针灸疗法是围绕着"气"，即身体的生命能量，产生的一个复杂的诊断和治疗体系。"气"的失调被认为会导致躯体失能，而针灸可以通过调节"气"的传导运行，达到防治疾病的目的。改善"气"的运行的方法有很多，其中最常见的是传统的单纯针灸疗法。此外，穴位按压、拔罐和艾灸法（燃烧艾草）都是基于同样的治疗原则。

针灸疗法是将金属的毫针刺入患者体内，运用手法刺激特定部位以达到缓解症状的目的。虽然从现代医学角度看，该方法的传统概念可能存在缺陷，但其作用的理论模型具有可靠性，并得到一些观察结果的支持。许多基于针灸疗法干预的证据是合理的，但前后的反应（有时称为安慰剂）可能比较强烈，解释起来比较困难。

针灸疗法在临床应用中逐渐发现总结了一系列的经络腧穴，"气"在其中流动运行，滋养着每个器官。通过询问病史和检查，医师可以明确可能存在的经络阻滞部位，这些部位会引起体内阴阳失调，使躯体能量失衡。针灸可以改善"气"的流动，从而促进阴阳平衡，恢复身体健康。传统治疗技术种类多样，许多实践者会阐述一种方法的优势，但似乎很少推荐某一种方法，且常为了达到治疗效果而同时使用多种治疗方法。广义而言，针灸疗法包括常规的身体穴位、肌肉触发点 TrP 和微系统技术，如耳针（所有的针刺都在耳部进行）。

针灸穴位通常位于经络上特殊的部位，也有部分穴位并不在经络上。在人体中，有 12 对脏腑"正经"，还有 8 条孤立的经脉，其中身体前、后的中央各有一条特殊经脉，纵贯全身，分别称为"任脉""督脉"。每一条都有各自的名字，但是与现代命名的器官几乎没有关系。例如，足阳明胃经（图 17.1）与胃没有直接联系，它从下眼睑开始，在面部周围延伸，包括咀嚼肌，并从身体前部一直延伸到腿部和脚部。经络不是解剖结构，可能是一种用于解释所观察到的现象和对刺激反应的总结。但是，从解剖学的角度来看，经络似乎确实始终如一，这可能反映了正常组织结构的一致性，因此也反映了这些组织结构的症状。

足阳明胃经简写为 ST，一共有 45 个穴位。每一个穴位都有特定的位置和记号，可根据记号和经络对穴位进行记录，如此位于咬肌的穴位分别是 ST5、ST6、ST7（图 17.2），这些是治疗 TMDs 肌肉相关症状的常用穴位。每个穴位也有相对应的名称，比如 ST6 也被称为颊车穴。颞肌上的一个穴位是 EX2，被称为太阳穴，是一个经外奇穴。这是一个肌肉的 TrP 点，常与 TMD 相关的头痛有关。对传统针灸疗法与肌肉 TrPs 的相关性研究表明，两者之间存在显著的相关性。该结论似乎为将 TrP 位点解释为穴位提供了依据，但应该认识到，肌肉 TrPs 并没有特定的部位。

针灸疗法的处方制定主要根据患者的临床表现，采用近端局部取穴或远端取穴，分别具有治疗病灶和加强症状控制的作用。临床实践，

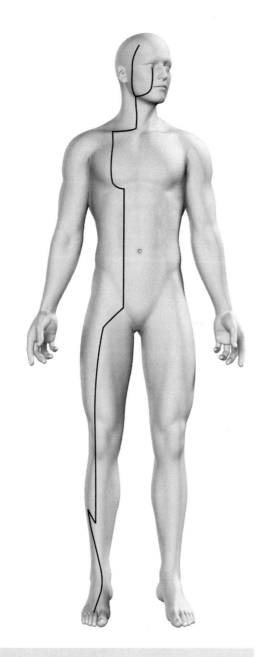

图17.1　足阳明胃经（45 个穴位）

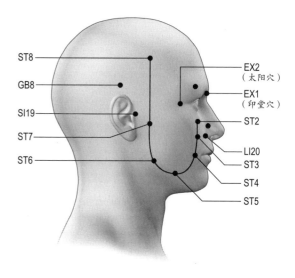

图 17.2　头部的穴位

一般多使用近端取穴。在 TMDs 治疗中往往选取分布在咀嚼肌的穴位，某些情况下，可能会针灸刺激手部或足部的远端穴位。同时，也可能会考虑针灸刺激颈肩部肌肉中的相关穴位。

机制

1965 年，Melzack 和 Wall 提出闸门控制学说，在此基础上，针灸疗法作用机制的初步模型逐步发展起来。该理论指出，对某一区域的刺激可能会抑制同一神经支配区域的神经元功能，有效地"关闭闸门"，抑制电脉冲的传递，从而减轻疼痛。此现象主要以神经节段性分布为基础，症状控制最容易在节段性连接到针刺部位的区域进行。由于每个区域由多个脊神经支配，因此存在一定程度的垂直重叠。从经皮神经刺激（TENS）到深部脑刺激，这类神经解剖概念被广泛使用。在针灸治疗时，针刺刺激传入神经元，主要是 Aδ 纤维，即对最初疼痛发作有快速反应的薄髓鞘细神经元。针刺的作用将会引起所有传入神经纤维的反应。随后，传入神经纤维通过脊髓后角的中间神经元表达抑制疼痛的作用，主要由 C 类神经纤维神经元介导。这种机制以神经节段性分布规律为基础。单针刺入皮肤和肌肉组织将刺激多个节段（通常为 5 个节段左右），若在颈丛神经或骶丛神经进行操作，可能会引起跨多节段的更广泛的治疗反应。例如，手部的一个穴位可以改善肩部不适。功能性磁共振成像（fMRI）的研究表明，针刺引起的"得气"刺激大脑反应，导致边缘系统所产生的许多成分下降（Napadow et al., 2016）。这可能表明，对针刺的反应由中枢和外周介导，有助于在相当广泛的位置取穴。

针灸似乎同时具有节段性和异节段性（对其他节段部位产生作用）两种作用。这主要是因为大脑的下行调控可以抑制外周引起的疼痛，并可调节脊髓内神经元活动（特别是中间神经元）。因此，上行（脊髓丘脑）和下行（背外侧神经）通路通过调节大脑和脊髓的活动来影响痛觉。

穴位与肌筋膜触发点

与周围软组织相比，穴位的功能特性有时明显不同，但在组织学上没有显著差异。有研究表明，穴位的神经纤维和受体的增加或聚集可能大于平均水平，而这些神经纤维和受体通常与骨骼肌和结缔组织有关（Li et al., 2004; Baldry, 2005）。在肌肉和皮肤中不仅存在机械性感受器，还有痛觉感受器，这些都可能受到针刺刺激。此外，触诊时，穴位往往比周围组织更敏感，这是确定针刺部位的主要方法。

有研究发现，与其他部位组织相比，穴位受刺激时的大脑活动表现不同，这表明两者之间的差异以及对刺激的反应可能是一种中枢介导的现象（Gu et al., 2015; Li et al.,2016a; Yeo et al., 2016）。另一种可能是感觉受体密度的增加

促进了对刺激的反应，继而产生了相关反应。功能性磁共振成像显示了一系列参与活动调节的中枢结构，包括前额皮质、前后脑岛、海马、杏仁核和中脑导水管周围灰质（periaqueductal gray，PAG）。PAG 通过延髓头端腹内侧（rostral ventromedial medulla，RVM），对后角神经元伤害感受进行下行调控，主要涉及脊髓 5-HT 受体和 α2 肾上腺素受体（Yaksh，1979）。中缝大核是 RVM 的一部分，刺激此处会产生强烈的痛觉抑制，它是疼痛中枢调节的重要部位（Napadow et al., 2009; Li et al., 2016b; Wang et al., 2016）。

肌肉（肌筋膜）TrPs 在肌肉骨骼问题中具有明显特点，通常会引起远端组织的牵涉痛。咀嚼肌内的 TrPs 和咀嚼肌局部区域是 TMD 疼痛的主要来源部位，Travell 和 Simons 已经对该特征性模式进行了详细的记载（Simons et al., 1999）。根据患者疼痛症状映射到肌肉群的信息，可以对远端部位的疼痛进行诊断。但是，疼痛并不局限于 TMD，而是以一种类似于传统牙痛的形式出现。也就是说，在口腔结构内的疼痛可以从较远部位（如肩部）牵涉颌面部而来。

肌筋膜疼痛触发点通常以成对的方式形成，另一个点存在于与之相互平衡的肌肉内。因此，翼外肌的 TrPs 一般伴随有咬肌的 TrPs。翼外肌 TrPs 引起的常见临床表现之一是上颌骨前部疼痛，称为"窦性疼痛"，伴有或不伴有耳痛，既往有反复发作就诊病史。事实上，这些症状是翼外肌的 TrPs 牵涉这些部位产生的疼痛（图17.3），可以根据疼痛部位进行定位确诊并指导处方。本书第 8 章讨论了 TrPs 的应用方法和相关问题。

更重要的是，针灸刺激 TrPs 和相关区域可以减少它们的活动，从而达到改善症状的目的。当针灸刺激一个部位时，对小神经的逆向刺激将可改变局部环境，释放营养性神经化学物质，具有促进血管舒张和修复等作用。针灸刺激可

加组织的血流量和氧合，以及降低细胞整体氧需求，这是管理肌肉和肌筋膜疼痛的一个非常重要的方面。

操作技术

针灸疗法是将毫针刺入人体组织内，主要是肌肉部位。这些针的长度各不相同，通常是皮下注射针大小，但针体是实心，针尖被磨得很细，但不像皮下注射针那样尖。在目前现代医学临床实践中采用的是一次性无菌的不锈钢针。一些医师喜欢使用直径 0.12mm 的针头，但是实际操作比较困难，因为针头比较细，在刺入时有弯曲的倾向，特别是较长的针，使之穿过筋膜层更是一种挑战。0.25mm 的针头具有较强的刚性结构，更适合对翼外肌等肌肉进行深层的针灸治疗。

针刺入的深度各不相同，主要取决于进针的位置、肌肉厚度和患者体型。一般来说，大部分头颈部的针灸可选用 30mm 的针，但对于较深部位或较多脂肪的患者，可能需要更长的针，如长达 40mm 或 50mm 的针。当针刺入穴位时，患者可能会出现一些身体反应，如不适感（有时伴有明显的肌肉压痛）、温热感、沉重感和感觉异常。这些感受可能牵涉其他部位，例如从咬肌上部（ST6）（图 17.4）放射到舌部的侧面。在针刺部位获得的这些感觉被称为"得气"，是提示治疗有效的一个指标。根据第一作者的临床经验，若在治疗中没有出现"得气"的反应，可能是对治疗的反应较差，或者取穴的位置不准确。

通常情况下，采用捻转手法可以提高治疗效果，因为这样大大增加了对穴位的刺激。此外，还可以采用提插手法，深度可能会有所不同。可对骨膜进行深度刺激，这可引起强刺激。刺激方式的变化可以激活穴位的不同类型的受体。正常的手法刺激频率在 2Hz 左右。手法操

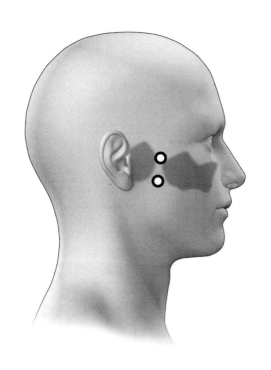

图 17.3　翼外肌 TrPs 疼痛部位

以控制肌肉纤维的代谢（氧）需求和减少细胞环境的无氧反应，进而恢复肌肉 TrPs 所涉及的细胞内异常和肌肉持续收缩。此外，针灸刺激可能有助于毛细血管水平一些神经递质的释放，最显著的是降钙素基因相关肽（calcitonin gene-related peptide，CGRP）。CGRP 是一种有效的血管扩张剂，具有氧化肌肉组织的作用，可缓解功能性失调引起的缺血性疼痛。血管扩张肉眼可见，因为针头周围的皮肤通常是红色的，并且通过该区域组织的血流已被证明有所改善（Blom，1993; Cagnie et al.，2012）。使用热成像的平行研究表明，矫治器治疗可以减轻症状，这与肌肉温度升高相关，也与血流增加一致（Barão et al.，2011）。患者在接受针灸治疗时通常会有一种温热感。因此，其结果可能是增

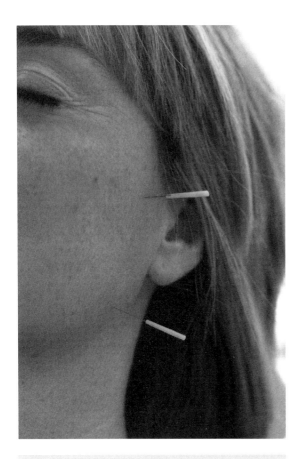

图 17.4　穴位 ST6（咬肌上部）和 ST7（咬肌下部）

作使针在皮肤内旋转摩擦，产生的机械作用激活了机械性感受器，使 Aδ 和 Aβ 纤维的反应增强，从而改善对后角 C 类神经纤维的抑制作用。强刺激也可能增加深层组织的反应，促进血管舒张，但在非常敏感的受试者中可能会出现相反的结果（Sandberg et al., 2005），例如对于肌纤维疼痛综合征患者采取较温和且浅表的治疗方法可能更合适。

针灸治疗肌肉 TrP 和局部区域的过程是相同的，但所产生的反应有时不同。在某些情况下，当针灸刺激 TrP 时会出现突然但通常不疼的肌肉带收缩。这是 TrP 的"局部抽搐反应"，

通常是一种治疗成功的标志。随后该部位的肌肉会很快松弛下来。如果有需要，可以将针取出，因为触发点效应已经失活。关于 TrP 的干针治疗在本书的第 16 章中有详细说明。

单次针灸治疗时间长短不一。从理论上讲，较长时间的刺激可以增强治疗效果，因为中间神经元部位的神经元募集会增加，从而加强对 C 类神经纤维的抑制作用。Rosted（2001）建议治疗时长不超过 30 分钟。实际上，与 10~15 分钟的治疗时长相比，30 分钟的治疗效果增加得并不多，而且长时间手法操作会产生疲劳，也是对时间的消耗。目前的基础研究数据似乎表明，10 分钟就足以发挥腺苷和 TNF-α 作用，同时也发现若要最大限度地对阈值进行急性调制，治疗时间应在 20~30 分钟。

一般来说，电脉冲治疗仪的电针治疗（electroacupuncture，EA）可以提供更多刺激，不需要手法操作，且可以在针上施加不同频率的电流。这种方法一般不推荐用于面部肌肉和咀嚼肌，因为面部神经可以在非常低的刺激强度下被激活。如在 ST7 穴位附近应用 EA，随之会产生经常性肌肉抽搐，虽然并不痛苦，但是可能会对患者产生极大的困扰。

介入时间和支持证据

与制订其他治疗方案类似，针灸治疗 TMD 的临床应用也基于一系列决定因素。一个关键因素是患者对针灸的意愿和态度。有些人相对热衷，同时也有人不愿接受这种治疗。对针头的恐惧显然会增加针灸治疗的难度，但这种恐惧是特定的，只要患者看不到针头，许多不可见部位的针灸治疗是可以接受的。

此外，其他刺激穴位的方法有指压法（穴位按压），在颈部和颞肌的 TrPs 处特别有效。还可以采用激光和电刺激治疗仪。近年来，低强度激光的应用越来越广泛，已经有人提出了

一种激光针灸技术。然而，目前还缺乏证据证明该治疗方法的有效性。

针灸疗法常常被作为处理与TMDs相关的慢性和急性疼痛的最后选择。然而，关于该疗法在疼痛管理中的有效性的研究资料显示，它可以有效地减轻疼痛，进一步改善关节的功能。例如，在Cochrane的一项关于紧张型头痛的研究中，表明针灸疗法和传统疗法一样有效（Linde et al., 2016）。2010年，List和Axelsson发表的一项荟萃分析显示，针灸治疗TMDs具有积极的疗效，其远期疗效和成功率与传统疗法相当，但并没有特别显著的提高。针灸疗法的一个优势是副作用较少，可能偶尔会出现淤青，很少出现血肿（通常在颞叶，因为该部位有相对较大的浅动脉）。治疗效果可能是立竿见影的，在治疗过程中疼痛评分降低很常见，但是治疗效果也可能会延迟，在数小时或数天之后才会出现，并且需要经过几次累积，治疗效果才能显现。虽然10%~20%的患者看起来根本没有治疗效果，但大多数患者似乎可以得到部分改善，尽管某些改善可能是暂时的。

针灸疗法可以在治疗的任何阶段进行，并且可以作为一种初始治疗的选择，特别是对于肌源性疼痛的患者。理论上，在TMD的急性或慢性期都可以进行肌肉针灸治疗。但是，在急性肌痉挛期间进行针灸治疗会比较痛苦，所以建议避免这种情况，最好在针灸治疗前让最初的严重症状稍微缓解。此外，可以根据"闸门学说"的原理，先在相关部位分段治疗来减轻疼痛，之后再对主要部位进行针灸治疗。

当然，TMD相关问题也涉及关节组织，包括关节病理性改变，如退行性疾病，以及功能机械性问题（详见本书第2章），主要与关节盘移位有关。在关节损伤的情况下，即使治疗效果有限，针灸疗法一定程度上有疼痛控制的作用，就像治疗其他关节一样，以改善关节的功能。重要的是必须排除关节的其他重要病变，

以确保采用适当的治疗方法。

对于关节盘移位引起的弹响声，通过针灸治疗可以减轻其症状和发作时间。在这种情况下，针灸的作用主要是减少翼外肌对关节盘的拉力（详见本书第16章）。将针刺入翼外肌内和靠近髁突颈及关节盘的部位，可以放松TrPs并降低肌肉张力；结合针灸治疗关节后方，可能产生"收紧"关节盘后韧带的炎症反应。临床上可能有助于减少关节杂音，但不能完全消除。典型的杂音一般不会很明显，通常出现在下颌运动周期的早期。因此，经过治疗后，中期杂音可能会变成早期杂音，这与计划的解决方案的思路一致。

综上所述，针灸疗法的治疗决策取决于多种因素。制订处方的基本原理是根据患者的治疗需要：疼痛控制、克服其他治疗方案的干扰因素、支持或加强其他治疗方法，以及心理状态。

疼痛控制

TMDs引起的急性或慢性疼痛是大多数患者就诊的主要原因之一，也是需要针灸治疗的常见症状。在制订治疗方案时，尽管一些常规的治疗方法更常见，但是针灸疗法可以作为控制症状的初始选择，在首诊时就可开始实施。对于主要由肌肉引起的疼痛，针灸治疗可能是唯一的治疗方法，也可以配合其他方法使用，如物理治疗或殆矫治器治疗。

针灸治疗对于急性发作的疼痛起效迅速，通常经过几次治疗，疼痛可能就会有所改善（治疗前须告知患者有出现肌肉痉挛的可能）。慢性疼痛的治疗一般需要相对长的时间（4~6次就诊），并且可能需要复诊，往往与个人环境压力有关，个人环境压力会加剧持续的肌肉功能异常活动。对部分患者来说，完全消除所有症状是可能实现的，但对于大多数患者来说，

治疗结果是症状的改善，将其控制在亚临床和可耐受范围内。

混杂因素

与其他疗法相比，某些患者更倾向于针灸疗法，并且愿意积极尝试。当存在一些混杂因素，如佩戴𬌗矫治器时，患者会出现呕吐反应；或者由于𬌗矫治器佩戴时间过长，患者依从性变差，这些都会降低患者对传统疗法的耐受性。针灸疗法已被证实是一个行之有效的选择。

下颌功能受限可能由肌源性的牙关紧闭或肌肉疼痛引起。患者会出现开口受限或疼痛，做咬合印模可能比较困难。故在此之前，可以通过针灸治疗增加开口度，便于咬合印模操作。大多数情况中，在制作印模前对咬肌最疼痛的部位进行针灸治疗，以减轻疼痛，有助于患者开口。与疼痛相比，牙关紧闭则更具有挑战。在印模之前，可能需要更多次的针灸治疗，以进一步改善下颌功能。

对于大约 80% 伴有呕吐的患者，针灸疗法可以有效地抑制其呕吐反射（Fiske & Dickenson, 2001; Rosted et al., 2006）。针灸治疗起效非常迅速，大约仅需几分钟。针灸治疗有助于制作印模，并提高印模准确性，减少患者的压力。常用的针刺部位包括下颌（图 17.5）和耳部边缘。两者可以同时针灸或单独针灸，通常双侧耳部同时进行针灸。

联合治疗方案

在一些病例中，有计划地将针灸疗法和另一种疗法结合起来可能会同时提高两种疗法的疗效。联合𬌗矫治器和针刺治疗是典型例子。在大多数情况下，该治疗方案有助于改善患者症状。一般而言，针灸治疗作为初始治疗，以控制症状；在此期间，制作𬌗矫治器。然后，

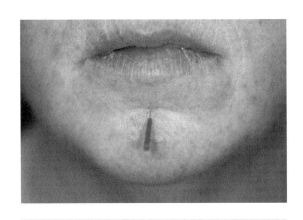

图 17.5 穴位 CV24，控制呕吐

给予患者进一步的𬌗矫治器治疗。此外，针灸治疗也可以与𬌗矫治器治疗同时使用，一旦症状得到控制，针灸治疗就可以停止，仅使用𬌗矫治器（反之亦然）。这种联合治疗方案对治疗关节杂音可能有效。

对于有持续性夜磨牙症的患者，存在症状反复发作的可能，单靠针灸治疗可能较难控制。在这种情况下，给予患者白天针灸治疗，配合夜间佩戴𬌗矫治器以减少磨牙的次数。也可以通过其他疗法，如物理疗法，结合针灸治疗和传统的方法来控制症状和改善功能。

使用常规干预措施治疗持续性夜磨牙症的关键性问题是治疗反应缓慢，这可能会导致严重的肌肉疼痛且难以控制。仅仅依靠针灸不可能消除这些症状，即使针灸可以改善睡眠模式、减少心理压力，但是无法有效控制夜间磨牙。对于这种情况，可先采用针灸治疗以减轻症状，然后在咀嚼肌（主要是咬肌和翼外肌）注射肉毒毒素（botulinum toxin，Botox），这将使咀嚼肌的收缩力下降。针灸可以较好地反应 Botox 治疗的有效性，并可找到能最有效控制疼痛的部位，从而在肌肉症状最严重区域使用尽可能小剂量的 Botox。虽然 Botox 治疗可以非常有效

地缓解症状，但其效果会慢慢消失，针对肉毒毒素的抗体也会使其疗效逐渐降低。此时，可以使用针灸治疗来加强症状控制。

心理状态

大多数 TMD 患者存在心理方面的问题。环境压力会增加心理压力和焦虑情绪，从而影响其耐受性，导致身体功能异常。对这方面的控制是 TMD 治疗方案中一个重要组成部分，需要适当采用心理干预措施。睡眠模式紊乱是导致心理压力增加和其他心理健康问题的一个常见影响因素。

针灸治疗的一个常见作用是镇静或放松。在治疗过程中，经常可以看到患者变得非常放松和疲倦，偶尔会在牙科椅上睡着。这可能与中枢神经系统中内啡肽和 5- 羟色胺的释放增加有关，它们除了可提高疼痛阈值外，还可让患者放松。利用这种效应使患者充分放松身体，可以增强初级治疗的疗效，进而可以减轻与压力相关的功能异常，还可降低肌肉张力。增强中枢神经系统（central nervous system，CNS）的 5- 羟色胺水平也可能有助于改善情绪。有证据表明，针灸治疗可能有助于治疗轻度到中度抑郁症（Wang et al., 2016; MacPherson et al., 2017）。经过针灸疗法后，某些患者的整体幸福感得到了提升，睡眠模式在几天内也得到了改善。这可能是由于 CNS 中 5- 羟色胺水平的升高。此外，耳针也可以改善心理因素引起的不适，一般可以留置数天（图 17.6）。

针灸治疗的应用

针灸治疗的临床应用相对简单，从现代医学的角度来看，处方的制订主要基于牵涉痛的区域和肌肉压痛。2004 年，Rosted 在口腔医师

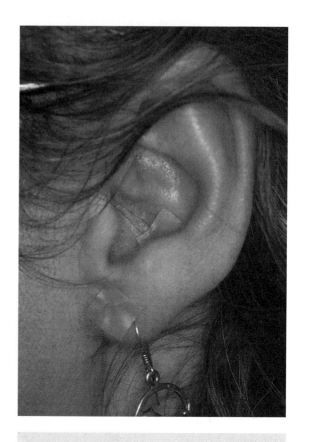

图 17.6　耳针留置放松

指南中描述了头部和颈部的一些适合使用的部位，但针灸处方与临床表现密切相关，可分阶段考虑（表 17.1）。

（1）识别靶肌肉或靶器官，例如咬肌。

（2）确定肌肉中与疼痛相关的穴位。

（3）增加具有特定效果的其他针灸部位，例如放松、改善睡眠模式、提高疼痛阈值。

确定针灸穴位后，通常垂直皮肤表面进针，轻柔地将针推挤和捻转刺入。当针达到治疗部位的深度，或当患者有"得气"感时，医师顺时针和逆时针旋转刺激该部位。若主要问题是肌肉疼痛，可以对头部和颈部肌肉进行局部针灸。根据疼痛闸门控制学说，针灸治疗可控制

表 17.1 TMD 处方步骤

TMD	症状	处方
病变部位	咬肌	ST5、ST6、ST7
病因	杂音	GB2
是否有压力	是	放松：GV20、EX6

疼痛，切断 TrP 位点，改善局部血流，降低肌肉张力，减少肌肉缺血。通过检查确认，主要针对症状开始的区域进行治疗，通常是肌肉附着点和肌肉内的 TrP。

最常见部位是咬肌的起点和止点（ST5、ST6、ST7）、翼外肌（ST7）和颞肌前部纤维（EX2）（图 17.7）。另外，咬肌的中心部位也可能出现肌肉的 TrP，通常情况下，对针灸治疗反应强烈。任何 TrP 区都可以用针灸治疗。

当针灸治疗这些部位时，通常使用长 30mm 的针。对于更深层的翼外肌触发点，可能需要 40mm 或 50mm 的针，为了能有效地到达治疗部位，需要通过咬肌和下颌切迹，进针路径比较长。在特殊的位置，可以采用双针（把两根针刺入同一个地方）治疗，可能有效。这点在 ST6（咬肌止点）和 ST7（咬肌起点）表现最明显。

在肌肉特别敏感和疼痛的部位，针灸治疗可能会有痛感。如颞肌的 EX2 处有时可能会疼痛到无法进针。此时，可以先对其他穴位进行针灸治疗，以降低局部痛觉敏感性，再对其进行处理。

针灸治疗时可灸单侧或双侧，双侧相对更常用。针灸治疗部位取决于患者的敏感性或体格检查反应，因此，针灸治疗部位可能是不对称的。由于咀嚼肌内的疼痛区域相当复杂，大

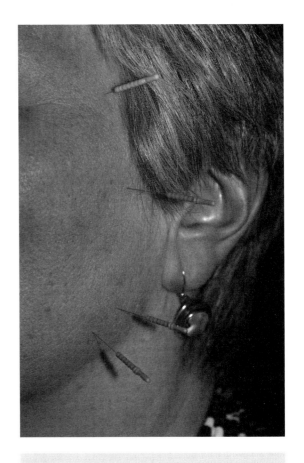

图 17.7 针灸治疗颞下颌关节疼痛。穴位从下至上：ST5、ST6、ST7 和 EX2

多数患者的处方通常非常相似。从侧面看，针似乎总是垂直排列，有时是对称放置。此现象只是偶然，不是专门设计（图17.8）。第16章描述了翼外肌的一种更深的干针治疗。

通过对肌肉的检查，可能会发现其他与之相关的部位。

- 颞肌后部（GB8）：通常与头痛有关。
- 颞肌上部附着处（ST8）：虽不太常见，但可替代其他颞肌部位。
- 斜方肌：涉及头颈部。
- 胸锁乳突肌：涉及头面部。

在大多数情况下，这些部位易形成和激活肌肉TrPs，此时，应该针对这些部位进行针灸治疗。这在颞肌后部（GB8）非常明显，很容易在颅骨外侧触及体积增大的TrP。斜方肌的上部可牵涉头枕部和颞部，以及下颌角区域，从整个诊断图来看，主要跟头颈姿势有关（详见本书第8章）。常见原因是长期使用计算机，也有其他原因，如交通碰撞后挥鞭伤，或心理创伤。这些都很可能引发或加剧TrPs，进而导致夜磨牙症和TMD发生。针灸治疗这些部位需要在肩部和颈部进针，为了治疗安全，患者要穿合适的衣服。操作时，医师必须小心，避免损伤上肋骨之间的肺。对于这个区域的治疗，也

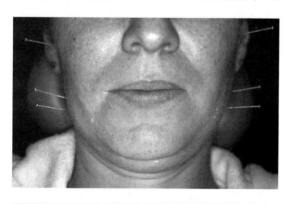

图17.8　颞下颌关节疼痛的双侧针灸

可以和其他物理治疗相结合。

全身性疼痛

TMD疼痛分布可表现为全身性，以头颈部和肩部的肌肉为中心的疼痛可能只是其中一部分。在这种情况下，针灸是控制面部疼痛的主要治疗方法。对大多数患者来说，为了有效全面地控制颈部肌肉疼痛的根源，物理治疗是管理计划的重要组成部分。故有必要确定疾病的不同方面，并给予相对应治疗，这有时被称为"剥洋葱皮"。这样的疼痛分布区域会很复杂，而且可能也只是其中一部分。纤维肌痛可能是一种类似TMD的局部异常表现。但是，通过体格检查发现，这类患者的咀嚼肌均是柔软的，与TMD所涉及的TrP区域表现不同，并且出现了TMD不常累及的肌肉，如颊肌、口轮匝肌。针灸治疗对这些症状的控制可能只是暂时的，复发几乎不可避免。一般来说，可以通过多学科的生物－心理－社会方法，让患者得到更佳且适当的治疗。

远端取穴

大体上，针灸处方可以分为局部病变部位取穴，或更远的特定部位取穴，称为远端穴位。传统文献记录于很多分布于四肢的远端穴位，其中两个最重要和最有效的是合谷穴（Large Intestine 4，LI4）和太冲穴（Liver 3，LR3）。它们都被广泛地应用于针灸治疗中，并作为加强局部穴位作用的基础配方。LI4位于手上第一骨间背侧肌中，在拇指和示指之间的指蹼间隙可以很容易找到（图17.9）。针灸治疗该位置时，患者可能会出现不适感，但是该穴位在提高整体疼痛阈值方面非常有效，同时可加强针灸治疗的其他作用。除此之外，还可以减轻第三磨牙拔除后的疼痛（Lao et al., 1999）。该穴位的针

灸操作简单且使用方便，患者也比较容易接受。

穴位 LR3 位于足部第一骨间背侧肌，被认为与上肢的穴位 LI4 相互呼应。对患者来说，也是可以接受的，但是针刺时可能很不舒服，有时甚至会很痛。对口腔科医师来说，针灸这个穴位可能有困难，因为它不在头部，而只有充分理解和熟悉这个穴位的作用才会选择针刺此穴位。这两个穴位的附近都有明显的脉搏，位于掌骨或跖骨交界处间隙的顶端。因此，要特别注意进针方向。

双侧 LI4 和 LR3 合称为"四关穴"，是非常有效的缓解疼痛的穴位，主要用于脊神经支配区域。在 TMD 的治疗中，最常使用的是双侧 LI4，也可以同时使用 LR3。

针灸治疗这些部位在临床上似乎是有效的，尽管可能与疼痛的起源没有直接的节段性联系，比如咬肌。然而，它们可对脊髓产生强烈的刺激，并可能对中枢神经系统产生影响。主要是通过控制对背根角的闸门控制效应，以及激活改变中枢感觉的异位有害调节反应，从而调节机体的疼痛反应。2015 年，Gu 等在研究中使用的磁共振成像显示，大脑对 LI4 刺激的反应与对咬肌的 ST6 反应重叠。因此，针灸治疗 LI4 很可能对咬肌产生影响，从而有助于改善 TMD

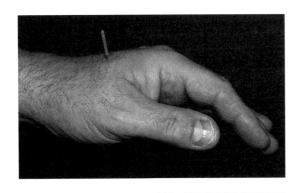

图 17.9　穴位 LI4

症状。最近的相关研究发现，为针灸的作用和处方开辟了一个全新的视角，当以一种更传统的方式考虑时，可能会为患者对治疗带来更多的信任和理解。

耳针

另一种独立的方法是耳针治疗，只对耳郭上的穴位进行刺激，可以不使用任何身体其他部位的穴位。在治疗过程中，也可以与其他部位的穴位结合使用。

耳针的概念基于类人体模型，所有耳郭上的穴位都可在身体的抽象表象中被识别出来。与头部有关的穴位主要集中在耳垂，沿着耳轮分布的穴位与脊柱相关，而重要器官对应的穴位聚集在耳甲周围。从理论上理解耳针的作用机制比较困难。有意思的是，大多数重要器官对应的穴位区域都由迷走神经的听觉分支支配。因此，耳针对这些部位的影响在一定程度上可以得到合理的解释。耳部的其他部分由三叉神经和颈神经的耳颞支支配，这些神经似乎对身体其余部分具有闸门控制调节作用。对于 TMD 患者，主要是针对咀嚼肌进行控制。

与传统针对躯体的针灸疗法相比，耳针疗法没有什么大的不同，耳针疗法使用短毫针刺激耳穴。在某些情况下，耳穴的识别更具挑战性，因为许多穴位处于一个小区域内，而且根据所用耳针的形式，部位描述也存在差异。处方的建立根据逻辑上使用的目标器官、治疗结果以及附加效应，这样可能获得很好的疗效。在图 17.10 中，患者右侧咬肌疼痛，针刺治疗 15 分钟后疼痛消失。

行耳针时通常使用双手进行操作，医师的一只手支撑固定耳郭，另一只手行针治疗。用圆珠笔或针柄背面触碰患者耳朵，有助于确定针刺部位。行耳针时患者可能有不适感，尤其是在耳垂。这是由于伴随耳针产生了强烈的血

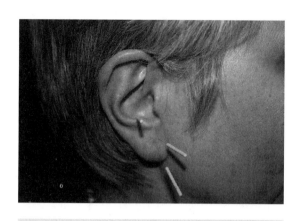

图 17.10　针刺治疗颞下颌关节疼痛

管舒张，该现象典型且常见。在治疗过程中，捻转行针可以产生足够的刺激。在极少数情况下，口腔内也会有感觉上的变化。

此外，耳针可以在原处留置数天，然后继续行针刺激（图 17.6）。该疗法可用于缓解疼痛、改善功能，也可以减轻焦虑和压力。有研究发现，在口腔科治疗前，对焦虑患者使用耳针治疗有助于提高疗效（Karst et al., 2007; Rosted et al., 2010; Machalek–Sauberer et al., 2012）。从远期疗效看，耳针也可以在一定程度上缓解焦虑和心理压力。因此，该方法可以用来帮助减少 TMD 患者肌肉的异常活动。采用留置耳针数日可以提高疗效。令人惊讶的是，与适当的心理治疗（如心理咨询、认知行为治疗或药物治疗）相比，针灸治疗更容易被社会接受。注意，对于瓣膜性心脏病患者应避免留置针，因为可能会导致发生细菌性心内膜炎。

治疗结果和并发症

针灸治疗通常每周 1 次，根据医师的不同，每次持续大约 10~20min。理论上，更长的治疗时间应该会募集更多的神经元以抑制疼痛。但在 TMD 治疗中，肌肉 TrPs 的失活可能更重要，

而针灸可以加快该情况的发生。一些医师倾向于以 2~3 天一次的频率进行多次治疗，不过似乎很少有证据表明这种方法疗效更佳。在某些情况下，治疗反应可能很慢，过快地重复治疗可能不是最佳选择。

大量研究显示，针灸疗法的治疗效果显著，经过多次治疗后，患者的疼痛得以很大程度地减轻，功能也得以改善（Smith et al., 2007; Shen et al., 2009）。在临床实践中，经常见到患者离开诊所时疼痛已有所减轻，而且触诊可清楚地显示咀嚼肌的压痛减少。采用视觉模拟量表评分，通常在前三四次就诊过程中患者报告分值降低，疼痛得到迅速控制。尽管通常不可能消除所有症状，但是令人满意的是，针灸治疗可以充分地改善症状、恢复功能，同时基本上患者自我感觉更加舒适，这是针灸处理肌肉骨骼问题的典型反应，但也需要关注患者其他方面的情况，特别是 TMD 的心理轴问题（详见本书第 2 章）。环境因素可能会导致功能性异常活动，从而产生一系列 TMD 的症状，针灸无法对它产生作用。因此，如果这些情况不加以管理，许多患者将会复发。可以重新确认诊断后进行再治疗，也可以采取其他疗法，如𬌗夹板治疗。同时，应对患者进行长期的心理管理治疗。

如前所述，大量的综述已经证实，针灸治疗可以改善 TMDs 症状，而且短期和远期均有效。但是，总的来说，治疗结果与其他疗法相似，并不优于其他疗法（Fernández Carnero et al., 2010; List & Axelsson, 2010）。

针灸治疗存在各种不同的并发症，但一般都比较轻微，包括轻度的瘀伤。对于服用抗凝药的患者，可以使用针灸疗法，但需要告知其出血风险，并只使用有限数量的针。偶然会发生晕厥。常见的暂时性不良反应表现为镇静，而兴奋或抑制一般很少出现。在针拔出后，这种情况会迅速消失。

比较严重的并发症，如不正确的进针位

置导致器官被穿透（如肝、肺）。虽然不常见，但时有报道，这往往与操作者缺乏训练有关。

患者偶尔会在针灸治疗后感到不适，通常发生在第一次接受治疗后。由于有些患者对针灸反应非常敏感，他们被认为是"强反应者"。这可能会阻止部分患者接受进一步的治疗。但是，也有部分患者可能会继续治疗下去，那么就需要显著减少刺激"剂量"。这就引入了针灸"剂量"的概念。通过减少刺激"剂量"来降低强反应者的敏感度，治疗反应可能会恢复正常。这意味着需要减少针灸数量和治疗时间。这与延长疗程可能更有效的理念一致。为了减少这种特异性反应的发生，在第一次治疗阶段进行一次小规模的针灸试验可能比较合适。

结论

与所有治疗方法一样，针灸疗法的应用依赖于适合患者的选择，并获得其提供的有效同意信息。头颈部针灸治疗可能引起的并发症通常比较轻微，可以放心地告知患者该方法在TMD治疗中的有效性和安全性且充满自信地向患者推荐该治疗方法。针灸疗法应该被认为是一种主要的治疗方法，而不是一种补救措施，并且已得到了患者的一致认可。

本章参考文献

Baldry P. Acupuncture, Trigger Points and Musculoskeletal Pain. 3rd ed. London: Elsevier Churchill Livingstone; 2005.

Barão VA, Gallo AK, Zuim PR, Garcia AR, Assunção W. Effect of occlusal splint treatment on the temperature of different muscles in patients with TMD. J Prosthodont Res 2011; 55: 19–23.

Blom M, Lundeberg T, Dawidson I, Angmar-Månsson B. Effects on local blood flux of acupuncture stimulation used to treat xerostomia in patients suffering from Sjögren's syndrome. J Oral Rehabil 1993; 20: 541–548.

Cagnie B, Barbe T, De Ridder E et al. The influence of dry needling of the trapezius muscle on muscle blood flow and oxygenation. J Manipulative Physiol Ther 2012; 35: 685–691.

Fernández-Carnero J, La Touche R, Ortega-Santiago R et al. Short-term effects of dry needling of active myofascial trigger points in the masseter muscle in patients with temporomandibular disorders. J Orofac Pain 2010; 24: 106–112.

Fiske J, Dickenson C. The role of acupuncture in controlling the gagging reflex using a review of ten cases. Br Dent J 2001; 190: 611–613.

Gu W, Jiang W, He J, Liu S, Wang Z. Blockade of the brachial plexus abolishes activation of specific brain regions by electroacupuncture at LI4: a functional MRI study. Acupunct Med 2015; 33: 457–464.

Karst M, Winterhalter M, Münte S et al. Auricular acupuncture for dental anxiety: A randomized controlled trial. Anaesth Analg 2007; 104: 295–300.

Lao L, Bergman S, Hamilton GR, Langenberg P, Berman B. Evaluation of acupuncture for pain control after oral surgery: a placebo-controlled trial. Acta Otolaryngol Head Neck Surg 1999; 125: 567–572.

Li A, Li XL, Zhang F, Yue JH, Yuan CS, Li K, Zhang QH. A functional magnetic resonance imaging study of the neuronal specificity of an acupoint: acupuncture at Rangu (KI 2) and its sham point. Intern Med J 2016a; 46: 973–977.

Li AH, Zang JM, Xie YK. Human acupuncture points mapped in rats are associated excitable muscle/skin-nerve complexes with enriched nerve endings. Brain Res 2004; 1012: 154–159.

Li Z, Liu M, Lan L, Zeng F et al. Altered periaqueductal gray resting state functional connectivity in migraine and the modulation effect of treatment. Sci Rep 2016b; 6: 20298.

Linde K, Allais G, Brinkhaus B et al. Acupuncture for the prevention of tension-type headache. Cochrane Database Syst Rev 2016; 4: CD007587.

List T, Axelsson S. Management of TMD: evidence from systematic reviews and meta-analyses. J Oral Rehabil 2010; 37: 430–451.

Machalek-Sauberer A, Gusenleitner E, Gleiss A, Tepper G, Deusch E. Auricular acupuncture effectively reduces state anxiety before dental treatment: a randomised controlled trial. Clin Oral Investig 2012; 16: 1517–1522.

MacPherson H, Vickers A, Bland M et al. Acupuncture for Chronic Pain and Depression in Primary Care: A Programme of Research. Southampton, UK: NIHR Journals Library; 2017 Jan. Available: https://www.ncbi.nlm.nih.gov/books/NBK409491/ [Nov 21, 2017].

Melzack R, Wall PD. Pain mechanisms: a new theory. Science 1965; 150: 971–979.

Napadow V, Dhond R, Park K et al. Time-variant fMRI activity in the brainstem and higher structures in response to acupuncture. Neuroimage 2009; 47: 289–301.

Napadow V, Kettner NW, Harris RE. Neuroimaging: a window into human brain mechanisms supporting acupuncture effects. In Filshie J, White A, Cummings M (eds). Medical Acupuncture: A Western Scientific Approach. London: Elsevier; 2016, pp. 59–72.

Rosted P. Practical recommendations for the use of acupuncture in the treatment of temporomandibular disorders based on the outcome of published controlled studies. Oral Dis 2001; 7: 109–115.

Rosted P. Acupuncture for Dentists: 10 Central Treatments. Klim; 2004.

Rosted P, Bundgaard M, Fiske J, Pendersen AM. The use of acupuncture in controlling the gag reflex in patients requiring an upper alginate impression: an audit. Br Dent J 2006; 201: 721–725.

Rosted P, Bundgaard M, Gordon S, Pendersen AM. Acupuncture in the management of anxiety related to dental treatment: a case series. Acupunct Med 2010; 28: 3–5.

Sandberg M, Larsson B, Lindberg L-G et al. Different patterns of blood flow response in the trapezius muscle following needle stimulation (acupuncture) between healthy subjects and patients with fibromyalgia and work-related trapezius myalgia. Eur J Pain 2005; 9: 497–510.

Shen YF, Younger J, Goddard G, Mackey S. Randomized clinical trial of acupuncture for myofascial pain of the jaw muscles. J Orofac Pain 2009; 23: 353–359.

Simons DG, Travell JG, Simons LS. Travell and Simons' Myofascial Pain and Dysfunction: The Trigger Point Manual. Vol. 1: Upper Half of Body. 2nd ed. Baltimore: Lippincott Williams and Wilkins; 1999.

Smith P, Mosscrop D, Davies S, Sloan P, Al-Ani Z. The efficacy of acupuncture in the treatment of temporomandibular joint myofascial pain: a randomised controlled trial. J Dent 2007; 35: 259–267.

Yaksh TL. Direct evidence that spinal serotonin and noradrenaline terminals mediate the spinal antinociceptive effects of morphine in the periaqueductal grey. Brain Res 1979; 160: 180–185.

Yeo S, Rosen B, Bosch P, Noort MV, Lim S. Gender differences in the neural response to acupuncture: clinical implications. Acupunct Med 2016; 34: 364–372.

Wang X, Wang Z, Liu J et al. Repeated acupuncture treatments modulate amygdala resting state functional connectivity of depressive patients. Neuroimage Clin 2016; 12: 746–752.

第18章

颞下颌关节紊乱病的脑治疗

Harry von Piekartz, Emilio (Louie) Puentedura, Adriaan Louw

口面部疼痛的并发症

有证据表明，慢性疼痛如腰痛、头痛和口面部疼痛具有共同的特征（De Leeuw & Klasser, 2013）。这些疼痛常可扩散到其他区域。口面部疼痛与骨骼肌肉系统的其他疼痛障碍和并发症（如手臂、下背部、髋关节和膝关节疼痛）（Bonato et al., 2017; Turp et al., 1998）在躯体症状上存在明显的共变因素（可能超过60%）。这表明，若面部疼痛已持续一段时间，往往趋于迅速中枢敏化。

此外，多结构躯体感觉、情感与认知状态可能发生变化。与其他慢性疼痛一样，慢性面部疼痛可能存在生物或非生物诱因（详见本书第1章）。有证据表明，某些激素、心理和情感因素可能导致面部疼痛迁延（Svensson & Graven-Nielsen, 2001; Wright, 2000）。持续的面部疼痛（Tjakkes et al., 2010）与非生物（心理-社会-情绪）因素明显降低了近10%的18岁以上患者的生活质量（LeResche, 1997）。长期轻度TMDs伴随进食硬食物、咀嚼或打哈欠时的疼痛可能引起轻度至中度抑郁（Yap et al., 2002）。此外，惊恐和灾难化的焦虑障碍、自我效能感改变以及睡眠障碍可能与长期的口面部疼痛有关（Lei et al., 2015; Turner et al., 2005; Turner & Dworkin, 2004）。

TMD 患者的躯体感觉变形

非言语交流的变化

面部与身体其他区域的一个极大不同在于，面部对社会互动和人际沟通有影响（Ekman,

2007）。在一些定性研究中发现，口面部疼痛患者存在人际沟通障碍（Wolf et al., 2008）。他们经历的疼痛十分复杂甚至难以捉摸，并难以表达。他们无法具体描述他们的疼痛和痛苦。即使采用具有大量疼痛描述的量表，患者依然很难表达（Wolf et al., 2008）。他们感到孤独，参与社会活动减少。患者对无法提供有效治疗信息的卫生保健人员感到不满，自称与他们沟通困难（Mohr et al.,2011）。这些沟通困难是否与面部情绪和表情识别障碍有关？

面部表情识别能力降低是躯体形式障碍的一个普遍特征（Pedrosa Gil et al.,2009）。例如，Haas等（2013）的研究发现，长期患有TMD者表现出述情障碍（缺乏情绪表达和识别），而且这种述情障碍和躯体化得分与面部表情识别障碍相关。这种机制甚至可能导致面部变形障碍（体像功能失调，此处指人体面部）（Buhlmann et al., 2013）或面孔失认症（严重到无法通过脸部识别熟悉的人）（Chatterjee & Nakayama, 2012）。口面部疼痛的患者比健康对照组需要更长的时间来识别他人的情绪。他们无法辨别厌恶或恐惧、愤怒或惊讶等情绪（Haas et al., 2013; von Piekartz & Mohr, 2014）。此外，在左/右侧面部表情判断中，慢性口面部疼痛的患者相对于健康对照组需要更长时间，且准确率较低。左/右侧识别的质量（准确性和速度）与情绪感知之间存在很强的相关性（von Piekartz & Mohr, 2014）。这支持了一种假设：难以从面部表情识别他人的情绪反映了大脑皮层的运动处理障碍，而非皮层情绪处理障碍。

有证据表明，患者可能将面部疼痛描述为"严重或轻微""不对称""肿胀"。一组混合性慢性面部疼痛（如创伤后三叉神经病变、TMD 和持续特发性面部疼痛）的患者中超过 55% 的人存在面部知觉变形（Dagsdottir et al., 2016）。

体像变形

根据目前的证据，可以推测 TMD 患者运动前区皮质的神经网络发生了改变，该神经网络对于生理身体模式及躯体的正常功能是必要的（Moseley et al., 2012）。疼痛可能导致面部的感觉神经元（S1）和运动神经元（M1）敏化及去抑制，这意味着神经元具有更高的兴奋性，即使周围有其他神经标记，也容易被激活（Kessler et al., 2007）。临床表现为诱发新的疼痛及对面部形状和大小的认知改变，即所谓的"模糊化（smudging）"（Moseley et al.,2012）。这个观点是基于对包括面部在内的不同身体区域进行研究而来的（Vallence et al., 2013）。例如，患者可能认为患侧面部区域变大或变模糊，可能表现为自我模仿时歪曲或僵硬（Ross et al., 2017）。因此，疼痛会影响触觉敏度、口面部 – 颈部动作的运动控制和面部表情。此外，患者识别情绪的能力可能会改变，这可能会导致述情障碍和面孔失认症等疾病。

触觉敏度

触觉（触觉敏度的变化）似乎与体像变形密切相关（MacIver et al., 2008）。临床上以受损区域两点分辨（two-point discrimination, 2PTD）阈值来反映（Haggard et al., 2003）。触觉辨别与躯体感觉皮质的皮层代表区具有相关性，表现为若疼痛持续存在，则感观侏儒图的表现亦发生变化（Wand et al.,2010）。2009 年，Vriens 与 van der Glas 对 100 名健康受试者进行了研究，得到了 2PTD 的参考值：脸颊（13.1 ± 1.9）mm，上唇（6.3 ± 1.4）mm，下唇（5.8 ± 1.5）mm，颏区（8.4 ± 1.9）mm。此外，他们的另一项未发表的

研究发现，所有与慢性口面部疼痛相关区域的 2PTD 存在显著差异；慢性偏头痛者与面部疼痛者的左右辨别力也存在显著差异（Weisbrich et al., 2017）。

运动控制

一些研究侧重于了解慢性疼痛如何影响口面部和颈部的运动控制（Falla et al., 2004a; Falla et al., 2004b）。具体来说，慢性 TMD 和疼痛患者咀嚼时，咀嚼肌无法精确地募集，导致侧方平衡干扰（Eberhard et al., 2014），以及张口和咀嚼时更多的不受控制的头部动作（Wiesinger et al., 2013）。von Piekartz 等（2017）发现，8 个口面部和颈部运动控制测试可以区分受试者处于健康状态还是长期口面部疼痛状态，这可能与（前）运动皮质神经元的神经矩阵变化相关。

总体来看，持续性口面部疼痛并非单独存在，而是有很多并发症（见本书前几章）。例如，处于疼痛状态的患者可能会出现精确认知和情感的变化，可能表现为疼痛恐惧、灾难化、自我效能感降低、睡眠障碍、抑郁，以及皮质触觉、感觉和运动障碍。所有这些因素都可能与（言语）交流的变化相关，如述情障碍、畸变障碍和面孔失认症，影响患者的生活质量（Visscher et al., 2016）。

口面部疼痛的疼痛神经科学教育

已经确定的是，外周受到的可能导致组织损伤或疾病的因素（化学、热和机械因素）可刺激伤害性感受器，将伤害感受性信息发送到大脑（Moseley, 2007; Nijs et al.,2013）。大脑面对伤害性信息，可通过分布式神经网络处理及确定伤害等级，称为疼痛神经矩阵（Melzack, 2001; Moseley, 2003a）。疼痛由大脑产生（Moseley, 2007），是大脑根据疼痛神经矩阵与周围网络的相互作用得出的结论，产生的输

出与决定受各种生物和心理 – 社会因素的影响（Puentedura & Louw, 2012）。其中关键的因素是威胁的概念，特别是存在口面部疼痛的患者。传统的威胁指疼痛、疾病或手术，最终引起疼痛，但威胁也来自各种基于非伤害感受性的因素，包括神经可塑性改变、心理 – 社会因素等（Flor, 2000; Vlaeyen & Linton, 2000）。口面部疼痛患者可能具有一些特有的影响因素（体象、面部识别、语言和非语言交流，以及左 / 右侧判断），因此可以说，即便没有伤害感受性事件，这些患者也生活在各种各样的威胁中，并产生了疼痛体验。

疼痛是大脑基于对威胁的感知而产生的，制订治疗方案时需考虑这一关键点。降低或消除威胁可能取得疗效（Gifford, 2014; Moseley, 2007; Gifford, 1998）。可通过药物及其他治疗手段进行干预，其中一种可能的方法是对患者进行教育。近年来，物理治疗师设计了一种新的以疼痛为中心的教育方法，以此改变患者尤其是慢性疼痛患者的疼痛体验，被称为疼痛神经科学教育（pain neuroscience education, PNE）（Louw et al., 2016c; Nijs et al., 2011）。传统的物理治疗教育模式常使用生物医学模型，根据解剖学、病理解剖学和生物力学帮助患者了解疼痛（Greene et al., 2005; Nijs et al., 2013）。然而，研究表明，该方式不仅无法缓解患者的疼痛或改善其失能，反而可能导致患者恐惧，加重其疼痛（Louw et al., 2017; Vlaeyen & Linton, 2000），对于慢性疼痛尤其如此。相比而言，PNE 更侧重于告知患者与其疼痛体验相关的神经生物学和神经生理学过程（Moseley et al., 2004; Nijs et al., 2011）。众所周知，慢性疼痛包括复杂的神经生物学过程，如中枢与周围神经系统的敏感性增强（中枢敏化、痛觉过敏及痛觉超敏）、大脑的结构和功能改变（疼痛神经矩阵与模糊化）、免疫和内分泌功能改变（细胞因子和胶质细胞激活，皮质醇和肾上腺素的变化）（Melzack, 2001;

Moseley, 2007; Woolf, 2007）。疼痛患者，尤其是慢性疼痛患者，迫切想知道他们生理上发生了什么变化（Louw et al., 2009），因此，向患者正确地讲解这些复杂的生物医学过程将是意义深远的（Louw et al., 2016b; Moseley, 2003b）。

迄今为止，围绕 PNE 的研究主要集中在肌肉骨骼疼痛，包括慢性下腰痛、挥鞭伤相关障碍、纤维肌痛及慢性疲劳综合征等（Louw et al., 2011; 2016c）。目前有可靠证据表明 PNE 对慢性骨骼肌肉疼痛患者的疼痛分级、功能障碍、恐惧回避、疼痛灾难化、动作受限、疼痛知识和医疗保健资源利用等方面有正面影响（Louw et al., 2011; 2016c）。虽然目前暂无关于 PNE 治疗口面部疼痛的具体研究，但是考虑到慢性疼痛共有的潜在生物进程，PNE 用于治疗口面部疼痛依然得到支持。若将口面部疼痛视为一种真正的慢性骨骼肌肉疼痛，有证据表明，治疗师可考虑将 PNE 纳入处理口面部疼痛的多模式治疗计划（Louw et al., 2011; 2016c）。即便将口面部疼痛视为一种神经病理性或特发性疼痛，PNE 也应参与临床治疗。针对神经性疼痛，有研究将 PNE 应用于腰椎神经根病（Louw et al., 2014）和复杂区域疼痛综合征（Fercho et al., 2017），得到的结论与 PNE 应用于慢性肌肉骨骼疼痛类似。除了使用 PNE 具有生物学合理性以外，患者亦需了解口面部疼痛为何应该使用 PNE。各种定性研究表明，临床医师必须回答患者的一个基本问题："我的身体哪里出了问题？"（Gifford, 2014）。这是患者寻求治疗的基本需求，虽然这个问题看起来并不尖锐，但却是治疗过程中至关重要的第一步。临床诊疗指南提出，应告知患者疾病的性质以及与疾病相关的一些生物学特征（Kendall et al., 1997）。这对慢性疼痛的管理十分有利，因其包含许多潜在的生物学与神经可塑过程。此外，重要的是，要认识到目前疼痛科学对口面部疼痛的治疗围绕着分级运动表象（graded motor imagery, GMI）

（Moseley, 2006），其基本出发点是对患者进行教育。在进行更进一步的治疗如偏侧忽略训练、运动表象和镜像疗法之前，首先需针对患者的病症进行生物学解释，并告知GMI训练计划的意义。

现在的临床问题是如何向患者解释偏侧忽略、模糊化、面部识别问题、体像变形等的复杂性。PNE的最佳方式是一对一的口头教育，使用图片、绘画、比喻和举例（Louw et al., 2011; 2016a; 2016c）。如果目前疼痛科学的焦点集中在大脑的结构和功能改变上，PNE的比喻应该旨在解释这些现象，并提出解决问题的治疗计划。附录18.1是一个图片形式的比喻，用来解释口面部疼痛患者的大脑结构变化（Louw, 2014）。这个特定的比喻旨在解释神经可塑性、感观侏儒图、忽略、模糊化、身体识别及GMI。对于接受手法治疗的慢性腰痛患者，这种比喻的解释效果优于传统的生物力学解释。此外，同样的比喻方式最近也被用于一项复杂区域疼痛综合征的研究，结果显示疼痛神经矩阵发生了积极的功能变化（Fercho et al., 2017）。

附录18.1中使用的PNE比喻与图像可帮助口面部疼痛患者建立对疼痛感受的生物学理解，更重要的是，为他们制订了治疗计划的其他干预措施。必须认识到，教育本身并不足以改变慢性疼痛患者的行为（Fordyce, 1987）。除了PNE外，与口面部疼痛相关的各种结构与大脑功能的改变需要接触性手法治疗。最新的一项PNE的系统综述指出，PNE结合一些形式的动作（运动）或触碰（手法治疗）比单纯PNE更有效（Louw et al., 2016c）。因此，为了更好地进行PNE，必须制订治疗计划，并向患者解释GMI计划的各个阶段。临床上，若患者持有不同观点，或遭遇了挫折或突发事件等，可能需要临床医师重复、加强、澄清及补充PNE信息（Louw et al., 2016a）。

治疗面部疼痛的脑运动：运动表象与运动表达

利用大脑的适应性与可变性，PNE结合系统的脑运动可能有助于改善体像变形，减少疼痛，并增强运动功能。有一些强有力的证据表明，PNE结合系统的脑运动如GMI，可明显改善慢性区域疼痛综合征患者的疼痛，并增加活动性（Daly & Bialocerkowski, 2009）。关于PNE处理面部疼痛的研究则较少。Mohr等（2017）的一项探索性的混合研究，针对慢性面部疼痛患者采用PNE、GMI、面部运动表情和面部感觉再训练，持续6周后发现患者的疼痛以及一些相关损伤、述情障碍和抑郁等均有明显缓解。结合这一系列干预结果，可以推论，上述提及的综合治疗方法对慢性面部疼痛阶段患者的痛觉有积极疗效，可增强患者对疼痛的自我管理及相关区域的功能（Mohr et al., 2017）。

头面部区域脑运动有许多方式，包括分级运动表象（内隐、外显）、左/右侧判断（偏侧再训练）、镜像疗法及感觉重建（运动控制与触敏度训练）（Moseley et al., 2012; von Piekartz & Mohr, 2014）。由于左/右侧判断与情绪识别密切相关，因此我们重点关注运动康复、运动表象（motor imagery, MI）及运动表达（motor expression, ME）。

运动表象，即具有动作的心理表征而无实际的肢体动作，起源于20世纪末的行为与运动康复研究（Annett, 1995a, 1995b; Dickstein & Deutsch, 2007）。研究逐渐从体育运动领域扩展到神经病学领域，如帕金森病和脑卒中后康复（Bowering et al., 2013; Schuster et al., 2009; Sharma et al., 2006）。它还被成功地应用于如慢性腰痛、颈臂痛，以及截肢后足腿痛的骨骼肌肉功能障碍与疼痛管理（MacIver et al., 2008; Schwoebel et al., 2002; Wallwork et al., 2013）。Moseley已经证明，治疗慢性区域疼痛综合征的较好顺序：首先是内隐 MI（左 / 右侧判断），其次是外显 MI（想象动作），最后是镜像疗法（Moseley, 2004）。

这种康复策略也可应用于面部疼痛的患者，应用内隐的、外显的面部拟态训练，以及面部运动表情（真实动作或 ME）如单独的肌肉链运动（上 / 中 / 下运动和左 / 右运动）。此外，使用不同的基本情绪（高兴、悲伤、惊讶、愤怒、厌恶和恐惧）亦可。可从健侧镜像到患侧，或从上面部镜像到下面部，反之亦然。

面部偏侧的参考值：准确率为 90% ± 7%，速度（2.5 ± 0.7）秒，情绪识别的准确率为 68% ± 9%，速度（3.59 ± 0.79）秒（Grashoff & Klos, 2014）。笔者强烈建议，仅当在左 / 右侧判断准确率和时间几乎相等时才对慢性面部疼痛

患者进行镜像疗法。临床经验表明，过早地在健侧进行镜像，并转换到患侧，可能会使患者产生情感和认知功能障碍，导致不良反应。此外，可能出现患侧错觉，即注视镜中脸部的虚拟部位，可能引起隐藏的有症状部位的疼痛或感觉异常（Kramer et al., 2008）。镜像疗法的优点：整合了视觉运动控制训练（motor control exercise，ME）（图 18.1）与感觉再训练（如通过 2PTD、精确定位、判断触碰面积、判断锐或钝及皮肤书写等训练触觉敏度）（von Piekartz & Mohr, 2014; Won and Collins, 2012）。

以上所述的脑运动必须定期进行，且易于与临床训练和日常生活相结合。因此，有许多不同的应用方案。以下是目前可用工具的介绍，

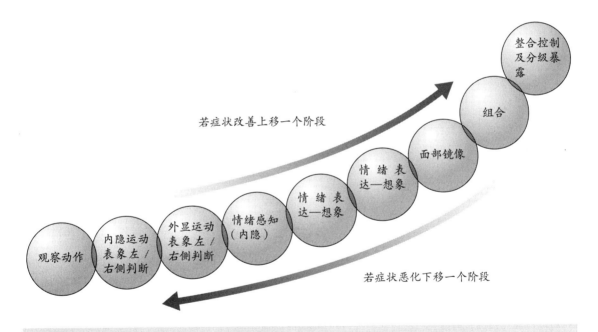

图 18.1　综合的面部训练康复方案。各阶段有重叠，相邻阶段的治疗策略可以结合。若症状改善，疼痛减轻，运动功能增强，体像改善，治疗策略可进阶（训练时间更长，变化更多，增加新的步骤）；若症状和功能恶化，则减少训练时间和变化，并后退一阶段。若患者接受面部镜像疗法，建议结合所有的治疗策略，或可根据患者具体情况，结合运动，或结合分级暴露疗法（Moseley et al, 2012 授权改编）

这些工具价格合理。

1.Recognise™ 闪卡　由 NOI 公司生产，包含用白板笔在干擦卡片画出的左右匹配的各 24 张图像，包括手、足、膝、背部、肩、颈部。这些是对左右侧忽略（偏侧性）问题进行管理与康复的重要工具，可通过调节速度、控制图像旋转、设计游戏、探索中线来改变患者需要面对的挑战难度。

2.EmoRec 卡（情绪－认知卡，CRAFTA®）可用于训练患者识别面部表情，及判断左 / 右侧

面部。卡片为正方形，两面都印有图像，一面描绘 6 种面部基本情绪中的 1 种，且卡片上的人脸包含不同的年龄和人种，另一面为根据 GMI 原则所绘制的运动左 / 右侧面部的人像。

3.杂志或书籍　也可用于偏侧判断的评估与训练。可使用患侧的手或面部图像来进行偏侧识别和 / 或情绪识别。将杂志左右或上下颠倒可增加难度。患者可用笔标出正确的一侧。

数码相机或智能手机是拍摄身体左右侧部位（包括面部）照片的完美工具。此外，这些

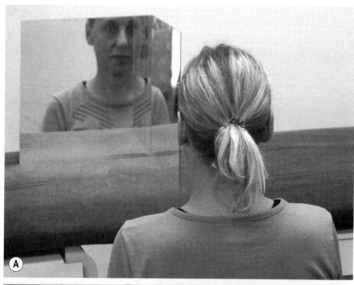

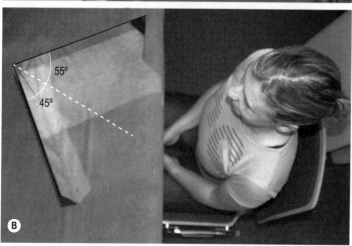

图 18.2　镜像疗法。两个镜子（每个 30cm×30cm）呈 100° 角放置，旋转镜子使右侧成 55° 反射角，左侧成 45°，使患者同时面对两面镜子

设备可记录患者当天的情绪或情绪的不同程度，也可以用来模仿左 / 右侧及面部表情。

4.e 健康软件 可协助管理（身体）健康，也可较好地支持脑运动。

5. 镜像疗法 更适合上肢或下肢训练，许多临床医师的诊室可能有一个镜子盒。NOI 公司生产一种特殊的镜盒，它们便于携带，专为手或脚设计。若想照面部，则需要桌子上放置两面镜子。镜像疗法的设置方法见图 18.2。

6.CRAFTA® 面部镜像软件 可在 IOS 或安卓操作系统上的 CRAFTA® 面部识别 App 中使用。这个软件也可用于特定面部肌肉训练。这个软件的亮点是它具有多种面部镜像内设功能（图 18.3）。

结论

研究表明，头面部疼痛可改变大脑功能，可能表现在心理情绪及非言语交流改变（如面部表情识别）、体像变形（如左 / 右侧判断异常）、触觉敏度减退（两点分辨）及口面部精细运动控制减弱等。基于神经科学而非生物医学模型的个性化疼痛教育计划（individual pain education plans derired from neuroscience，PNE）已证实可较好地治疗慢性骨骼肌肉疼痛，但目前尚未扩展到口面部疼痛的患者。根据文献证据及临床经验，PNE 结合系统性面部训练（分级运动表象与分级运动表情训练）可能是未来针对 TMD 患者较好的治疗策略。

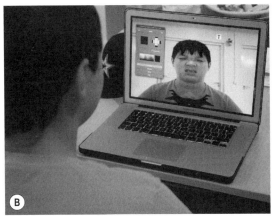

图 18.3 CRAFTA® 面部镜像软件。软件操作界面友好，图为单侧面部损伤的男性患者正在使用镜像功能

本章参考文献

Annett J. Imagery and motor processes. Br J Psychol 1995a; 86: 161–167.

Annett J. Motor imagery: perception or action? Neuropsychologia 1995b; 33: 1395–1417.

Bonato LL, Quinelato V, De Felipe Cordeiro PC, De Sousa EB, Tesch R, Casado PL. Association between temporomandibular disorders and pain in other regions of the body. J Oral Rehabil 2017; 44: 9–15.

Bowering KJ, O'Connell NE, Tabor A et al. The effects of graded motor imagery and its components on chronic pain: a systematic review and meta-analysis. J Pain 2013; 14: 3–13.

Buhlmann U, Winter A, Kathmann N. Emotion recognition in body dysmorphic disorder: application of the Reading the Mind in the Eyes Task. Body Image 2013; 10: 247–250.

Chatterjee G, Nakayama K. Normal facial age and gender perception in developmental prosopagnosia. Cogn Neuropsychol 2012; 29: 482–502.

Dagsdottir LK, Skyt I, Vase L, Baad-Hansen L, Castrillon E, Svensson P. Reports of perceptual distortion of the face are common in patients with different types of chronic oro-facial pain. J Oral Rehabil 2016; 43: 409–416.

Daly AE, Bialocerkowski AE. Does evidence support physiotherapy management of adult Complex Regional Pain Syndrome Type One? A systematic review. Eur J Pain 2009; 13: 339–353.

de Leeuw R, Klasser GD. Diagnosis and management of TMDs. In: de Leeuw R, Klasser GD (eds). Orofacial Pain: Guidelines for Assessment, Diagnosis, and Management. 5th ed. Chicago, IL: Quintessence Pub Co.; 2013; pp. 127–186.

Dickstein R, Deutsch JE. Motor imagery in physical therapist practice. Phys Ther 2007; 87: 942–953.

Eberhard L, Braun S, Wirth A, Schindler HJ, Hellmann D, Giannakopoulos NN. The effect of experimental balancing interferences on masticatory performance. J Oral Rehabil 2014; 41: 346–352.

Ekman P. Emotions Revealed: Recognizing faces and feelings to improve communication and emotional life (2nd ed.). London: Holt Paperbacks; 2007.

Falla D, Bilenkij G, Jull G. Patients with chronic neck pain demonstrate altered patterns of muscle activation during performance of a functional upper limb task. Spine 2004a; 29: 1436–1440.

Falla DL, Jull GA, Hodges PW. Patients with neck pain demonstrate reduced electromyographic activity of the deep cervical flexor muscles during performance of the craniocervical flexion test. Spine 2004b; 29: 2108–2114.

Fercho KA, Baugh LA, Louw A, Zimney K. Pain neuroscience education effect on pain matrix processing in an individual with complex regional pain syndrome: A single subject research design. 2017 [submitted for publication].

Flor H. The functional organization of the brain in chronic pain. Progress Brain Res 2000; 129: 313–322.

Fordyce WE. Learning processes in pain. In Sternbach RA (ed.) Psychology of Pain 2nd ed. New York: Raven Press; 1987.

Gifford L. Aches and Pain. Cornwall: Wordpress; 2014.

Gifford LS. Pain, the tissues and the nervous system. Physiotherapy 1998; 84: 27–33.

Grashoff M, Klos V. Reference values of facial lateralization and basic emotions and its clinical implementation in chronic facial pain from the CRAFTA Face Recognition Program. University of Applied Science, Osnabruck; 2014.

Greene DL, Appel AJ, Reinert SE, Palumbo MA. Lumbar disc herniation: evaluation of information on the internet. Spine 2005; 30: 826–829.

Haas J, Eichhammer P, Traue HC, Busch V. Alexithymic and somatisation scores in patients with temporomandibular pain disorder correlate with deficits in facial emotion recognition. J Oral Rehabil 2013; 40: 81–90.

Haggard P, Taylor-Clarke M, Kennett S. Tactile perception, cortical representation and the bodily self. Current Biol 2003; 13: R170–173.

Kendall NAS, Linton SJ, Main CJ. Guide to assessing psychosocial yellow flags in acute low back pain: risk factors for long term disability and work loss. Wellington: Accident Rehabilitation & Compensation Insurance Corporation of New Zealand and the National Health Committee; 1997.

Kessler H, Roth J, von Wietersheim J, Deighton RM, Traue HC. Emotion recognition patterns in patients with panic disorder. Depress Anxiety 2007; 24: 223–226.

Kramer HH, Seddigh S, Moseley GL, Birklein F. Dysynchiria is not a common feature of neuropathic pain. Eur J Pain 2008; 12: 128–131.

Lei J, Liu MQ, Yap AU, Fu KY. Sleep disturbance and psychologic distress: prevalence and risk indicators for temporomandibular disorders in a Chinese population. J Oral Facial Pain Headache 2015; 29: 24–30.

LeResche L. Epidemiology of temporomandibular disorders: implications for the investigation of etiologic factors. Crit Rev Oral Biol Med 1997; 8: 291–305.

Louw A. Why You Hurt: Therapeutic Neuroscience Education System. Minneapolis, MN: OPTP; 2014.

Louw A, Louw Q, Crous LCC. Preoperative education for lumbar surgery for radiculopathy. South African J Physiother 2009; 65: 3–8.

Louw A, Diener I, Butler DS, Puentedura EJ. The effect of neuroscience education on pain, disability, anxiety, and stress in chronic musculoskeletal pain. Arch Phys Med Rehabil 2011; 92: 2041–2056.

Louw A, Diener I, Landers MR, Puentedura E. Preoperative pain neuroscience education for lumbar radiculopathy: a multicenter randomized controlled trial with 1-year follow-up. Spine 2014; 39: 1449–1457.

Louw A, Zimney K, O'Hotto C, Hilton S. The clinical application of teaching people about pain. Physiother Theory Pract 2016a; 32: 385–395.

Louw A, Zimney K, Puentedura E. Retention of pain neuroscience knowledge: a multi-centre trial. New Zealand J Physiother 2016b; 44: 91–96.

Louw A, Zimney K, Puentedura EJ, Diener I. The efficacy of pain neuroscience education on musculoskeletal pain: a systematic review of the literature. Physiother Theory Pract 2016c; 32: 332–355.

Louw A, Zimney K, Johnson EA, Kraemer C, Fesler J, Burcham T. De-educate to re-educate: aging and low back pain. Aging Clin Exp Res 2017; 29: 1261–1269.

MacIver K, Lloyd DM, Kelly S, Roberts N, Nurmikko T. Phantom limb pain, cortical reorganization and the therapeutic effect of mental imagery. Brain 2008; 131: 2181–2191.

Melzack R. Pain and the neuromatrix in the brain. J Dental Education 2001; 65: 1378–1382.

Mohr DC, Young GJ, Meterko M, Stolzmann KL, White B. Job satisfaction of primary care team members and quality of care. Am J Med Qual 2011; 26: 18–25.

Mohr G, Moller D, Bochner R, Von Piekartz H. Does orofacial manual therapy and systematic brain training by graded motor imagery and facial expression affect pain perception in patients with chronic unilateral face pain? An explorative mixed-method study. Der Schmerz 2017 [accepted for publication].

Moseley GL. A pain neuromatrix approach to patients with chronic pain. Man Ther 2003a; 8: 130–140.

Moseley GL. Unravelling the barriers to reconceptualisation of the problem in chronic pain: the actual and perceived ability of patients and health professionals to understand the neurophysiology. J Pain 2003b; 4: 184–189.

Moseley GL. Graded motor imagery is effective for long-standing complex regional pain syndrome: a randomised controlled trial. Pain 2004; 108: 192–198.

Moseley GL. Graded motor imagery for pathologic pain. Neurology 2006; 67: 1–6.

Moseley GL. Reconceptualising pain acording to modern pain sciences. Phys Ther Rev 2007; 12: 169–178.

Moseley GL, Hodges PW, Nicholas MK. A randomized controlled trial of intensive neurophysiology education in chronic low back pain. Clin J Pain 2004; 20: 324–330.

Moseley GL, Butler DS, Beames TB, Giles TJ. The Graded Motor Imagery Handbook. Adelaide: Noigroup Publications; 2012.

Nijs J, Paul van Wilgen C, Van Oosterwijck J, van Ittersum M, Meeus M. How to explain central sensitization to patients with 'unexplained' chronic musculoskeletal pain: practice guidelines. Man Ther 2011; 16: 413–418.

Nijs J, Roussel N, Paul van Wilgen C, Koke A, Smeets R. Thinking beyond muscles and joints: therapists' and patients' attitudes and beliefs regarding chronic musculoskeletal pain are key to applying effective treatment. Man Ther 2013; 18: 96–102.

Pedrosa Gil F, Ridout N, Kessler H et al. Facial emotion recognition and alexithymia in adults with somatoform disorders. Depress Anxiety 2009; 26: E26–33.

Puentedura EJ, Louw AA. Neuroscience approach to managing athletes with low back pain. Phys Ther Sport 2012; 13: 123–133.

Ross GB, Sheahan PJ, Mahoney B, Gurd BJ, Hodges P, Graham R. Pain catastrophizing moderates changes in spinal control in response to noxiously induced low back pain. J Biomech 2017; 58: 64–70.

Schuster C, Butler J, Andrews B, Kischka U, Ettlin T. Comparison of embedded and added motor imagery training in patients after stroke: study protocol of a randomised controlled pilot trial using a mixed methods approach. Trials 2009; 10: 97.

Schwoebel J, Coslett HB, Bradt J, Friedman R, Dileo C. Pain and the body schema: effects of pain severity on mental representations of movement. Neurology 2002; 59: 775–777.

Sharma N, Pomeroy VM, Baron JC. Motor imagery: a backdoor to the motor system after stroke? Stroke 2006; 37: 1941–1952.

Svensson P, Graven-Nielsen T. Craniofacial muscle pain: review of mechanisms and clinical manifestations. J Orofac Pain 2001; 15: 117–145.

Tjakkes GH, Reinders JJ, Tenvergert EM, Stegenga B. TMD pain: the effect on health related quality of life and the influence of pain duration. Health Qual Life Outcomes 2010; 8: 46.

Turner JA, Dworkin SF. Screening for psychosocial risk factors in patients with chronic orofacial pain: recent advances. J Am Dental Assoc 2004; 135: 1119–1125.

Turner JA, Brister H, Huggins K, Mancl L, Aaron LA, Truelove EL. Catastrophizing is associated with clinical examination findings, activity interference, and health care use among patients with temporomandibular disorders. J Orofac Pain 2005; 19: 291–300.

Turp JC, Kowalski CJ, O'Leary N, Stohler CS. Pain maps from facial pain patients indicate a broad pain geography. J Dental Res 1998; 77: 1465–1472.

Vallence AM, Smith A, Tabor A, Rolan PE, Ridding M. Chronic tension-type headache is associated with impaired motor learning. Cephalalgia 2013; 33: 1048–1054.

Visscher CM, van Wesemael-Suijkerbuijk EA, Lobbezoo F. Is the experience of pain in patients with temporomandibular disorder associated with the presence of comorbidity? Eur J Oral Sci 2016; 124: 459–464.

Vlaeyen JW, Linton SJ. Fear-avoidance and its consequences in chronic musculoskeletal pain: a state of the art. Pain 2000; 85: 317–322.

von Piekartz H, Mohr G. Reduction of head and face pain by challenging lateralization and basic emotions: a proposal for future assessment and rehabilitation strategies. J Manual Manipulative Ther 2014; 22: 24–35.

von Piekartz H, Stotz E, Both A, Bahn G, Armijo-Olivo S, Ballenberger N. Psychometric evaluation of a motor control test battery of the craniofacial region. J Oral Rehabil 2017; 44: 964–973.

Vriens J P, van der Glas HW. Extension of normal values on sensory function for facial areas using clinical tests on touch and two-point discrimination. Int J Oral Maxillofac Surg 2009; 38: 1154–1158.

Wallwork SB, Butler DS, Fulton I, Stewart H, Darmawan I, Moseley GL. Left/right neck rotation judgments are affected by age, gender, handedness and image rotation. Man Ther 2013; 18: 225–230.

Wand BM, Di Pietro F, George P, O'Connell NE. Tactile thresholds are preserved yet complex sensory function is impaired over the lumbar spine of chronic non-specific low back pain patients: a preliminary investigation. Physiotherapy 2010; 96: 317–323.

Weisbrich A, Hoffmann M, Von Piekartz H. Tactile discrimination of the skin in patients with unilateral chronic facial pain: a cross-sectional study. J Oral Maxillofac Surg 2017 [submitted for publication].

Wiesinger B, Haggman-Henrikson B, Hellstrom F, Wanman A. Experimental masseter muscle pain alters jaw-neck motor strategy. Eur J Pain 2013; 17: 995–1004.

Wolf JM, Tanaka JW, Klaiman C et al. Specific impairment of face-processing abilities in children with autism spectrum disorder using the Let's Face It! skills battery. Autism Res 2008; 1: 329–340.

Won AS, Collins T. Non-immersive, virtual reality mirror visual feedback for treatment of persistent idiopathic facial pain. Pain Med 2012; 13: 1257–1258.

Woolf CJ. Central sensitization: uncovering the relation between pain and plasticity. Anesthesiology 2007; 106: 864–867.

Wright EF. Referred craniofacial pain patterns in patients with temporomandibular disorder. J Am Dental Assoc 2000; 131: 1307–1315.

Yap AU, Tan KB, Chua EK, Tan HH. Depression and somatization in patients with temporomandibular disorders. J Prosthetic Dentistry 2002; 88: 479–484.

附录 18.1

口面部疼痛患者神经科学教育示范

故事 / 比喻	图像	理论

治疗师给患者看一个手的图像，并问："这是左手还是右手？"随后展示另一只手的图像，并问："那这个呢？左手还是右手？"

治疗师对患者说："闭上眼睛，用你的左手示指碰你的鼻子。"

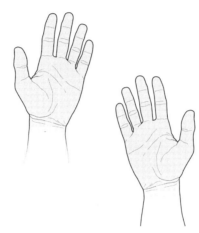

识别健侧身体部位是一种简单、良性的训练，它可以让患者参与进来并有助于患者理解神经可塑性。

建议使用无疼痛的身体部位进行练习，这样可以打断患者对疼痛部位的持续关注。

引导患者把视线移开，可以让患者思考 1 个问题：人是如何在看不见的情况下识别身体部位的。

科学家研究发现，大脑中的一些区域包含了身体各部位投射构成的地图。

某些部分所占的面积较大，每个人大脑中都有这样一幅地图。

若身体状况良好，当活动时，"身体感官侏儒图"表现得清晰与鲜明，医师展示手的图片，并问："你知道这是左手还是右手吗？"

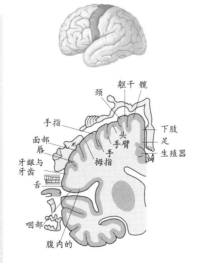

"侏儒图"是一种视觉刺激，可吸引患者，患者很容易发现身体不同部位在图像上大小不同，可引出进一步的讨论。

了解"身体感官侏儒图"是可塑的这一事实，可对患者的疼痛改善能力有初步认识。

与动机性访谈的原则相一致，将这种体验正常化可以使患者意识到自己没有任何异常，这可能会减轻恐惧。

故事 / 比喻	图像	理论
为了维持"身体感官侏儒图"的清晰与鲜明，人体需要动作、触碰和运动。 现在知道，若由于疼痛而使身体部位得不到使用、活动或触碰，"身体感官侏儒图"就无法得到足够的训练。 这可能是由于疼痛、对疼痛的恐惧、石膏固定等原因，是一种正常的反应。 当身体某一部分没有被使用时，地图就会变得"模糊"或"边界不清"。 这种"模糊化"发生在很短的时间内。	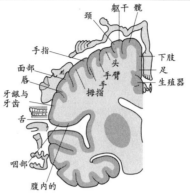 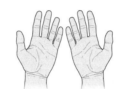 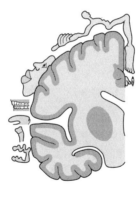 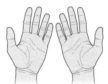	动作、使用及触碰在维持"侏儒图"清晰方面的重要性不言而喻。 将模糊化与疼痛或对疼痛的恐惧联系起来，可能有助于患者理解为何自己出现这种情况。多数患者无法理解，即便组织完全愈合后，他们仍会感到疼痛。这种在组织愈合后没有损伤的情况下出现的疼痛，可用神经可塑性来解释。 变化在短时间内发生，意味着"侏儒图"的模糊化可以改变或停止，而时间是关键。

故事／比喻	图像	理论
如果"身体感官侏儒图"变得模糊不清，大脑就会产生混乱，因为大脑很难"找到"身体部位。这就是为什么疼痛的人很难区分左右、识别面部表情以及区分轻触和较强的压力等。 当大脑努力试图定位身体部位时，它会在疼痛部位产生疼痛感来保护你。 人体的警报系统，即神经系统，通常处于低活跃度状态，远远低于报警阈值。当察觉到威胁时，警报升级，变为"过度敏感"状态以保护身体，直到收集到更多信息。	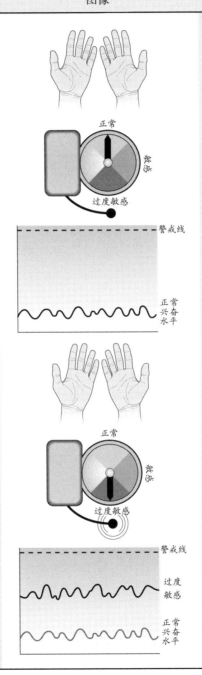	需要帮助患者理解可塑性改变和疼痛之间的联系，将神经系统描绘成一个警报系统，为中枢敏化、痛觉过敏和痛觉异常提供了一个比喻

故事 / 比喻	图像	理论
当警报系统敏感性增高，会对个体的生活产生很大的影响。 在经历痛苦之前，人们有"很多空间"进行很多活动或体验情绪。当警报系统处于过度敏感状态，在警报系统关闭前，人们几乎没有活动的空间，也无法识别情绪。 这可能会让你觉得身体极度不适，但事实并非如此。 为了保护你，你的神经系统变得过度敏感，但这并不一定意味着有什么严重的问题。	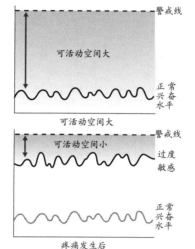	向患者展示这一生理过程如何影响他们的生活是至关重要的 患者常把持续的疼痛归因于组织的问题 这个比喻展示了一个超敏感的警报系统如何影响患者的生活，而没有直接暗示组织问题。在许多 PNE 研究中，这张图片及背后含义被认为是患者和临床医师可以做出的最重要的观念转变
当你在努力辨认身体部位时，另一个有趣的现象出现了。 为了找到特定的身体部位（如一张脸），大脑开始"敲开邻居的门"，问是否见过这张脸。 脸的"邻居"包括下颌、手、手臂和颈部。 最终结果是整个区域都处于警戒及唤醒状态。 开始的面部疼痛现在已经扩散到邻近区域，你现在可能不止感到面部疼痛，还有下颌、颈部、手臂和手的疼痛。这完全正常，并不意味着你的伤病加重了。	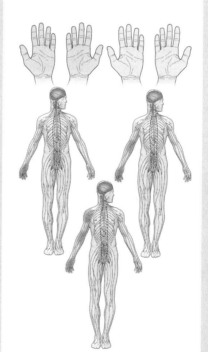	患者常常把疼痛的扩散与组织损伤的进展和加重联系起来。 "爱管闲事的邻居"这个比喻解释了由于神经系统（警报系统）的扩散敏化引起的痛觉过敏和痛觉异常的扩散。 帮助患者认识到疼痛的扩散是正常的，而且可以解释，这可能有助于减轻患者的恐惧。

故事/比喻	图像	理论
若模糊和边界不清的"身体感官侏儒图"导致疼痛，你今天在诊所应该问："如何让模糊或边界不清的身体部位再次变得清晰？"	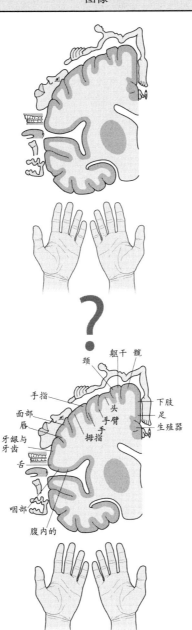	最终，PNE 比喻将患者带回护理计划，在这个病例中为分级运动表象训练（graded motor imagery，GMI）。

故事 / 比喻	图像	理论
运动！ 当身体部位定期使用及运动时，"身体感官侏儒图"会更集中，变得更清晰。 当你移动身体时，你在锻炼"身体感官侏儒图"。 你在做脑运动！ 随着地图越来越清晰，疼痛感也越来越轻。 动作、触碰和运动是恢复的必要条件。运动治疗有时可能看似无聊或愚蠢，但重要的是要坚持运动以帮助大脑重塑侏儒图。	疼痛	在物理治疗中，基于动作的策略是康复的关键。 将动作与"侏儒图"映射及重复信息联系，不断巩固患者的学习经验。 增加触碰可使患者重新认识用手治疗（如手法治疗）的概念。

故事 / 比喻	图像	理论
假如动作甚至是动作的想法让你的疼痛加剧了怎么办？ 现在有一系列的脑运动，我们可以让你在不动的情况下练习和强化大脑"身体感官侏儒图"。 例如，想象动作、位置或任务有助于锻炼"侏儒图"，即使不做实际的动作。 我们将带你通过这一系列的脑运动来锐化此图像，这将使警报系统平静下来，减轻你的疼痛，使你恢复。 随着警报系统平静下来，我们可以慢慢增加有规律的活动、手法治疗、运动和日常活动。	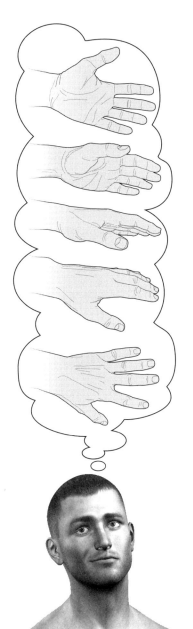	对多数患者而言，动作甚至是动作的想法都伴随着恐惧和疼痛。 GMI 允许患者在没有实际动作的情况下进行一系列虚拟的身体运动。 这一解释让患者减轻了他们不得不运动的恐惧，因为他们可以在没有身体动作的情况下进行一系列虚拟运动。 重要的是要让患者知道，这些运动实际上可能减轻甚至消除他们的疼痛，它们不是主流的治疗方法，神经功能重塑是通过有意义的重复运动发生的。

故事 / 比喻	图像	理论
这和你的面部或面部疼痛有什么关系？ 同样的过程也会发生在身体任何部位疼痛的人身上，包括面部。 若动作或使用频率减少，大脑会倾向于提高警报系统的使用频率。 一旦面部区域的警报系统激活，可能会触发下颌、颈部甚至肩膀附近的警报。		若最初是以手（非疼痛部位）来举例描述整个概念，接下来需将话题转移至面部（疼痛区域）。 临床医师需要根据患者病史和主观意愿整合整个故事。如面部疼痛可能是由口腔操作引起的，通过回忆口腔操作的细节，以及解释它最终如何导致警报系统激活，患者将了解这不仅仅是"一个不错的故事"，而且是与他自身处境密切相关的。

注：所有附录 18.1 的图均得到 Adriaan Louw 的授权，并重新绘制。

第19章

疼痛心理、行为和躯体

Richard Ohrbach, César Fernández-de-las-Peñas

引言

目前对急性和慢性疼痛治疗的主要观点是广泛地采取生物－心理－社会医学模式。在此基础上，我们在最后一章中，将从综合视角出发，阐述 TMD 的各种互补类型的治疗方法。TMD 疼痛的流行病学清楚地强调了 TMD 发病与多种风险因素有关，包括心理－社会因素、健康状况和共病疼痛障碍。现有证据表明，这些因素与慢性疼痛的形成有紧密关系。已有研究证实，对于肌肉疼痛疾病，这些广泛的多风险决定因素具有重要影响。关节疾病的发生还存在机械性问题，与其相关的影响因素所知甚少，如颞下颌关节的疼痛性弹响和闭锁。虽然我们目前对其发生的病因机制了解不多，但颞下颌关节内的大多数机械性问题和退行性问题在至少 8 年内保持稳定（Schiffman et al., 2017）。当疼痛是一种强烈的伴随症状时，识别和处理机械性问题对患者和临床医师来说都更具挑战性。此时，需要综合考虑上述的众多决定因素与机械性问题。

本章的重点是对疼痛和疼痛患者的理解、疼痛产生和持续的复杂因素，以及针对不同身体状态的临床决策和治疗整合。虽然本书的每一章都集中在一个特定的治疗方法上，而且适用于 TMD 标准中的特定疾病概念。但是，根据目前慢性疼痛的治疗模式，需要同时对患者进行多个层面的治疗。

疼痛的本质

组织损伤作为伤害感受激活的主要基础，会引起炎症性或伤害感受性疼痛（Woolf, 2004）。IASP 对疼痛的定义是指与现有的或潜在的组织伤害有关的一种令人不愉快的感觉和情感体验，或是对一种损伤的描述（IASP, 2017）。它强调了组织损伤的重要性，这是躯体或内脏组织内的外周输入疼痛的必要基础。组织损害可能由疾病或损伤引起，关于损伤是否可见或潜在性存在，临床和影像学上往往难以确定，通常可以根据其他信息判断，如患者的病史。当怀疑疾病是所述疼痛的原因时，必须确定该疾病，继而进行针对性治疗，以解决疼痛症状。当怀疑的疾病未被证实时，临床情况会变得比较复杂，医师必须考虑潜在疾病存在的可能，其表现还不足以被发现，但目前已经严重到足以产生症状，如疼痛。因此，必须监测患者的疾病进展，以便能够明确诊断。除鉴别引起疼痛的其他疾病外，还需要考虑对症状的姑息治疗，避免对患者造成伤害风险。此外，临床医师必须排除疼痛是否属于功能性疼痛，尤其是持续性疼痛（Woolf, 2004）。在这种情况下，治疗方向将要进行调整。

区域性损伤也是引起伤害感受的原因之一，与疾病一样，它的情况比较复杂（Wall, 1979）。可见的组织损伤与所述疼痛程度不一定相关（Melzack, 1993; Melzack & Wall, 1965; Roelofs & Spinhoven, 2007）。损伤可能会在没有明显组织受伤的情况下发生，但这种情况仍会产生疼痛。此外，伴随疼痛的组织损伤随后可能会出现可见的损伤修复，但疼痛会在损伤愈合后持续存在。这种情况通常被视为"慢性疼痛"（IASP, 2017）。该术语的完整含义越来越受到质疑（Dunn et al., 2008; Von Korff & Dunn,

2008）。在面对不同的损伤情况时，如何及时准确地做出判断是一个难题。虽然我们可以通过视觉或仪器观察来判断是否存在损伤，但也有其他情况，即使发生率不高——我们无法找到患者报告的损伤。因为按照定义，疼痛是一种"不愉快的经历……从（组织）损伤的角度来描述"。所以，即使只是在微观层面上，如果描述的症状是"……就这种组织损伤而言"，临床医生将会做出推断假设一定发生了某种类型的组织损伤。目前获得的最佳证据表明，虽然损伤本身足以产生伤害感受，但在多种风险决定因素参与下，也会导致疼痛障碍的发生［Sharma 等（印刷中）］。当然，在最初的愈合期后，疼痛的持续似乎是多因素的作用，而不仅仅是由于先前的损伤造成。损伤的"治愈"是一个难以捉摸的概念。"治愈"是否真的在规定的"通常治愈时间"内发生具有不确定性。这无疑是许多对人体的物理治疗背后的一个基本假设，这被证明是有效的，并在本书中有所描述。

在科学史上，关于疼痛和身体原因之间关系的讨论如隆隆雷声持续不断（Melzack & Wall, 1965; Perry, 1993; Wordsworth, 2012），医学随之慢慢开始发展起来。当疼痛发生时，如果没有找到直接相关的身体因素，可以通过医学实践和医学文献判断其临床确定性。根据临床医师的理论系统和专业领域，寻找引起患者疼痛的某种特定的身体原因。然后，专科医师对其进行针对性治疗。例如，在 TMD 领域，心理学医师减轻患者压力，外科医师置换 TMJ 关节盘，口腔科医师或正畸医师进行殆重建，物理治疗师重新调整姿势，等等。注意，所有这些出现的"病因"可能在同一个患者中共存。但是，对产生症状的归因通常受限于学科的专业性。当假定的病因不能得到证实时，临床医师会把患者身体中的任何不正常现象归为病因，并且相信疼痛一定由于这些原因造成，毕竟患者的痛苦是真实存在的。因此，当所有可能性都被

尝试并排除，患者仍感觉疼痛时，通常对所有治疗反应会很差。此时，临床医师会提出精神健康问题是其发病原因。"我的治疗是完美的，所以你一定是有心理疾病"，在面对接受过各种治疗但仍有疼痛的患者，不止一位临床医师可能说过类似的话。而这种说法仅仅是临床医师一种敷衍，因为医师认为患者的疼痛可能并不真实存在。

从目前人们对疼痛的理解程度来看，这种临床情况在现阶段完全可以避免。大量证据表明，疼痛并不与外周刺激有关，而是由大脑调控（Melzack, 1993; Melzack, 1971）。因此，对身体原因的评估需要同时对患者进行评估，了解其心理 - 社会和行为因素，这些都是产生疼痛不可分割的一部分。IASP 对疼痛的定义是疼痛是一种不愉快的感觉和情感体验。疼痛体验的情感因素仅仅是多个平行过程的体验（Apkarian et al., 2009）。所以，在疾病的评估、鉴别诊断和治疗方向上，必须全方位考虑躯体和患者本身。一位 TMD 患者表现为阵发性关节闭锁且疼痛，同时身处与症状发作和进展有关的艰难生活环境。此时可能不是直接对关节盘进行治疗，而是改善其生活状态，以使其转化为良好的身体状态。本例患者报告的疼痛不仅来自 TMJ 内部组织，还受心理 - 社会的影响。对于特定患者来说，情绪混乱及其心理 - 生理表现可能是疾病发生的更重要因素。

风险决定因素的复杂性

从历史进程上看，TMD 病因有两个主题：结构因素——咬合和 TMJ 关节盘位置是两个最主要的因素；心理因素——压力和抑郁情绪可能是两个最常见的因素。目前在针对 TMD 的病因学研究中，除少数例外，如 LeResche 等（2007）的研究，大多数都是横向设计，并且经常将慢性 TMD 患者作为样本。这样的研究设计

严重限制了对病因的认识。在一项关于首次发病的 TMD 的综合前瞻性研究——口面部疼痛前瞻性评估和风险评估（Orofacial Pain Prospective Evaluation and Risk Assessment，OPPERA）中，研究者提出了独特的见解（Bair et al., 2013; Slade et al., 2013b），人们提出一系列复杂排列的因素造成了 TMD 患者的脆弱性，这些因素包括性别、年龄、社会 - 心理状况、健康状况、是否存在其他共病性疼痛障碍、疼痛处理的改变，以及与咀嚼系统本身相关的特征。由于它们存在发生潜在疾病的可能性，故被称为风险决定因素。"病因"和"因果关系"并不适合这些类型的疾病（Rothman & Greenland, 2005）。

这一系列复杂的因素可以总结如下（Slade et al., 2016）。首次发病的 TMD 的年发病率约为 4%（Slade et al., 2013a），但在这一统计数字的背后是大量的症状变化。因此，在任何时候，许多人都有 TMD 疼痛，但处于或低于提示疾病的阈值水平（Slade et al., 2013c）。而这种变化对疼痛障碍的发病时间的影响很大，并与以下因素相互交叉，共同导致疾病的发生。性别并不能显著预测 TMD 的发生（Slade et al., 2013a）。但是，性别与疾病加重和慢性疼痛的持续有密切关系。众所周知，慢性 TMD 的女性更愿意接受治疗（Drangsholt & LeResche, 1999）。身体和面部的症状可能是 TMD 发病率最重要的心理 - 社会预测因素，这包括共病疼痛障碍（Fillingim et al., 2013; Sanders et al., 2013b）。虽然假设区域疼痛敏感性会导致疼痛障碍的发生，但证据显示，疾病的发展先于区域疼痛敏感性的发展（Slade et al., 2014）。与慢性 TMD 关联的遗传因素（Smith et al., 2011）在很大程度上不是 TMD 首次发病的预测因子，但是可能与中间表型有关（Smith et al., 2013）。对于间歇性表型需要更多的研究，以便能更好地理解它们代表的意义。COMT（catechol-O- methyltransferase，儿茶酚 -O- 甲基转移酶）基因型改变了应激对

疼痛敏感性和 TMD 发病率的影响（Slade et al., 2015）。有实验证据支持清醒时的口腔功能异常会引起 TMD（Glaros, 2008; Glaros et al., 2016）。有学者提出该因素是 TMD 首次发病的一个有效预测因素（Ohrbach et al., 2013）。有趣的是，对 TMD 发病的预测是通过起初的仅由自我报告的 TMJ 声音和 TMJ 功能的干扰因素确定，而不是基于检查（Ohrbach et al., 2013）。最后，睡眠紊乱和睡眠呼吸障碍会随着时间的推移而加重，这些受试者随后可能会出现 TMD 症状（Sanders et al., 2016; Sanders et al., 2013a）。总体来说，将 TMD 视为一种复杂的疾病是合理的。而复杂的疾病意味着需要综合性治疗，以解决其同时存在的多种问题。

以上列举的具有代表性的一系列复杂发现，其中部分是 OPPERA 研究所独有的，许多是重现和确认其他研究的先前已发表的结果。将复杂的表现模式进行简化，对临床应用具有重要意义。一种聚类模型方法选择了以下变量（领域）：机械性、压力和热量参数（QST）；应对方式、个性、情绪、压力、身体症状、焦虑和抑郁情绪（心理 - 社会）；睡眠质量和其他状况的数量（健康状况）；触诊部位的数量（临床）。该方法确定了 TMD 的易感人群的 3 个特点。适应性降低、疼痛敏感和全身症状是发病前最严重表现（Bair et al., 2016）。这项研究正在努力开发一组更简单的变量来辨别易感群体。根据一份特定的自我报告问卷，这些群体的组成类似于先前确定的适应性应对者、人际关系不良和功能性失调群体（Turk & Rudy, 1990）。

评估身体状况的方法有自我报告，如 TMJ 杂音史、身体症状发生的数量；或者物理手段，如热 QST、临床触诊。如果不是伤害性感受，也至少依赖内感受，将身体状态整合到中枢神经系统（Craig, 2002; Craig, 2003）。内感受信号是 TMD 发病的有力预测因子，这些信号是患者恐惧回避的一部分（Leeuw et al., 2007）。在这

个过程中，患者要么克服损伤引起的疼痛并恢复，要么从恐惧的角度解释疼痛。然后通过避免行使功能而变得不正常，同时也会出现抑郁症状，这会导致疼痛进一步加剧。如此，出现了一个恶性循环过程，即损伤已愈合，而疼痛却可以持续存在。内感受作为一种机制和患者表达信息的一部分（如神经科学教育——见下文），说明行为改变是身体变化过程的重要组成部分（Meulders & Vlaeyen, 2012）。行为变化同时也体现在运动模式的变化中。对身体的外周治疗不仅改变了组织，而且潜在地改变了那部分的内感受体验，所以通过外周治疗这样的手段可以达到期望的行为改变，包括如何使用组织。TMD作为一种复杂疾病，其发展轨迹可以通过外周治疗改变。但是，如果在其他层面上进行额外的治疗，外周治疗对行为改变的影响将会极大地增强。

临床决策与治疗整合

显然，TMD患者的疼痛是一个复杂的过程。因此，本书从不同角度提供了多种治疗策略，例如疼痛的来源、如何维持痛觉意识，以及行为和情绪的影响。临床实践和科学证据表明，对TMD患者的管理必须是多模式的，需要不同领域的医疗专业人士参与，例如口腔科医生、正畸医生、内科医生、物理治疗师和（或）心理医师，因为他们分别局限于复杂疾病的生物－心理－社会治疗模式中的不同部分。在个性化医学框架内建立全套干预措施时，我们建议将本书中的补充疗法作为基石：根据患者的意愿调整治疗。这些治疗包括特定的被动和主动策略（如本书所述）、临床医师的主动倾听和共情，以及适当解决心理－社会问题（如抑郁、焦虑或灾难化情绪）。如果有需要，可根据患者的病史、体格检查和临床表现进行整合选择。然而，个性化医疗的前景和优势受制于我们如

何做出临床决策，以及如何根据实际情况为特定患者量身定制一套治疗方案。对于复杂的疾病过程的某些部分，每种治疗都必须有其相对应的疗效。

以患者为中心的护理涉及临床医师和患者之间相互尊重的共同决策。临床医师必须评估患者的信仰、治疗偏好和期望，以便了解患者的价值观，因为这些都可能影响治疗过程。针对患者的抱怨和相关问题的全方位了解，对其进行健康教育是人文关怀的一个重要组成部分。完整的内容包括用非专业术语的语言解释疾病机制（例如神经科学疼痛教育）以及治疗计划的基本原理。在这种情况下，临床医师应考虑到潜在的神经生理学和认知机制，了解所采用的任何干预措施将会对患者造成的影响（积极和消极）。所有对意识清醒患者进行的物理治疗都有认知成分的影响。其中，众所周知的是安慰剂效应，不管是对患者还是医师，它发挥着已知且重要的作用（Carvalho et al., 2016; Marchant, 2016;Story et al., 2016; Wager & Atlas, 2015）。对于慢性疼痛患者，解决神经生理和认知机制问题尤为重要，尽管这可能是一种假设。但是，正确解释每种治疗方法的益处和风险，可以帮助患者在各种治疗方案中做出选择。让患者参与临床和治疗决策过程，让他们管理自己的病情，这对于慢性疼痛的控制非常有意义。

临床医师面临的挑战是如何为TMD患者制订一套特殊的治疗方案，因为每个患者的临床表现和相关因素可能都有所不同。在选择综合治疗方案时，临床医师应确定患者的临床模式的主导方向是外周输入还是中枢输入。如果发现TMD患者的疼痛主要由外周伤害感受介导，则应倾向于对其受损组织（关节盘、关节或肌肉）进行特殊治疗，并进行适当锻炼和功能活动。例如，若肌肉超负荷后出现牙齿部位的疼痛，针对周围组织的治疗对防止慢性症状的加重至关重要。对于TMJ损伤后周围有急性症状

的患者，及时处理关节和关节盘可能有效。值得注意的是，相比在同时存在多种风险决定因素的复杂环境中发生的损伤，单纯性损伤可能更不常见（Sharma et al., printing）。如果发现TMD患者的疼痛主要由中枢伤害感受性过程的改变介导，则应综合采用药理学、物理学和认知学方法。在这种情况下，还应教育患者优化正常的功能活动，进行积极且具体的运动，并结合适当的补充疗法。

作为一个领域，TMD从未缺乏建设性的治疗方案。但不足之处在于，关于这些方法疗效的证据较少，而这种情况在本书出版时仍可能存在。目前的临床治疗方案主要是每次使用一种治疗方法，并进行反复尝试，但高达50%的患者几乎没有获得任何益处（List & Axelsson, 2010; Michelotti et al.,2004）。自我护理策略是常规治疗，通常一次一种治疗方式，个体失败率很高（Story et al., 2016）。在治疗过程中，有可能会出现患者放弃、临床医师丧失信心、治疗依从性降低（Merskey, 2012; Ohrbach & List, 2013;Velly & Fricton, 2011）。而造成这种令人沮丧局面的原因有两个：一是人们对TMD是一种复杂疾病的认识不足（至少直到最近）；另一个是大多数提倡的治疗方法都是来自某一专业领域或偏见，并没有对疼痛生理和心理进行充分了解。

根据牛津证据等级体系（Phillips et al., 2011），系统综述被认为是制定临床决策的最高证据形式，而个体随机临床试验（randomized clinical trials，RCTs）提供的证据对其普遍适用性的可信度较低。设计和实施有效的RCTs具有很大的挑战性。因此，临床医师经常在没有足够证据的情况下，为患者做出可能的临床决策。30篇关于TMD治疗的系统综述文章表明，大多数没有行为或心理干预的TMD疼痛患者可受益于简单的治疗，而伴有TMD和严重行为或心理障碍的患者则需要一种联合的治疗方法

（List & Axelsson, 2010）。制订联合治疗方法的临床决策会比较困难，由于RCTs通常只关注一种治疗，而不是治疗方法的组合，试验中针对的特定患者群体可能不能完全代表临床中的患者。因此，RCTs对临床医师的帮助往往很小，而系统综述回顾则有助于了解疾病治疗的一般模式（如前所示）。即使在这些限制范围内，现有可用的信息也告诉我们，将特定患者分类到一个基本框架中（例如，有无行为或心理因素影响，急性和慢性疼痛），有助于临床医师更好地理解患者的疼痛并开始制订治疗计划。当了解到某种治疗方法呈持续性的消极反应时［例如殆治疗（Fricton, 2006）］应该避免使用，需要采用更有用的、基于证据的模型，以确定更可能有帮助的治疗方案。

对慢性疼痛患者的管理，其中一个很重要的部分是让患者积极参与到治疗过程中。许多医疗保健行业通常采取的是被动治疗，但是患者必须积极地加入其中。有学者提出，自我管理是治疗周围和中枢伤害感受性疼痛的最有力策略之一（Durham et al., 2016; Gatchel et al., 2006; Lorig & Holman, 2003）。必须对患者进行教育，将治疗性运动和其他方式融入其生活中，让患者理解参与的重要性，让新的行为变成一种习惯。然而，在临床实践中，可能会遇到中枢敏化的个体。例如，那些有TMD疼痛的患者，在运动时会表现出异常的疼痛反应，并且潜在的反应可能与预期的相反，导致症状进一步加重。因此，在治疗过程中，为了最大限度地给予患者针对性治疗，临床医师和患者之间的持续沟通至关重要，医师反复评估症状变化，患者保持良好的依从性，并坚持初始的自我护理治疗。

结论

在本书的最后，TMD的流行病学相关信息

仍然很丰富。多种风险决定因素以不同的组合形式对 TMD 疼痛的不同阶段——初始发作、向慢性转变和持续性产生影响。我们对颞下颌关节病的假定病因知之甚少。现有的证据表明，外周和中枢因素在不同程度上会导致大多数 TMD 患者疼痛。更好的有针对性的治疗，尤其是整合性治疗，有助于解决每个患者所涉及的诸多因素。治疗决策需要依靠综合全面的病史、可靠的体格检查和其他检查结果，并需要与患者共同决定。本书描述了各种各样的治疗方法，每一种方法都有令人信服的证据支持，若将它们联合起来，形成一种针对性的综合治疗策略，我们相信 TMDs 的治疗效果将会得到改善。

本章参考文献

Apkarian AV, Baliki MN, Geha PY. Towards a theory of chronic pain. Prog Neurobiol 2009; 87: 81–97.

Bair E, Brownstein NC, Ohrbach R et al. Study protocol, sample characteristics and loss-to-follow-up: the OPPERA prospective cohort study. J Pain 2013; 14: T2–19.

Bair E, Gaynor S, Slade GD et al. Identification of clusters of individuals relevant to temporomandibular disorders and other chronic pain conditions: The OPPERA Study. Pain 2016; 157: 1266–1278.

Carvalho C, Caetano JM, Cunha L, Rebouta P, Kaptchuk TJ, Kirsch I. Open-label placebo treatment in chronic low back pain: a randomized controlled trial. Pain 2016; 157: 2766–2772.

Craig AD. How do you feel? Interoception: the sense of the physiological condition of the body. Nat Rev Neurosci 2002; 3: 655–666.

Craig AD. A new view of pain as a homeostatic emotion. Trends Neurosci 2003; 26: 303–307.

Drangsholt M, LeResche L. Epidemiology of temporomandibular disorders. In: Crombie IK, Croft PR, Linton SJ, LeResche L, Von Korff M, (eds). Epidemiology of Pain. Seattle: IASP Press; 1999, pp. 203–233.

Dunn KM, Croft PR, Main CJ, Von KM. A prognostic approach to defining chronic pain: replication in a UK primary care low back pain population. Pain 2008; 135: 48–54.

Durham J, Al-Baghdadi M, Baad-Hansen L et al. Self-management programmes in temporomandibular disorders: results from an international Delphi process. J Oral Rehabil 2016; 43: 929–936.

Fillingim RB, Ohrbach R, Greenspan JD et al. Psychosocial factors associated with development of TMD: the OPPERA prospective cohort study. J Pain 2013; 14: T75–90.

Fricton J. Current evidence roviding clarity in management of temporomandibular disorders: summary of a systematic review of randomized clinical trials for intra-oral appliances and occlusal therapies. J Evidence Based Dental Pract 2006; 6: 48–52.

Gatchel RJ, Stowell AW, WIldenstein L, Riggs R, Ellis EI. Efficacy of an early intervention for patients with acute temporomandibular disorder-related pain: a one-year outcome study. JADA 2006; 137: 339–347.

Glaros AG. Temporomandibular disorders and facial pain: a psychophysiological perspective. Appl Psychophysiol Biofeedback 2008; 3: 161–171.

Glaros AG, Marszalek JM, Williams KB. Longitudinal multilevel modeling of facial pain, muscle tension, and stress. J Dent Res 2016; 95: 416–422.

IASP – International Association for the Study of Pain. IASP Taxonomy. IASP; 2017. Available: https://www.iasp-pain.org/Taxonomy [Nov 22, 2017].

Leeuw M, Goossens ME, Linton SJ, Crombez G, Boersma K, Vlaeyen JW. The fear-avoidance model of musculoskeletal pain: current state of scientific evidence. J Behav Med 2007; 30: 77–94.

LeResche L, Mancl LA, Drangsholt MT, Huang G, Von Korff M. Predictors of onset of facial pain and temporomandibular disorders in early adolescence. Pain 2007; 129: 269–278.

List T, Axelsson S. Management of TMD: evidence from systematic reviews and meta-analyses. J Oral Rehabil 2010; 6: 430–451.

Lorig KR, Holman H. Self-management education: history, definition, outcomes, and mechanisms. Annals Behavior Med 2003; 26: 1–7.

Marchant J. Placebos: Honest fakery. Nature 2016; 535: S14–S5.

Melzack R. Phantom limb pain: implications for treatment of pathologic pain. Anesthesiology 1971; 35 :409–419.

Melzack R. Pain and the brain. APS Journal 1993; 2: 172–174.

Melzack R, Wall PD. Pain mechanisms: a new theory. Science 1965; 150: 971–979.

Merskey H. Introduction. In Giamberardino MA, Jensen TS (eds). Pain Comorbidities: Understanding and Treating the Complex Patient. Seattle: IASP Press; 2012, pp. 1–20.

Meulders A, Vlaeyen JWS. Reduction of fear of movement-related pain and pain-related anxiety: an associative learning approach using a voluntary movement paradigm. Pain 2012; 153: 1504–1513.

Michelotti A, Steenks MH, Farella M, Parisini F, Cimino R, Martina R. The additional value of a home physical therapy regimen versus patient education only for the treatment of myofascial pain of the jaw

muscles:
short-term results of a randomized clinical trial. J Orofac Pain 2004; 18: 114–125.

Ohrbach R, List T. Predicting treatment responsiveness: somatic and psychologic factors. In Greene CS, Laskin DM. (eds). Treatment of TMDS: Bridging the Gap between Advances in Research and Clinical Patient Management. Chicago: Quintessence; 2013, pp. 91–98.

Ohrbach R, Bair E, Fillingim RB et al. Clinical orofacial characteristics associated with risk of first-onset TMD: the OPPERA prospective cohort study. J Pain 2013; 14: T33–T50.

Perry HT. Stop! Look and listen. J Orofacial Pain 1993; 7: 233.

Phillips B, Ball C, Badenoch D, Straus S, Haynes B, Dawes M. Oxford Centre for evidence-based medicine levels of evidence (May 2001). BJU international 2011; 107: 870.

Roelofs K, Spinhoven P. Trauma and medically unexplained symptoms: towards an integration of cognitive and neuro-biological accounts. Clin Psychol Rev 2007; 27: 798–820.

Rothman KJ, Greenland S. Causation and causal inference in epidemiology. Am J Public Health 2005; 95: S144–S50.

Sanders AE, Essick GK, Fillingim R et al. Sleep apnea symptoms and risk of temporomandibular disorder: OPPERA cohort. J Dental Res 2013a; 92: S70–S77.

Sanders AE, Slade GD, Bair E et al. General health status and incidence of first-onset temporomandibular disorder: the OPPERA prospective cohort study. J Pain 2013b; 14: T51–62.

Sanders AE, Akinkugbe AA, Bair E et al. Subjective sleep quality deteriorates before

development of painful temporomandibular disorder. J Pain 2016; 17: 669–677.

Schiffman EL, Ahmad M, Hollender L et al. Longitudinal stability of common TMJ structural disorders. J Dent Res 2017; 96: 270–276.

Sharma S, Ohrbach R, Häggman-Henrikson B. The role of trauma and whiplash injury in TMD. In Connelly ST, Tartaglia GM, Silva R (eds). Contemporary Management of TemporoMandibular Disorders: Current Concepts and Emerging Opportunities. Berlin: Springer-Nature [In press].

Slade GD, Bair E, Greenspan JD et al. Signs and symptoms of first-onset TMD and socio-demographic predictors of its development: the OPPERA prospective cohort study. J Pain 2013a; 14: T20–32.

Slade GD, Fillingim RB, Sanders AE et al. Summary of findings from the OPPERA prospective cohort study of incidence of first-onset temporomandibular disorder: implications and future directions. J Pain 2013b; 14: T116-T24.

Slade G, Sanders A, Bair E et al. Preclinical episodes of orofacial pain symptoms and their association with healthcare behaviors in the OPPERA prospective cohort study. Pain 2013c; 154: 750–760.

Slade GD, Sanders AE, Ohrbach R et al. Pressure pain thresholds fluctuate with, but do not usefully predict, the clinical course of painful temporomandibular disorder. Pain 2014; 155: 2134–2143.

Slade G, Sanders A, Ohrbach R et al. COMT diplotype amplifies effect of stress on risk of temporomandibular pain. J Dental Res 2015; 94: 1187–1195.

Slade GD, Ohrbach R, Greenspan JD et al. Painful temporomandibular disorder:

Decade of discovery from OPPERA studies. J Dental Res 2016; 95: 1084–1092.

Smith S, Maixner D, Greenspan JD et al. Case-control association study of TMD reveals genetic risk factors. J Pain 2011; 12: T92-T101.

Smith SB, Mir E, Bair E, Slade GD et al. Genetic variants associated with development of TMD and its intermediate phenotypes: the genetic architecture of TMD in the OPPERA prospective cohort study. J Pain 2013; 14: T91-T101.

Story WP, Durham J, Al-Baghdadi M, Steele J, Araujo-Soares V. Self-management in temporomandibular disorders: a systematic review of behavioural components. J Oral Rehabil 2016; 43: 759–770.

Turk DC, Rudy TE. The robustness of an empirically derived taxonomy of chronic pain patients. Pain 1990; 43: 27–35.

Velly AM, Fricton J. The impact of comorbid conditions on treatment of temporomandibular disorder. JADA 2011; 142: 170–172.

Von Korff M, Dunn KM. Chronic pain reconsidered. Pain 2008; 138: 267–276.

Wager TD, Atlas LY. The neuroscience of placebo effects: connecting context, learning and health. Nat Rev Neurosci 2015; 16: 403–418.

Wall PD. On the relation of injury to pain. Pain 1979; 6: 253–264.

Woolf CJ. Pain: moving from symptom control toward mechanism-specific pharmacologic management. Annals Internal Med 2004; 140: 441–451.

Wordsworth H. The history of 'biopsychosocial' pain – A tale of gladiators, war, papal doctrine and a wrestler; 2012.

索引